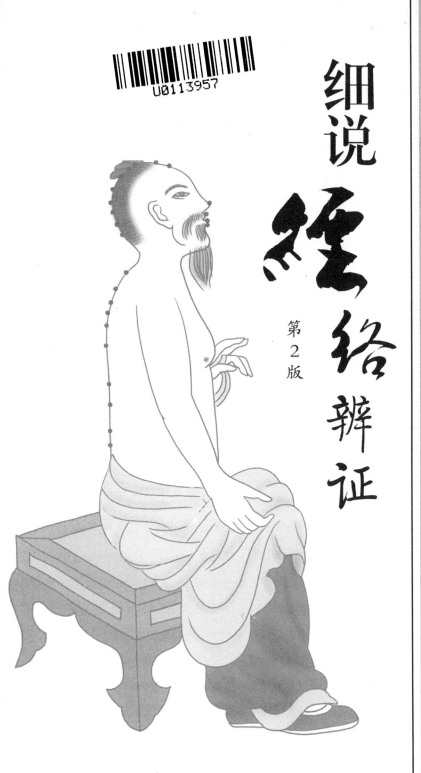

细说

经络辨证

第 2 版

编　著　张智龙

协　编　赵淑华　卢　轩　王　栩

蓝　青　李梦梦

北京科学技术出版社

U0113957

图书在版编目（CIP）数据

细说经络辨证 / 张智龙编著 . — 2 版 . — 北京：北京科学技术出版社，2020.5
ISBN 978-7-5304-8797-6

Ⅰ.①细… Ⅱ.①张… Ⅲ.①经络辨证—研究 Ⅳ.① R241.7

中国版本图书馆 CIP 数据核字（2018）第 022247 号

细说经络辨证

编　　著：张智龙
策划编辑：刘　立
责任编辑：张　洁　周　珊
责任校对：贾　荣
责任印制：李　茗
封面设计：申　彪
出 版 人：曾庆宇
出版发行：北京科学技术出版社
社　　址：北京西直门南大街 16 号
邮政编码：100035
电话传真：0086-10-66135495（总编室）　0086-10-66113227（发行部）
　　　　　0086-10-66161952（发行部传真）
电子信箱：bjkj@bjkjpress.com
网　　址：www.bkydw.cn
经　　销：新华书店
印　　刷：三河市国新印装有限公司
开　　本：710mm×1000mm　1/16
字　　数：263 千字
印　　张：18.25
版　　次：2018 年 9 月第 2 版
印　　次：2020 年 5 月第 2 次印刷
ISBN 978-7-5304-8797-6/R·2459

定　　价：68.00 元

辨证论治是中医学的特色方法，是中医诊治疾病的核心与精华，是为医者必备的诊疗技术，也是习医者面临的难点。中医经过几千年的发展，形成了不同的辨证理论体系，如八纲辨证、脏腑辨证、卫气营血辨证、三焦辨证、经络辨证等。但在针灸临床实践中，医家常常忽视辨证论治，只针不辨，抑或有明鉴者，也多使用内科的辨证体系，而应用经络辨证者鲜，真正掌握其精髓的人则更少！这不仅淡化了针灸理论的独特性，同时也影响了针灸辨证论治的准确性。因此，把握针灸理论核心和治疗特色，构筑契合针灸临床实际的辨证论治体系，是提高针灸临床疗效的关键，是防止针灸学科滑坡、萎缩的前提。

针灸疗法不同于中药，它通过经络腧穴来调节脏腑经络气血以平衡阴阳，其应用与取效的基础和关键是经络学说的相关理论。故欲疗疾者必须辨证，欲施针者必须明悉经络，不明经络辨证，开口动手便错，经络辨证，不可不通。《黄帝内经》（以下简称《内经》）以降，皆视经络为诊病之基。《灵枢·经脉》云："经脉者，所以能决死生，处百病，调虚实，不可不通。"《灵枢·经别》亦云："夫十二经脉者，人之所以生，病之所以成，人之所以治，病之所以起，学之所始，工之所止也。"张介宾析言："经脉者，脏腑之枝叶；脏腑者，经脉之根本。知十二经脉之道，则阴阳明，表里悉，气血分，虚实见，天道之逆顺可察，邪正之安危可辨。凡人之生，病之成，人之所以治，病之所以起，莫不由之。故初学者必始于此，工之良者亦止于此而已。"马元台更言："十二经脉，……实学者习医之第一要义，不可不究心熟玩也。后世能言：不识十二经络，开口动手便错，而于此懵然，惜哉！"周树冬明确指出："持针临证，必须观其形，察其色，辨其舌，按其脉，闻其声，问其所苦，如此等等，权而衡之，度而量之，守诊家之绳墨，则识针家之枢要矣。"

先贤之训，习医者皆知，故历代医者皆重视经络的学习和研究，尤其近三十年来国家投入大量人力、物力、财力研究经络的实质，各种成果层出不穷，或言神经体液学说，或言微血管运动学说，等等，莫衷一是，而于经络应用的研究者鲜，以至于习医者重视经络之循行，而轻习经络之病候；业医者只知"经络所过，主治所及"，而经络本身所主之病候忘矣，经络之辨证束之高阁。惜乎哉！经络之名存，经络之位在，而经络之用废也。喜亦有诸多有识之士，窃自研究经络临床如何应用，诸多文章著作亦见于案端，然未成体系。鉴于此，笔者结合自己数十年临床经验之所得所悟，将经络如何在临床诊治疾病中运用著书立说，名之曰《细说经络辨证》，意在详谈经络诊疾治病之用。全书分为上、下两篇。上篇为概论，详细论述了经脉循行流注次序和经络辨证的方法，反映了笔者对经脉循行的学术见解和运用心得；下篇为各论，先论述经脉循行、病候的临床意义及各经辨证的核心思想，包括辨证思路、方法与验案举例解析，在阐明各种疾病辨证思路的基础上导入医案，采取一步一解析的方式，畅其理，述其要，突出辨证，以期能反映自己诊疗过程中方随法出、法因证立的经络辨证经验和临证得失，体现笔者选穴施针必当察舌按脉、辨证求因的风格，使阅者由此可窥余临证辨证施治之思路、处方施术之特色，从中可获得一些疾病的诊疗规律，掌握一些疑难杂症的辨证方法，使初、中级临床医生及后学者少走弯路，为他们搭建学习中医经络辨证的便捷之梯。

本书自 2015 年出版以来，受到广大读者的热烈好评。为进一步满足读者的需求，本次修订笔者在全面审读第 1 版内容的基础上，对错漏之处进行了修改、完善。本书侧重于临床实用性，注重用理论指导实践，若能对读者临证有所借鉴，对诊病治术有所裨益，则是吾之所愿。

张智龙　于津沽五味斋

2018 年 6 月

上篇 概 论

下篇 各 论

细说
经络
辨证

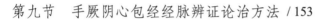

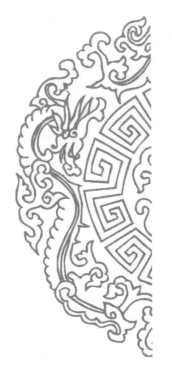
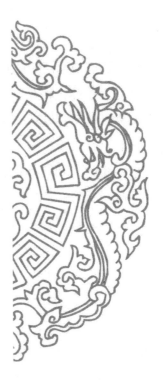

上篇 概论

第一章 十二经脉流注次序临床意义探析

十二经脉是经络学说的核心内容，经络系统中的经别、奇经、络脉等都是以十二经脉为主体，相互联络，相互配合，发挥其内联脏腑，外络肢体，运行气血，濡养周身的功能，所以十二经脉对于维持人体的生命活动，反映人体阴阳盛衰、气血多少的生理功能和病理变化规律，都具有重要的意义。因而《灵枢·经脉》开篇即倡言："经脉者，所以能决死生，处百病，调虚实，不可不通。"《灵枢·经别》进一步指出："夫十二经脉者，人之所以生，病之所以成，人之所以治，病之所以起，学之所始，工之所止也，粗之所易，上之所难也。"《灵枢·禁服》亦云："凡刺之理，经脉为始，营其所行，知其度量，内次五脏，外别六腑，审察卫气，为百病母，调其虚实，虚实乃止，泻其血络，血尽不殆矣。"因此，探讨十二经脉流注次序的意义，对于我们熟知人体的生理特点、掌握经络辨证并用以指导临床辨证论治有着很高的实用价值。

第一节 十二经脉流注次序之规律

《灵枢·本脏》云："经脉者，所以行血气而营阴阳，濡筋骨，利关节者也。"指出经脉是气血运行的道路。《灵枢·营气》进一步明确说明了气血在十二经脉中的流注次序，其言："营气之道，内谷为宝。谷入于胃，气传之肺，流溢于中，布散于外，精专者行于经隧，常营无已，终而复始，是谓天地之纪。故气从太阴出，注手阳明，上行至面，注足阳明，下行至跗上，注大指间，与太阴合；上行抵脾，从脾注心中，循手少阴出腋下臂，注小指，合手太阳，上行乘腋出颇内，注目内眦，上巅下项，合足太阳，循脊下尻，下行注小指之端，循足心，注足少阴，上行注肾，从肾注心，外散于胸中，循心主脉出腋下臂，出两筋之间，入掌中，出中指之端，还注小指次指之端，合手少阳，上行注膻中，散于三焦，从三焦注胆，出胁，注足少阳，下行至跗上，复从跗注大指间，合足厥阴，上行至肝，从肝上注肺，……复出太阴。此营气之所行也，逆顺之常也。"由此可见，十二经脉流注次序不是按照三阴三阳的排列次序，而是根据气血在人体的运行规律确立的。气血在流注过程中的盛衰变化，形成了由气血阴阳最盛的太阴与阳明依次消长、转化、递减，经少阴与太阳，至气血阴阳衰少的厥阴与少阳，衰尽复生，终而复始。这种终而复始、如环无端的流注次序，不仅反映了经脉上行下循、内注外达的"脉行之逆顺"，而且反映了人体阴阳互根、消长转化和气血平衡协调的变化关系，以及疾病的虚实病理变化。因而，明辨经脉流注次序之意义，是行针施药的基础。正如张景岳《类经》所说："知十二经脉之道，则阴阳明，表里悉，气血分，虚实见，天道之逆顺可察，邪正之安危可辨。凡人之生，病之成，人之所以治，病之所以起，莫不由之。故初学者必始于此，工之良者亦止于此而已。"明确指出了十二经脉循行流注贯穿了气血阴阳、表里虚实、邪正安危等生理病理变化规律，是指导临床辨证论治的指南。在临证施行针刺治疗时，就要以十二经脉循行流注的生理病理变化规律来审察所宜采用之经脉和腧穴。《灵枢·官能》所谓："用针之理，必知形气之所在，左右上下，阴阳表里，血气多少，行之逆顺，出入之合，谋伐有过。"就是说行针治病，首先要辨清十二经脉之流注顺逆，阴阳互根消长转化之规律，经脉表里络属之关系；采用某经脉施术时，要了解此经脉气血盛衰的特点，是"盛经"，还是"虚经"；针刺时，根据疾病表里之所在，病情之轻重，虚实之变化，予以不同的针刺手法。综上所述，十二经脉的流注次序，有着重要的临床实用意义：如果不追本溯源地探求和理解这错综复杂的经脉顺逆始终，就难以明辨经脉气血之盛衰，疾病虚实之变化；就难以了解疾病变化的规律和预后；就难以用针刺来通其经脉而除经络之邪；就难以用艾灸调其阴阳而疗腠理之疾。所

以说："十二经脉……实学者习医之第一要义，不可不究心熟玩也。"（《灵枢注证发微》）

那么十二经脉循行流注缘何起于手太阴肺经呢？因为经脉为气血之道，上焦主气血之发，中焦主气血之生。《灵枢·营卫生会》云："人受气于谷，谷入于胃，以传与肺，五脏六腑，皆以受气，其清者为营，浊者为卫，营在脉中，卫在脉外，营周不休，五十而复大会，阴阳相贯，如环无端。"中焦所化生的气血，必须通过脾散精于肺，由肺宣发，若雾露之溉，朝百脉而洒陈于五脏六腑、四肢百骸，才能使经脉发挥行血气而营阴阳、濡筋骨而利关节的作用。前贤云："穴出云门，抵期门而最后。"何以名为云门？门，经气出入之门户，地气上为云，手太阴之脉气禀中焦气血所生，由此穴布散十二经，犹如云气浮游空中，布散天下，因名之云门。故将云门列为经脉循行流注第一穴，而云门位居手太阴肺经，所以十二经脉流注次序，必起于手太阴肺经，然后联络于相表里之腑——手阳明大肠经，流注于同名足阳明胃经，联络于相表里之脏——足太阴脾经。此四经中，太阴经主湿，阳明经主燥，太阴肺经、脾经主持人体津液之代谢与运行，阳明胃经、大肠经主持人体饮食之腐熟与传化。四经燥湿相济，升降有序，完成人体生命活动的物质基础——气血津液的生成与运化，为气血之源，后天之本，形成气血阴阳最多的组合，列于十二经脉循行的前端，为第一组。继而为气血阴阳递减之少阴和太阳，少阴经主火，太阳经主寒，少阴心经、肾经主持人体阳气的温化与蒸腾，太阳膀胱经、小肠经主持人体腠理开阖和营血运行。四经水火既济，少火生气，完成生命活动的动力——阳气的运行与温化，为十二经脉循行流注之中枢，为第二组。最后为气血阴阳衰微之厥阴和少阳，厥阴经主寒热，少阳经主调和，厥阴心包经、肝经主持人体血液之蓄溢，少阳三焦经、胆经主持人体气机之运行，四经寒热相得，气机调畅，共同维持人体气血的平衡协调。十二经脉如此循环流注，维持了人体阴升阳降的协调、气血多少的平衡。刘豫淑的研究表明：十二经脉的气血运行有着基本一致的昼夜节律，这种周期性的节律振荡是生命活动的基本形式之一，这种节律性变化，符合生物新陈代谢中同化与异化一张一弛的表现。

第二节 十二经脉流注次序之意义

一、反映了脏腑经脉表里相偶的属络关系

十二经脉脏腑经脉表里属络关系如图1-1。

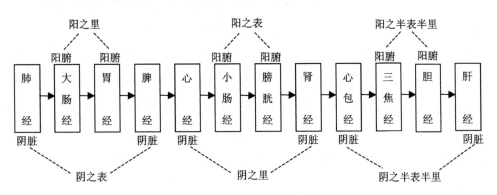

图1-1 十二经脉脏腑经脉表里属络关系

由此图可以看出阴经属脏络腑，阳经属腑络脏，一脏一腑、一腑一脏表里相偶的"六合"关系；也反映出阴分之表的太阴经与阳分之里的阳明经，阴分之里的少阴经与阳分之表的太阳经，阴分之半表半里的心包经、肝经与阳分之半表半里的三焦经、胆经，表里相偶的关系；同时也反映出阴经由阴分之表流入阴分之里至阴之半表半里、阳经由阳分之里流向阳分之表至阳之半表半里的经脉流注表里相合的关系。说明了十二经脉的流注次序绝不是单一的方向作用，它自始至终反映了经脉表里相连相偶无限可分的"表里"关系。这种表里关系是根据脏腑经脉阴阳之多少来配偶，以求阴阳无限的平衡协调，达到人体阴平阳秘的生理状态。这种表里关系是通过支脉和络脉衔接而成。在体内，阴经属脏络腑，阳经属腑络脏，十二经别相互连结而组成六合；在体表，十二经别络本经，别走其相表之经，而且表里两经都在四肢末端衔接，这样加强了表里两经在体内、体表的联系，协调了经脉之间阴阳气血的平衡。

二、反映了经脉阴阳互根、消长、转化、升降的规律

十二经脉阴阳属性关系如图1-2。

由此图可以看出十二经脉循行流注是一阴一阳、阴阳阳阴、阳阴阴阳交替排列，阴中有阳，阳中有阴，依存互根，衍化三阴三阳。古人是以阴阳的盛衰和消长来形容不同事物发生、发展、毁灭等阶段的变化的，十二经脉的命名就包含有这种意义，它以手足、阴阳、脏腑来命名，阴气最盛的为太阴，其次为少阴，再次为厥阴；阳气最盛的为阳明，其次为太阳，再次为少阳。十二经脉的循行流注次序就反映了阴阳气血由多到少、由少复多的循环往复、环周不休的规律，在这种循行流注过程中，阴阳不仅相互依存，而且还相互转化，如经脉由手阳明经到足阳明经为重阳，重阳必阴，转化到足太阴经；再由足太阴经到手少阴经为重阴，重阴必阳转化到手太阳经，等等。十二经脉如此阴阳更迭，不断推动气血在经脉中环周不休地运行，说明十二经脉的循行流注次序遵循了阴阳学说的理论，反映了物质运行消耗再生的不灭定律。

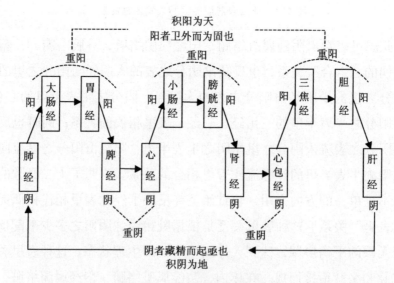

图1-2 十二经脉阴阳属性关系

此外，十二经脉流注次序中，阴经气血总是由足经流向手经，以应"阴者藏精而起亟"之用；阳经气血总是由手经流向足经，以应"阳者卫外而为固"之使，体现了阴者必升、阳者必降的阴升阳降规律，而这种阴升

阳降、交感相错的内在动力机制为阴阳互根互藏之道也。

三、反映了经脉气血平衡与不平衡运动的规律

经脉气血多少之论，源自《内经》，集中见于《素问·血气形志》《灵枢·九针论》《灵枢·五音五味》。三篇中阳经气血多少的记载相同，而阴经气血多少的记载各异，多数医家赞同《素问·血气形志》之说。其云："夫人之常数，太阳常多血少气，少阳常少血多气，阳明常多气多血，少阴常少血多气，厥阴常多血少气，太阴常多气少血。"但若如此，则十二经脉气血流注处于"气多血少"不均衡的状态，因而张志聪提出血气脏腑阴阳相合，"阳有余则阴不足，阴有余则阳不足"的观点，如此，太阴经当少血少气，则为疾病的病理状态，自然与实际不相合。但是与《内经》时代相近的《黄帝内经太素·知形志所宜》则作"太阴多血气"之论，笔者赞同此观点，认为其符合十二经脉气血流注"均衡"的生理状态及临床实际。考气血之多少，按照《灵枢·经水》的说法，不外乎"多血少气""少血多气""多血气""少血气"四则。其曰："经脉十二者，外合于十二经水，而内属于五脏六腑。……十二经之多血少气，与其少血多气，与其皆多血气，与其皆少血气，皆有大数。"其中"皆少血气"自当是疾病的病理状态，所以只有前三种情况在生理状态中可寻，故有"阳明多血多气，太阳多血少气，少阳多气少血"之说，与之相表里的三阴经气血自当与之相反，以达到人体气血的相对平衡。但太阴经若只求与阳明经气血平衡，当为"少血少气"，如此则为病态，既不符合其生理状态，也不能满足太阴经化生气血，布散全身之需，因而当以《黄帝内经太素》"太阴多血气"之论为是。"人受气于谷，谷入于胃，以传与肺，五脏六腑，皆以受气，其清者为营，浊者为卫，营在脉中，卫在脉外，营周不休，五十而复大会，阴阳相贯，如环无端"。足太阴脾经将水谷精微变化而赤是谓血，上注于肺，靠手太阴肺经之宣发布散于五脏六腑、四肢百骸，水精四布，五经并行。多血则能升发，多气则能布散，是故太阴经为"多血多气"之经。

十二经脉气血平衡关系如图1-3。

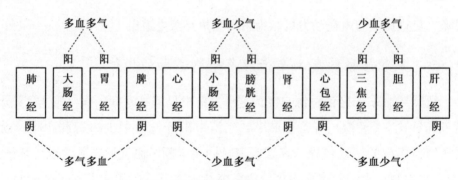

图1-3　十二经脉气血平衡关系

　　由上图可以看出，气血由胸走手、由手走头、由头走足、由足走胸，形成三组，每组阴经居于首尾，阳经居于中，阴平阳秘，以阳为中为主。第一组阴经、阳经相合"多气多血"，为气血之来源，内含天阳之气；第二组阴经、阳经相合"气血均衡"，为气血之动力；第三组阴经、阳经相合"气血亦均衡"，为气血之蓄运，维持气血。三组阴经、阳经相合亦形成"气血平衡"状态。说明人体脏腑经脉都是相连相合的，十二经脉气血虽有多少之异，但它们通过表里相应的关系，协调互补，从而达到"气血均衡"的生理状态。十二经脉流注次序的排列就是协调诸经之间气血平衡的过程，凡阳经不足则阴经有余，凡阳经有余则阴经不足。如太阳经多血少气，则相表里之少阴经就少血多气；少阴经少血多气，则相表里之厥阴经就多血少气。这样就保证了组内的气血均衡。第二组阴经少血多气，而流注相连的第三组阴经就多血少气；第二组阳经多血少气，则流注相连的第三组阳经就少血多气，这样保证了组间的气血均衡。十二经脉气血如此在不平衡中更替交错，寻求平衡，推动了气血运行，周流不息，符合事物的运动规律。十二经脉依如此次序流注，从而保证了经脉气血的均衡状态，一旦这种平衡被破坏，就会因气血盛衰而表现出虚实的病理变化，针刺就应根据经脉气血之多少而施以相应手法。所以十二经脉气血多少的理论为针灸临床补泻提供了依据。

第三节　十二经脉流注次序之应用

一、脏腑经脉表里相偶，治病应须兼顾互求

　　《灵枢·邪气脏腑病形》云："阴之与阳也，异名同类，上下相会，经络

之相贯，如环无端。邪之中人，或中于阴，或中于阳，上下左右，无有恒常，……中阴则溜于腑，中阳则溜于经。"这就是说阴经与阳经，虽名称不同，但都属于经络系统，以五脏为中心，配络六腑。阴经与阳经上下相会，互为表里，经脉相通，环周不休。这样就决定了表里之脏腑经脉在生理上相互为用，病理上相互影响。故无论外邪中人，还是脏腑内伤，都会相兼而为病，因而临床用药施针，当表里经脉脏腑兼顾互求。"审其阴阳，以别柔刚，阳病治阴，阴病治阳，定其血气，各守其乡"（《素问·阴阳应象大论》）。如手太阴肺经与手阳明大肠经相表里，手太阴肺经起于中焦，下行联络于大肠，上膈属肺；手阳明大肠经，从缺盆入体内联络于肺，下膈属大肠。肺为阴脏，主气司呼吸；大肠为阳腑，主传导排泄糟粕。两者共同完成人体后天之"新陈代谢"，其清者为营，行于脉中，输运周身，濡养脏腑；浊者为卫，行于脉外，外合皮毛，卫外为固。故肺脏有病或大肠有病，治当兼顾互求。如风邪外感之感冒，高等医药院校试用教材《针灸治疗学》等著作均认为"宜取手太阴、阳明经穴为主，以针泻之，并可施灸"。又如众所周知的肺气肃降有序，有助于大肠之传导；大肠传导正常，有助于肺之肃降。若大肠积滞不通，则影响肺气肃降失利而出现喘咳胸闷，治宜通腑承气以开肺气；肺失清肃，津液不能下达，则见大便困难，治宜提壶揭盖以通腑气等。以上都可以说明相表里之经脉和脏腑相互为用、相互影响，治病理当坚持兼顾互求的原则。此外，如常用之金水相生法、心脾同治法，亦可理解为阴经之表与阴经之里间的表里关系兼顾互求；利小便所以实大便亦可理解为阳经之表与阳经之里间的表里关系兼顾互求等。正如《素问·阴阳应象大论》所云："善用针者，从阴引阳，从阳引阴，以右治左，以左治右，以我知彼，以表知里，以观过与不及之理，见微得过，用之不殆。"此阴阳含义甚广，可指阴经阳经、脏腑之表里、上下气血等，是"阳病治阴，阴病治阳"在针灸施治中的具体运用，是对脏腑阴经阳经治病兼顾互求的高度概括。

二、阳道实而阴道虚，实证泻在阳经，虚证补在阴经

《素问·太阴阳明论》云："阳道实，阴道虚。"虽言太阴、阳明，实论六腑多实证、五脏多虚证之五脏六腑病理病证规律。何以见得？"所谓五

脏者，藏精气而不泻也，故满而不能实。六腑者，传化物而不藏，故实而不能满也"（《素问·五脏别论》）。五脏藏而不能泻，泻则失藏，失则虚，故阴经阴脏易虚；六腑泻而不能藏，藏则积滞，积则实，故阳经阳腑易实，治疗应"顺其性为补，逆其性为泻"。所以补益法多用于阴经五脏，通降法则多用于阳经六腑。阴经阳经脏腑之虚证，补其阴经阴脏，故云"虚证补在阴经"；阴经阳经脏腑之实证，泻其阳经阳腑，故云"实证泻在阳经"。如肺虚之咳喘自当取补本经之中府、太渊等穴，亦可取补脾经太白、阴陵泉以补土生金；泄泻为大肠之病，属虚者常施以健脾止泻之法，取补脾经之大都、太白、阴陵泉以健脾和中；小便失禁属虚者施以补肾固摄之法，取补肾经之复溜、大钟、阴谷，任脉之中极，以补肾固约等，皆为虚证补在阴经之例。又如肺卫外感发热，常取手阳明大肠经之合谷、曲池发汗解表以退热；胃肠积热，泻内庭、丰隆；心火上炎泻手太阳小肠经之腕骨；肝气郁滞，泻少阳经之支沟、阳陵泉等，皆为实证泻在阳经之用。当然"实证泻在阳经，虚证补在阴经"只是针刺诸多施治规律中的一种，是一般的规律。其他如"治痿独取阳明""血实宜决之，气虚宜掣引之""子母补泻法"等都是针灸临床施治应遵循的原则和规律。

三、经脉气血平衡协调，治病当明气血多少

气血运行于经脉之中，不仅是构成人体的物质基础，也是对脏腑经脉功能活动状态的高度概括，气血多少是指导临床施针调气的依据，正如《灵枢·经水》所云："经脉十二者，外合于十二经水，而内属于五脏六腑。……脉之长短，血之清浊，气之多少，……皆有大数。其治以针艾，各调其经气。"一般来说，经脉气血运行不畅，阻滞不通，则相应部位就会出现疼痛，若气血瘀而化热还会出现痈肿，此皆经脉之实证；反之经脉气血运行不足就会出现病变部位麻木不仁，甚或肌肤枯萎之经脉虚证。说明经脉之虚实病候是经脉气血盛衰变化的具体反映，同时经脉气血的盛衰也是人体虚实状态的病理基础。如《灵枢·经脉》所云："足阳明之别，……实则狂癫，虚则足不收，胫枯。"说明多气多血之阳明经，若气血亢盛则可出现狂癫之实证，气血不足则可发生痿躄不遂之虚证。临床施针就当根据经脉气血的多少，本着"实

则泻之，虚则补之"的原则，采用适宜的针刺手法来调整经脉的气血，恢复其平衡状态，而十二经脉气血多少理论为针灸临床补泻提供了依据。故《灵枢·九针论》根据十二经气血之多少，提出了"刺阳明出血气，刺太阳出血恶气，刺少阳出气恶血，刺太阴出血恶气，刺少阴出气恶血，刺厥阴出血恶气"的治则。这就是说，临床针刺时，凡多气多血之经，可采用毫针泻法或刺络放血法；多血少气之经，可采用刺络放血法，少用或不用毫针泻法；多气少血之经，可采用毫针泻法，不宜刺络放血。十二经脉流注次序中，第一组手足太阴经、手足阳明经均多气多血，为气血生化之源，故补气养血常取用此四经之腧穴，如足三里、阴陵泉、血海、三阴交、太渊、太白等穴。笔者临床常以所创之"调理脾胃针法"施以补法，用于治疗各种虚证。第二组手足太阳经和第三组手足厥阴经均多血少气，故常作为刺络放血之用。如笔者临床常以肺俞、膈俞配大椎刺络放血，治疗瘀血型三叉神经痛、面部痤疮、肺源性心脏病（肺心病）、皮肤病等；以委中刺络放血治疗腰痛、坐骨神经痛；以委中配曲泽刺络放血，治疗急性胃肠炎、食物中毒等。第二组手足少阴经和第三组手足少阳经均少血多气，故四经腧穴常不作为刺络放血之用，而多以毫针调和。如笔者临床常以少阳经穴施以导气之法，治疗气血失和之麻木证，即所谓"麻取少阳"；以手少阳经之丝竹空、支沟和足少阳经阳陵泉施以平补平泻法，作为治疗机体气机失和不畅之基础方等。以上皆以经脉气血多少为依据，以气血盛衰为病机进行选经取穴施法，故而获取了桴鼓之效。

综上所述，十二经脉的流注次序是依气血在人体运行规律而确立的，它反映了人体内在的一些特殊规律，遵循了阴阳学说，符合生物新陈代谢规律和物质不灭定律，以及事物运动规律。因此，十二经脉流注次序不仅在阐释人体生理功能和病理变化方面有着重要的作用，而且在疾病诊断和临床治疗方面也具有重要的指导意义和很高的临床实用价值。所谓"得其机要者，一言而终，明其流注者，所用无穷"是也。

第一章 十二经脉流注次序临床意义探析

第二章 经络辨证方法

经络辨证是以经络学说、藏象学说为指导，根据经络的循行分布、生理特点、病理变化对疾病的症状进行分析、归纳，以判断疾病病位、病性，进而明确病因病机的一种综合性辨证方法，是针灸临床诊疗的核心主体、取穴治疗的前提。在临床应用之时，首先根据经脉循行路线及经脉所主病候来辨证归经，以确定病位；其次分析其寒、热、虚、实的证候属性，以及正邪、气血、阴阳的偏盛偏衰，以确定病性。只有将经络辨证与八纲辨证、脏腑辨证及气血津液辨证等方法融会贯通、灵活运用，才能全面、细致地诊断和治疗疾病。现将经络辨证方法具体介绍如下。

一、辨经定位

《灵枢·小针解》云："未睹其疾者，先知邪正何经之疾也。恶知其原者，先知何经之病，所取之处也。"《灵枢·卫气》又云："能别阴阳十二经者，知病之所生；知候虚实之所在者，能得病之高下。"所以经络辨证，首先要辨经定位。欲知内脏之病，必候其外经，所谓"有诸内者，必形诸外"，若不识经络之循行，不明经络之意义，不知审经定位明性，徒知脏腑之虚实，开口动手便错，故《灵枢·经别》强调："夫十二经脉者，人之所以生，病之所以成，人之所以治，病之所以起，学之所始，工之所止也。"经络分布周身，沟通上下内外，联络脏腑肢节，既是人体气血运行的通道，又是疾病发生和传变的途径。当外邪侵入人体，经气运行失常，病邪会通过经络逐渐传入脏腑；反之，如果内脏发生病变，同样也会通过经络反映于体表，在体表经脉循行的部位，特别是经气聚集的腧穴之处，出现各种异常反应，如麻木、酸胀、疼痛，或对冷热等刺激的敏感度异常，或皮肤色泽改变、脱屑、结节等，同时也会通过它所联系的相关部位，表现出各种症状。《灵枢·经脉》所载的十二经"是动所生"病候，即是按十二经脉分经归纳的症候群，它是经络学说的一个组成部分，也是经络辨证的重要依据。因此，熟悉各条经脉的循行路线、生理功能以及是动、所生病候等规律，是掌握经络辨证的基本功。

在运用经络辨证之时，须先根据病变的部位及症状来辨证归经，司外揣内以确定病位。医者首先可通过望诊观察经络、腧穴部位皮表所发生的异常改变，根据经络学说进行判断，归经定位。例如龈交穴处有结节者，此人多有痔疮，因龈交为任督二脉之所会、督脉之末穴，故可归为督脉病变；足少阳经循胁肋，若腋下淋巴结肿大，或阳陵泉、日月穴有色泽变化，应考虑足少阳经病变；手、足阳明经分别入下齿、上齿中，若下齿龈红肿疼痛，应考虑手阳明大肠经病变，若上齿龈红肿疼痛，应考虑足阳明胃经病变。又如有循经皮肤处发病、循经反应带则直接表明了相应经脉的病变。若通过望诊未发现体表的异常改变，也可采用经络触诊，如推、按、压、提、揉、叩击等，或进行仪器循经检查，寻求相关的压痛点、皮部变异点或阳性反应物，"问其所病，索之于经"，从而判断病在何经。经络触诊时，要注重对特定穴的探测，注意观察阳性的反应穴点，明辨所探查经穴的质、色、温度变化，以归经定性。

除了通过望诊、触诊观察经络及腧穴在体表的异常改变外，还可通过问诊对同一症状进行深入的分析，并进行相关的活动检查，进而判定归属某经的病变。如肩痛，痛在肩前，上肢后伸痛著者，属手太阴经病变；痛在肩前外侧，上肢高举痛重者，属手阳明经；痛在肩外侧，上肢外展痛加者属手少阳经；痛位于肩外后缘，上肢内收痛剧者属手太阳经。又如头痛，痛在前额者，属阳明经；痛在后项者，属太阳经；痛在两侧者，属少阳经；痛在巅顶者，属厥阴经；痛在内者，属少阴经等等。此外，医者还可对患者的一系列临床症状进行总结归纳，并参照十二经病候进行辨证归经，如患者的主要临床表现为腹泻、呕吐、发热、食欲不振、烦躁等，这些症状运用十二经病候加以辨别，则大体属于足太阴脾经的病候，因足太阴脾经

"是动则病舌本强，食则呕，胃脘痛，腹胀善噫，得后与气则快然如衰，身体皆重。是主脾所生病者，舌本痛，体不能动摇，食不下，烦心，心下急痛，溏瘕泄，水闭，黄疸，不能卧，强立股膝内肿厥，足大指不用"与该患者的临床表现大致吻合，因此可按脾经病证论治。对于某种单一的症状，也可根据十二经病候加以辨别。如以呼吸急促，甚至张口抬肩为特征的喘证，于手太阴经病、足少阴经病均可见之，但手太阴经病"是动则病肺胀满，膨膨而喘咳，缺盆中痛，甚则交两手而瞀，此为臂厥。是主肺所生病者，咳，上气喘喝，烦心胸满……"；而足少阴病"是动则病饥不欲食，面如漆柴，咳唾则有血，喝喝而喘，坐而欲起，目䀮䀮如无所见，心如悬若饥状，气不足则善恐，心惕惕如人将捕之，是为骨厥"。运用两经病候对喘证加以辨别，则前者主要是肺气不宣所引起的实喘，而后者则是肾不纳气引起的虚喘。又如腰痛，许多经脉病变皆能致腰痛，但各有不同。督脉之腰痛，"腰背强痛，不得俯仰"；带脉之腰痛，"腹腰脊痛，冲阴股也"；阳维脉之腰痛，"腰痛，痛上怫然肿"；阴维脉之腰痛，"两胁实，腰中痛"；足太阳经经脉之腰痛，"足太阳脉令人腰痛，引项脊尻背如重状"；足阳明经经脉之腰痛，"阳明令人腰痛，不可以顾，顾如有见者，善悲"；足少阳经经脉之腰痛，"少阳令人腰痛，如以针刺其皮中，循循然不可以俯仰，不可以顾"；足少阴经经脉之腰痛，"足少阴令人腰痛，痛引脊内廉"；足厥阴经经脉之腰痛，"厥阴之脉令人腰痛，腰中如张弓弩弦"。另外在循经辨证归经定位时，还要注意到脏腑经络表里相偶、相交相会的属络关系。须知阳经的病证可能会反映于相表里的阴经；阴经的病证亦可能反映于相表里的阳经。本经经脉所过之处，而其相交相会之经脉所到之处，亦能反映其病证。总之，望、触、问之循经辨证，有助于我们掌握病位，便于分经论治。

二、辨证定性

针灸作为一种治疗手段，同药物一样，单纯辨经定位、辨证归经是不能满足其发挥作用的，还需明辨疾病的性质，所以通过辨识经络反映于体表的颜色、形态的变化，以及经络感觉反映的不同病理现象，以判断经脉的寒热虚实。在辨经的基础上，还需要进一步地运用八纲辨证、气血津液辨证等辨证方法来确定病性，方能依据如《灵枢·经脉》中所言的"盛则泻之，虚则补之，热则疾之，寒则留之，陷下则灸之，不盛不虚，以经取之"等治疗原则来确定具体的治法。

　　八纲辨证是中医辨证的总纲，是分析病性的辨证方法，在诊断疾病时，往往起到执简驭繁、提纲挈领的作用。在辨经定位的基础上，以八纲辨证为指导，有助于明确疾病之寒热虚实，以确定证候的类型，判断其发展趋势。医者可首先通过望诊进行观察，若发现经脉所过之处陷下、皮肤苍白等，多属虚证；经脉所过之处隆起、结节、红肿等，则多属实证。"凡诊络脉，脉色青则寒且痛，赤则有热"。也可在病变部位的上下左右或沿着经络循行路线切压、循压、按压等，以诊察有无疼痛、结节或条索物、虚软凹陷等；或以掌面触贴经络体表皮肤，以区分寒热虚实。切按时，经脉循行之处皮肤冰凉，按之轻快多属虚；经络所过之处皮肤发热，局部温度升高，按之疼痛，多属实。诊察到表浅紧硬感为寒、湿、气滞，属于急性病；深部硬感或结节为痰、血瘀，属于慢性病；虚软为气虚或阳虚；光滑坚硬感为痰浊凝结于经络，停聚于脏腑；肌肤干燥为血虚，或血瘀；肌肤热感为热、火或痰；肌肤冷感属寒、血瘀或气虚。此外，经脉之虚实，还可以从经脉病候来辨别。《灵枢·经脉》记载："肺手太阴之脉，……气盛有余，则肩背痛，风寒汗出中风，小便数而欠。气虚则肩背痛寒，少气不足以息，溺色变。"临床上见肩背疼痛、外感风寒、汗出中风、小便频数、呵欠频作等，可辨为肺经经气实；但见肩背冷痛、气短、尿色改变则是肺经虚。《灵枢·经脉》对足阳明胃经病候的记载："气盛则身以前皆热，其有余于胃，则消谷善饥，溺色黄。气不足则身以前皆寒栗，胃中寒则胀满。"指出身体前面各部发热、多食易饥、尿黄等症，可辨为足阳明经实证；身体前面部位自觉寒冷、胃寒胀满等症，可辨为足阳明经虚证。如此等等。在辨经定位、八纲定性的基础上，还应结合脏腑辨证、气血津液辨证、六经辨证、卫气营血辨证等辨证方法，辨清疾病的病因病机。只有通过以上方法辨明疾病的证候性质，立法处方选穴，方可得于心而应于手，随证施针，事半功倍，犹拔刺雪污，效如桴鼓。

总之，经络辨证是针灸临证的特色与核心，其内容丰富，具有很高的实用价值。医者只有准确地理解经络辨证的内涵，全面地掌握经络辨证的依据，熟练地运用经络辨证的方法，并灵活地结合其他辨证方法，才能准确地诊断疾病，从而选择正确的穴位和针灸疗法，提高临床疗效。所谓法因证立，方随法出，理、法、方（穴）、术环环相扣，则疗效必彰。因此，正确地掌握和运用经络辨证是针灸治病的关键，是区别针灸医师和针匠的标准。

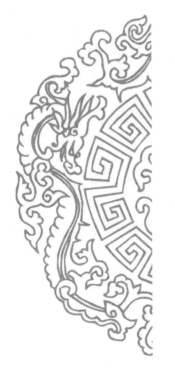

下篇 各论

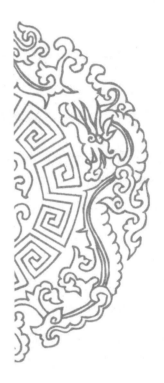

第三章 十二经脉辨证论治方法

第一节 手太阴肺经经脉辨证论治方法

一、手太阴肺经经脉循行及病候意义辨析

（一）手太阴肺经经脉循行意义辨析

《灵枢·经脉》云:"肺手太阴之脉,起于中焦,下络大肠,还循胃口,上膈属肺,从肺系横出腋下,下循臑内,行少阴、心主之前,下肘中,循臂内上骨下廉,入寸口,上鱼,循鱼际,出大指之端;其支者,从腕后直出次指内廉,出其端。"

1．"肺" 经文首言一"肺"字,在于提示阅者读此,当首先明知肺的生理功能、病理变化的特点。

（1）肺主气,"治节所出"。

主呼吸之气。《素问·阴阳应象大论》云:"天气通于肺。"是指天阳之气与肺气相通。肺吸入清气,呼出浊气,是人体内外气体交换的场所。气的不断"吐故纳新",在于肺气与经脉均匀和调,将吸入之清气与水谷精微之气相结合,在胸中生成具有"贯心脉以行血,循喉咙以司呼吸"作用,蕴含营卫之气的宗气。故乃"治节所出"。

主一身之气。《素问·五脏生成》曰:"诸气者皆属于肺。"是指肺主司一身之气的生成和运行。一身之气由先天之气和后天之气构成,而后天之宗气是由肺吸入之清气与水谷精微之气相结合于胸中而成。宗气居于胸中,

使营气与卫气通过经脉运行，输运、布散至全身所有脏器和组织。肺气均匀调畅，才能保证一身之气运行的通畅协调，是故肺主一身之气。

主治节。《素问·灵兰秘典论》云："肺者，相傅之官，治节出焉。"是指肺具有治理调节全身气、血、水液运行和代谢的作用，是对肺的主要生理功能的概括。

（2）主宣发"卫气营血"。

外合皮毛。《灵枢·决气》云："上焦开发，宣五谷味，熏肤、充身、泽毛，若雾露之溉，是谓气。"皮毛为肺（宗）气运行脉外之卫气与津液物质结合所宣发，是御外的屏障；"汗孔"能够散气，调节呼吸，故皮毛为肺之外合。一方面肺宣发卫气于皮毛，以发挥卫气温分肉、肥腠理、司开阖及防御外邪的作用；宣发津液于皮毛，以发挥津液充身润泽皮毛的作用。另一方面皮毛宣散肺气以调节呼吸运动，排泄汗液以调节津液代谢。所以皮毛先受邪气，沿经内侵必首犯肺，如在体表，多属卫气、津液之疾患。

肺朝百脉。是说百脉中之气血需经过肺的吐故纳新变换，然后再通过肺（宗）气的推动和调节，赖经脉运行宣发营血，散布濡润人体各组织器官。所以十二经脉循行，唯有手太阴肺经能担当首起之"站"，升发气血朝百脉，发挥经脉运行气血之职。

（3）主肃降"经脉循行"。

通调水谷之道。肺气以清肃下降为顺。肺气肃降，一方面将水谷之精微通过经脉循行输送，不断下降，以滋养原气、濡润脏腑；另一方面将水谷之浊物下注。谷物之"液"经小肠吸收，下输膀胱，排出为尿，故"肺主行水"；谷物残渣经大肠成为粪便由肛门排出，故曰"肺主粕门"，行后天饮食营养新陈代谢的传导任务。

开窍于鼻。鼻是肺气呼吸出入的通道和嗅觉之所，喉咙为呼吸门户的发音器官，又是邪气侵袭肺脏的路途。而肺经循行体表路线通过的地方与喉、鼻相通，鼻的通气、嗅觉和喉的发音赖于肺气的宣降作用，故曰"鼻为肺窍"。

综上可知，肺属阴脏，居胸上阳位，"上焦开发，宣五谷味"之精微物质，必赖肺（宗）气宣发布散，才能濡养全身；肺又为主气之脏，参与吸入之天气，这决定了手太阴肺经的生理特点，必是"多气多血之经"。而其病理变化亦不外乎肺脏与经脉气血之"经气"宣降失职，表现为结、郁、寒热诸证（详见"病候"一节）。

2."**手太阴之脉，起于中焦**" 为什么呢?《灵枢·经脉》云:"人始生，先成精，精成而脑髓生，骨为干，脉为营，筋为刚，肉为墙，皮肤坚而毛发长。"是指人体在母胎之时，就已形成具有适应自然界生理能力的有机完整体，为先天之本。又云:"谷入于胃，脉道以通，血气乃行。"是说人出生后必先啼哭，是为吸入天气，尔后水谷入胃，经脉运行气血。再有，经脉中运行的是气血，而气血来源于中焦，经云:"中焦受气取汁，变化而赤，是谓血。""饮入于胃，游溢精气，上输于脾，脾气散精，上归于肺。"指明中焦是气血生成之源，故手太阴肺经必须从中焦摄取气血，以宣发肃降，若雾露之溉，从而发挥气血濡养四肢百骸、灌溉脏腑的功能。故"起于中焦"。

《灵枢·营卫生会》云:"人受气于谷，谷入于胃，以传与肺，五脏六腑皆以受气，其清者为营，浊者为卫，营在脉中，卫在脉外，营周不休，五十而复大会，阴阳相贯，如环无端。"中焦水谷精微之气不停地接受天气，谷气与天气相结合，首先必传于肺经，气血周流不息，温养周身内外，经脉循行如环无端，肺为开始。

3."**下络大肠**" "下络大肠"是手太阴肺经在体内循行路线的开始。这是说水谷入胃以下行为顺，大肠承受小肠下注之浊物，再吸收其中水分，气化为津液，剩余食物残渣则成为粪便，由肛门排出。

五脏与六腑有属络配偶的关系，人体脏腑的生理功能特点是"五脏者，藏精气而不泻;六腑者，传化物而不藏"，这就决定了脏腑在主持完成人体气血津液饮食代谢过程中，必须一脏一腑形成表里阴阳的络属关系，才能有藏有泻，协调完成人体的各种代谢。其中心主血脉，血乃人之精微，无废物需其排出，故其络属之腑，无须与外界相通，只为受盛之官矣;肝主疏泄，气机运行，无物可排泄，故其络属之腑，亦无须与外界相通，只需谋虑与决断相配;脾主运化，胃主受纳，共同完成饮食物的消化吸收，脾胃不能分离;肾主水，主气化，水之精为人体所用，而水之浊需排出体外，故其络属之腑，需司水之开阖，与外界相通，而膀胱为州都之官，故肾与膀胱相络属，完成水液代谢;肺主气，司呼吸，与鼻咽相通，完成气之吐故纳新，主宣发

细说 经络 辨证

肃降，饮食精微由其宣发周身，饮之浊肃降于膀胱为尿，排出体外，食之浊肃降于大肠为粕，由肛门排出，故有肺主魄与粕之说，膀胱已络属于肾，唯有大肠传导与肺相合，肺宣降物质、主气在上焦，大肠传导糟粕，主物在下焦，二者共同完成人体后天饮食水谷代谢，故肺经必须"下络大肠"。

此外，大肠吸收水谷精微之物质，清者为营行脉中，浊者为卫行脉外。肺由于下络大肠之阳经，将其中水分气化为津液运输卫外，大部分濡润皮肤为外合皮毛，而能抗御外邪。

4."还循胃口" 这是说人体生长发育要依靠各脏腑经络的生理活动，所需的主要还是肠胃水谷化生之精微物质。脾主运化吸收，其散精与肺吸入的清气相结合，返循过来还能温养自身之功能，而为后天气血之来源，其营血归于心经，输运周身。

5."上膈" 膈能平衡脏气与腑气，且是二者相通之关，也是脏病犯腑、腑病侵脏的界限。肺与大肠相络属后，必由此回归于肺。

6."属肺"《素问·经脉别论》云："饮入于胃，游溢精气，上输于脾，脾气散精，上归于肺。"后天化生之气血，首先上注于肺，借肺之宣发以濡养周身，以"气为血之帅"故也，故经脉循行流注次序为肺→大肠→胃→脾，营血归心。在体表，经脉为手太阴肺经所"属"；在体内，经脉"连络"大肠经的腑。

7."从肺系（喉）""系"是指肺的依附（气管、喉咙）部分，肺经上与喉鼻相通。若阴不足则阳盛，内热宣升，势必壅郁呼吸之门户，如咽喉肿痛之证，采用远道循经取井穴"少商"，点刺出血，以开窍闭，即"井穴治脏"。

8."横出腋下" 这是经脉在体表循行路线有腧穴点的起始处，有手足太阴经之交会穴中府、手太阴肺经募穴云门二穴。全身腧穴始于中府，止于期门，而《标幽赋》所云"穴出云门，抵期门而最后"，是在强调"中府"为手太阴肺经起于中焦之征（中为内，府为府库，中府指内脏，指脾胃），"云门"为手太阴肺经宣发气血于经脉开始之象（地气上为云，门为出入之处，云门是中焦气血向上蒸腾，循入经脉之处）。从走向来说，足厥阴肝经交接手太阴肺经在胸；从同名经交会穴来说，若脾经虚逆，肝气不舒，则脾经经气不能上交于肺经，肺气失肃导致蕴郁，则出现胸闷兼哽噎之症，可采用中府配意舍治之，如培土生金法。

"募穴"是指经脉之经气汇集于胸腹部的腧穴。若肺气壅郁，闭阻于胸，使经气不能宣发畅达，则出现胸闷并咳喘息促之症，可刺此穴治之。但要注意此穴不宜深刺。

9. "下循臑内，行少阴、心主之前" 手太阴肺经在上臂分布有天府、侠白二穴，是由肩至肘横纹的腧穴，多治局部疾患，此主上臂内侧痛证。

"经别"是肺与大肠之经脉循行途中"离合出入"的处所，共同通过气街而先深入内脏，后出浅部，合手阳明大肠经于头颈。如取此段经穴治疗咳嗽气喘，以咳喘之时牵引颈部胀痛及瘿气之患为宜。

10. "下肘中" 从经脉流注走向来说，肘部以下诸穴多属远道循经选穴，每经各穴有共同的治疗作用，也有各自特异的治疗作用。手太阴肺经在肘中分布有本经经气所入之合穴尺泽，犹河入海之水闸，故"合"治内府（腑）。若本经体表受邪，闸口不闭，势必邪传体内，如在感冒传变过程中，当取此穴，以防邪入。

肘为气血流注之大关节，气血易阻滞于此，局部刺之，可治疗肘臂气血瘀滞所致屈伸不利而挛痛之症，为"通关过节"之要道。

11. "循臂内上骨下廉" 手太阴肺经在前臂分布有本经气血深聚之郄穴孔最、本经之络穴列缺，通于任脉。"郄穴"乃孔隙之意，为气血深聚之处，血行受阻而痛之触诊点，故孔最善治咳嗽胸痛之咯血急证；"络穴"能网络和疏调表里两经之经气，故列缺善于治疗外感咳嗽而恶寒项强者。列缺通于任脉，为任脉精气汇聚之所在，对肺经气血运行起着溢蓄调节的作用。如任脉失调，在本经出现咳嗽无力，可取此治之。

此外，在肘至腕关节腧穴局部施刺，可治疗肘臂内侧筋肉挛痛。

12. "入寸口" 手太阴肺经在寸口分布有本经经气所行之经穴经渠、本经经气所注之输穴太渊，脉会太渊。"经穴"为经气所行之处，职如交通警察，若邪气壅阻本经，经气流通不畅之痹痛宜刺之；"输穴"为经气向内输注之处（阴经无原穴，以输代原），若本经邪气入深，郁而为病宜刺之，如感寒咳嗽，化郁咳浊痰者当取太渊；"八会穴"为"脏腑气血筋骨脉髓"精气汇集之所，"脉会"即八会穴之一，若病累及"脉"者，如咳嗽时，出现头额血管膨胀，宜刺之。

13."上鱼，循鱼际" 手太阴经在手掌鱼际分布有本经经气所溜之荥穴鱼际，"荥穴"比喻出泉之水荥荥未成大流，而易消枯，若邪伤肺阴，阻碍气血润泽经脉，内则喉燥口干、外则动热面赤之症，宜刺之。

由腕至指端之腧穴，多主治头面、五官诸窍（喉咙）被邪热蒙蔽，气血阻滞之证。

14."出大指之端" 手太阴经在手指分布有本经经气所出之井穴"少商"。"井穴"比喻源泉出水之口，该处最易闭塞。若邪热蒙闭肺窍，则经气壅郁于呼吸之门户而不能外达，宜刺之，如咽喉红肿疼痛。

至此是肺经体表路线腧穴的终止，总共排列了 11 个腧穴，如图 3-1。

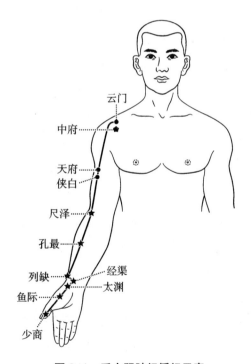

图 3-1　手太阴肺经循行示意

使用★标注的穴位为特定穴，使用▲标注的穴位为交会穴，使用●标注的穴位指既是特定穴又是交会穴。体内循行为虚线，体表循行为实线。特此注明，以下不再赘述

15."其支者，从腕后直出次指内廉，出其端" 这是从肺经支出的经脉，在络穴（列缺）处，别走手阳明大肠经，阴经交阳经在手，衔接手阳明大肠经，主要是沟通肺与大肠互为表里的经脉，也是加强十二经脉循环传注的开端。

（二）手太阴肺经经脉病候意义辨析

脏腑组织、经络气血，不论哪一方发生病变，不外乎"是动"与"所生"两大类。

《灵枢·经脉》曰："是动则病肺胀满，膨膨而喘咳，缺盆中痛，甚则交两手而瞀，此为臂厥。是主肺所生病者，咳，上气喘喝，烦心胸满，臑臂内前廉痛厥，掌中热。气盛有余，则肩背痛，风寒汗出中风，小便数而欠。气虚则肩背痛寒，少气不足以息，溺色变。"

1."是动则病" 这是指脏腑组织、经络气血受邪动乱，所发生的病理变化。其病理变化主要是气机和水液运行失常，有在经和在脏之别，在经脉为经气宣降失司，多表现为在外在表、邪盛正实的阳、热、实证。

（1）"肺胀满，膨膨而喘咳"。是为手太阴肺经先受其邪，不能宣发经气，外邪内侵，若闭阻于胸，则肺气胀满而胸闷憋气，宜取其合穴尺泽治之；若经气壅郁，则膨膨发喘而憋喘气急，宜取其经穴经渠治之；若肺气不宣，则频频咳嗽而咳声有力，宜取其络穴列缺治之。

（2）"缺盆中痛"。"缺盆中"指两侧缺盆之间，当天突穴部，深部为喉咙。手太阴经别"上入缺盆，循喉咙"，若邪壅体内路线，经气不能宣通，咳嗽则咽喉部肿痛，宜取合穴尺泽、输穴太渊治之。

（3）"甚则交两手而瞀"。"瞀"为心胸闷乱、视物模糊之症。若肺气不足以御邪，邪进病深，咳喘日重，肺气不宣，气虚则两手交叉捧胸，宜取其募穴中府治之；阴虚则心烦眼花，甚至昏厥，宜取其荥穴鱼际治之。

（4）"此为臂厥"。"臂厥"指前臂厥冷、疼痛之症。手太阴肺经循行于前臂内侧，若外邪侵袭本经体表经脉组织，经气逆乱，或肺气郁闭，不朝百脉，经脉不得温煦则厥冷；经气不足布散则麻木；气血不通阻滞则疼痛、无脉，均宜局部刺之。

以上所举病候乃因外邪动经犯肺，肺气动乱，宣降失常，经气不畅，而表现出的阳、实、表、热证，在脏腑、经脉之结郁，受邪轻重之证，治疗当以"祛邪"为主。

2."是主肺所生病" 这是指肺脏、组织、经脉、气血所自发的病理变化，其病理变化主要是气机和水液运行失常，有在经和在脏之别，在经脉为经气宣降失司，多表现为在里在内、邪盛正衰的阴、寒、虚证。

（1）"咳，上气喘喝，烦心胸满"。是指体内肺气虚衰，脏腑功能失调而表现的慢性病证，常分为肺气虚与肺阴虚二类。若肺气虚，肺气不宣与经气不调，则咳而无力，宜取其合穴尺泽治之；肺气不降而逆于上，则咳而上气，宜取其经穴经渠治之；肺气虚怯而肃降失主，则喘咳息微，宜取其输穴太渊治之；若肺阴虚，阴虚火旺，则心烦厌世，宜取其荥穴鱼际治之；阴虚中焦无源所发，则胸满神靡，宜取其募穴中府治之。

（2）"臑臂内前廉痛厥，掌中热"。此为体表气血衰微，经脉所过之处气血失和而表现的慢性病证，有在经、在络之不同。在经脉，经气运行无力，血瘀不通则疼痛；经气不足输布，气血失煦则厥冷。在络脉，气盛血衰，气血失和则掌中热。均宜局部刺之、灸之。

（3）"气盛有余，则肩背痛，风寒汗出中风"。是说体表组织气盛血衰而不和之病证。肺合皮毛，风寒外束，伤寒表实可见肩背疼痛，风寒表虚可见汗出中风，均宜取相偶之手阳明大肠经经穴治之。

（4）"小便数而欠"。风寒客肺，肺失清肃，经气下注，则小便频数；肺失宣发，外伸不达，则"欠"而疲倦，均宜取本经"输穴"和督脉穴治疗。

（5）"气虚则肩背痛寒，少气不足以息，溺色变"。是说体内体表经脉阳虚阴盛而不和之病证。体表阳虚无以卫外，则肩背痛而恶寒；肺脏衰微不足以息，则呼吸短促而低微，均宜取督脉穴治疗。肾不受气，虚热内郁，则小便色变黄赤，宜取"任脉穴"治疗，如中极。

以上所举诸症，说明体内在肺脏，体表在经脉、络脉，诊断出脏与经、气与血、所自发之盛或衰的"虚实表里"之疾病，治疗当以"扶正"为主。

二、手太阴肺经经脉病候辨证应用举要

（一）临床表现

1. **肺脏失常病候** 肺病的证候特点是肺气宣降失常，病变主要包括了呼吸系统疾病和部分水液代谢障碍病变。证有实虚之分，实证多由外邪侵袭或痰湿犯肺所致，虚证多见于气虚和阴津亏虚，故以胸部胀满、鼻塞、咳嗽、喘哮、吐痰唾血等为其常见表现。

2. **经脉失调病候** 肺经经脉从胸沿上肢内侧循行至手鱼际大指之端，肺经经气不调故常表现为咽喉肿痛，缺盆中痛，胸肩背部疼痛，前臂部厥冷、麻木、疼痛或掌心发热。

（二）辨证分析

肺主气，司呼吸，外合皮毛，开窍于鼻，故外邪最易犯肺。一者外邪袭肺，使肺之宣发肃降失常，肺气不宣则鼻塞、咳嗽，若鼻塞流清涕，咳声有力，咳痰稀白者为寒邪犯肺；若鼻塞流浊或脓涕，咳声有力，咳痰稠黄者为热邪犯肺；若鼻燥咽干，干咳少痰，痰黏难咳者为燥邪犯肺；若咳嗽痰多，色白易咳者为痰湿犯肺。肺气不降，肺气上逆则喘哮。若喘喝有声、烦心、胸满，甚则鼻翼煽动、身热者为痰热壅肺；若喘哮咯痰，痰黏胸闷者为痰湿阻肺；若喘咳声低、气短自汗者为肺气虚弱；若喘咳声哑，干咳少痰，甚则五心烦热、盗汗者为肺阴亏虚。二者外邪侵袭肺经体表经脉组织，经气不畅，则胸部胀满，肩背、手臂、缺盆中疼痛；经气壅闭则咽喉肿痛；经气逆乱，经气不足布散则麻木；经脉气血失于温煦则厥冷；络脉气盛血衰则掌中热。

（三）辨证应用举要

1. **"咳"** 咳嗽为肺脏疾病的主要症状之一，可分为外感咳嗽和内伤咳嗽。外感咳嗽多因外感风寒等邪气由皮毛而入，合于肺而为病。《素问·咳论》曰："皮毛者，肺之合也，皮毛先受邪气，邪气以从其合也。"内伤咳嗽一般起病较缓，病程较长，为脏腑功能失调而导致，多为虚证或虚实夹杂之证。《素问·咳论》言："五脏六腑皆令人咳，非独肺也。"并将内伤咳嗽分为五脏咳与六腑咳。内伤咳嗽日久，可并发喘证。临床治疗咳嗽多责

之于肺，而采用肺经腧穴治疗，笔者认为古今医籍所记载肺经各穴都能治疗咳嗽，但其主治作用各有所异。中府主治肺气为病之咳喘，云门主治气郁为病之咳嗽，天府主治肺气耗散之咳喘，侠白主治咳嗽牵引颈部胀痛者，尺泽主治肺热咳嗽及腑咳，孔最主治咯血，列缺主治外感咳嗽，经渠主治咳嗽上气，太渊主治咳嗽痰多或累及脉者，鱼际主治干咳少痰，少商主治热闭肺窍之咳嗽。一般来说，外感咳嗽，多取列缺配合谷，属寒邪犯肺者，浅刺泻之，久留针或针后加灸；属热邪犯肺者，加刺曲池，浅刺泻之；若因痰湿阻肺者，取太渊配丰隆，平补平泻；肝火犯肺者，取尺泽配太冲，针用泻法；肺阴亏虚者，取鱼际配太溪，针用补法；肺气虚弱者，取中府配肺俞，针用补法或针后加灸。以上各型咳嗽还可都加取肺俞，若伴有咯血者，加刺孔最。

病案 1

姚某，女，50 岁。诉干咳，甚或痰中带血 5 年。患者 5 年前因感冒复食辛辣之味而致咳嗽，经多方治疗未愈，且近来常兼有痰中带血，胸部 CT 和支气管镜检查及痰培养均未见异常，遂欲针灸治疗。现症：干咳，痰中带血丝，口干咽痒，五心烦热，汗出，舌红少苔，脉沉细。已绝经 3 年。中医诊断：咳嗽（肺阴亏虚证）。西医诊断：慢性支气管炎、更年期综合征。

辨治思路：患者干咳，痰中带血丝，乃肺阴亏虚、清润肃降失司、热灼肺络所致，兼见五心烦热、汗出，乃阴虚日久失养、虚热内蒸之证。且患者年逾五十，绝经 3 年，天癸已竭，舌红少苔，脉沉细，阴虚无疑。故法当滋阴降火，润肺止咳。针刺取穴：鱼际、孔最、肺俞、太溪、照海、三阴交。所选穴位常规消毒，针刺深度以得气为度，得气后鱼际和孔最施以平补平泻法；余穴均施以徐疾捻转补法，留针 30 分钟，每日 1 次。患者经 1 周治疗后，干咳减轻，咳痰带血消失，除孔最，继前治疗；2 周后，诸症消失，继以前法治疗 1 周，以巩固疗效，随访未发。

精彩点评：肺阴亏虚与燥邪犯肺所致咳嗽，虽均有干咳少痰或痰少带血的特征，但临证必须详加鉴别，以其治疗有别。肺阴亏虚者，多为久病；燥邪犯肺者，多为新感。前者常兼有五心烦热、盗汗、舌红少苔、脉细数等阴虚火旺之证，后者常兼有恶寒发热、舌淡红少津、脉浮等表证；前者宜滋阴降火，后者宜润燥清肺。该患者属肺阴亏虚、阴虚火旺，故取肺经荥穴鱼际以滋阴清肺；配补肺俞、太溪、三阴交滋补三阴，以金水相生，培土生金；针补照海以滋阴润燥，利咽止痒；刺肺经郄穴孔最以止咯血。诸穴合用，标本兼顾，滋阴降火而收功。

病案2

刘某，女，40岁。诉咳嗽咳痰1周。患者于1周前出现发热、咳嗽，服用感冒药及抗生素后，发热消失，但仍遗有咳嗽咳痰，时轻时重，遂前来我处就诊。现症：咳嗽，咳黄痰，鼻流黄涕，咽痛，口渴，寐安，纳尚可，二便调，舌红苔黄，脉滑数。中医诊断：咳嗽（热邪犯肺证）。西医诊断：支气管炎。

辨治思路：患者以咳嗽为主症，属手太阴肺经经脉病候，乃为肺失宣降所致，故可从肺经论治。其外感后致咳嗽，且咳黄痰，流黄涕，可知其为风热袭肺，肺失宣降所致，且其咽痛口渴，舌红苔黄，热邪袭肺无疑。故法当疏风清热，宣肺化痰止咳。针刺取穴：列缺、尺泽、肺俞、合谷、曲池、风池、丰隆。所选穴位常规消毒，针刺深度以得气为度，得气后肺俞施以平补平泻法，余穴均施以徐疾提插泻法，留针30分钟，每日1次。患者经针刺2次后，咳嗽大减，治疗1周后，诸症痊愈。

精彩点评：列缺为手太阴肺经联络相表里手阳明大肠经之处，本着"阴经实证泻在阳经"的原则，故针泻列缺，配泻相表里大肠经之合谷、曲池，以清泻肺热，且合谷、曲池性散游走、轻宣走表，配泻风池以疏散外邪。尺泽为手太阴肺经之合水穴，经气之所归，而肺为金脏，水乃金之所生，实则泻其子，故取泻本穴，能清泻肺热、宣降肺气。凡因外邪袭肺、痰热蕴肺、邪热乘虚以及阴虚肺燥等所致肺失宣降，气机失常所引起的肺系病证，都可取本穴治之。配刺肺俞以加强宣降肺气之功；丰隆为化痰效穴，泻之意在清热化痰。诸穴合用，共奏疏风清热、宣肺化痰止咳之效。

2."上气喘喝" 上气喘喝，是由肺失宣降、气逆于上所导致，以呼吸急促甚则张口抬肩为主要临床表现的一种肺系病证。喘证病因众多，病情复杂，缠绵难愈，反反复复。临证必须明辨虚实，"实喘者气长而有余，虚喘者气短而不续。实喘者胸胀气粗，声高息涌，膨膨然若不能容，惟呼出为快也；虚喘者慌张气怯，声低息短，惶惶然若气欲断，提之若不能升，吞之若不相及，劳动则甚，而惟急促似喘，但得引长一息为快也"（《景岳全书·喘促》）。根据其主症特点，结合脏腑变化和经络循行途径所出现的证候，综合归纳，借以判断喘证的病机关键，为治法提供依据。须知"喘不离乎于肺，亦不止于肺"，正如喻嘉言《寓意草》所言："喘病无不本之于肺，然随所伤而互关，渐以造于其极。惟兼三阴之症者为最剧。"治疗当以"安和五脏，培养肺气"为大法。笔者认为喘证无论是初起还是久病，均当兼顾扶助正气，从肺、脾、肾三脏入手。属实者，以祛邪为主，兼以扶正；属虚者，自当以扶正为主，尚须兼顾祛痰与化瘀。同时要注意肺与大肠相表里，治喘必当通便，使腑气通而肺气降，祛痰化瘀，调气通腑，以祛其宿根。

 病案

王某，女，52岁。诉憋喘，不能平卧2天。患者平素患有喘息型慢性支气管炎20年，2天前因外出感寒，出现咳喘，自行服药不见缓解，逐渐加重，至不能平卧而来诊。现症：憋喘端坐，肺胀满，咳痰稀白，形寒无汗，纳呆，二便调，舌淡红，苔白滑，脉浮紧。查体：桶状胸，心率95次/分，律齐，双肺可闻及干湿啰音，唇甲轻度发绀。胸X线示：肺气肿，肺纹理增粗。血常规正常。中医诊断：喘证（寒饮犯肺证）。西医诊断：喘息型慢性支气管炎。

辨治思路：患者素患喘证，复在冬季外出感寒，表邪不解，引发宿疾，证属风寒袭表，肺失宣降之喘证，法当散寒宣肺，降逆平喘。针刺取穴：大杼、风门、合谷、列缺、肺俞、定喘、天突、支沟、丰隆、足三里，所选穴位常规消毒，针刺深度以得气为度，得气后肺俞、定喘、天突、足三里施以平补平泻法，余穴均施以徐疾捻转泻法，留针30分钟，每日1次。患者经2次治疗后，喘症大减，可平卧，继以前法治疗10次，喘症平息。

精彩点评：喘证乃沉疴之疾，缠绵反复，虚实夹杂，故喘证发作，虽以祛邪为主，但亦不忘乎扶正。《杂病穴法歌》云："喘急列缺足三里。"故针泻大杼、风门、合谷、列缺以疏风散寒而宣肺；平补平泻肺俞、足三里、定喘扶正祛邪以定喘；支沟调气通腑，针之可使腑通气降而喘平；丰隆化痰和中以祛宿根；天突祛痰利咽以畅肺气。诸穴共奏散寒宣肺、降逆平喘之功。

　　3."哮"　哮指喉中有哮鸣音，常伴有喘促，故有"哮必兼喘，而喘不一定兼哮"之说。其基本病机是内有痰饮内伏、外因饮食将息失宜，或气候情志过度，内外相合，导致肺气上逆，痰随气升，气因痰阻，交阻于气道而发哮鸣。哮喘病情较为复杂，但依据其各期病理变化之异，亦有规律可循。笔者认为哮喘先兆期乃因风邪外袭，郁闭皮毛，阻遏肺气，导致肺失宣降所致，其病理关键在于一个"风"字，故治宜以疏风散邪为主，辅以宣肺解痉。针刺取大杼、风门、合谷以祛风散邪；肺俞、列缺、鱼际以宣肺降气。因其病位尚浅，邪气正盛，法当"浅刺疾发之"，采用浅刺徐疾捻转之泻法，少留针，以攻散风邪，引邪外出。哮喘之发作期主要由内有伏痰，复感外邪，内外相合，痰随气升，气因痰阻，相互搏击，阻塞气道，使肺失宣降所致，其病理关键在"痰""气"二字，故治当调气豁痰。针刺取支沟以调气，与肺俞相配以调理肺脏，宣降肺气；丰隆、阴陵泉以健脾化痰，既绝生痰之源，又去标实之痰。诸穴均施以平补平泻法。哮喘发作日久，常损及肺肾，使精气内伤，纳气无权，宣降失司，其病理关键在一个"虚"字，故治应补益肺肾，纳气定喘。治疗当重灸肺俞、肾俞、关元、膏肓四穴，间日一次，意在补虚损之气。

病案

　　于某，女，40岁。诉哮喘发作35年。患者于5岁患哮喘，长期使用激素控制，目前仍每日使用气雾剂，现为求进一步治疗，前来我处就诊。现症：哮喘时发，发则喉中痰鸣，痰黏难咳，气短息促，时有胸闷心慌，舌淡红，苔黄腻，脉弦滑。中医诊断：哮病（痰热伏肺证）。西医诊断：支气管哮喘。

辨治思路：依据患者症舌脉，证属禀赋不足，痰饮内伏，偶因将息失宜，痰热蕴肺壅阻气道而发哮喘。法当清热肃肺，化痰止哮。针刺取穴：大椎、肺俞、鱼际、尺泽、内关、支沟、丰隆，所选穴位常规消毒，针刺深度以得气为度，得气后鱼际、尺泽、支沟、丰隆施以徐疾提插泻法，内关施以平补平泻法，大椎、肺俞施以刺络拔罐法，留针30分钟，每日1次。经治1周后，症状明显好转，继治1个月后，诸症平息。

精彩点评：《赤水玄珠》云："有自幼童时，被酸咸之味，或伤脾，或呛肺，以致痰积气道，积久生热，妨碍升降而成哮证，一遇风寒即发。"本案始自幼年，每因将息失宜而发，法当清热化痰以蠲其伏邪，治其本；调气豁痰以化其痰气互结，治其标。故刺泻大椎、肺俞、鱼际、尺泽清肺化痰逐瘀，治在本；针泻支沟、丰隆调气豁痰，治在标，标本并治而收效。

4.**"臂厥""臑臂内前廉痛厥"**，"臂厥"之症应属"痹证"范畴，肺经之"臂厥"乃因风寒湿邪侵袭人体，痹阻于手太阴肺经，使经脉气血运行不畅，或气血不通则疼痛，或气血不得温煦则厥冷，或经气不足布散则麻木。针刺以取其所行之经穴为主，兼以循经取穴为辅。常选用肺经之经渠、孔最、侠白，相表里手阳明大肠经之曲池、温溜、偏历等穴以疏通经脉气血，再依据其舌脉，随证加减。

🧑 病案

刘某，男，50岁。诉左上肢内侧麻木疼痛半年余，加重10日。患者于半年前无明显原因出现左上肢内侧麻木疼痛，曾于社区医院行针灸治疗，经治有所好转，10日前因感寒后出现左上肢内侧麻木疼痛之症加重，且伴有寒凉感，现为求进一步治疗，遂来我院就诊。现症：左上肢内侧窜痛伴寒凉感，手拇指拘急不适，纳可，寐安，二便调，舌淡红，苔白，脉弦滑。查体：椎间孔挤压试验（－），左侧臂丛神经牵拉试验（－），桡动脉搏动试验（＋）。颈椎X线片示：颈椎生理曲度变直。中医诊断：痹证（着痹）。西医诊断：颈椎病。

辨治思路：患者以左上肢内侧疼痛麻木伴寒凉感为主症，因手太阴肺经循行过臑臂内侧，与其所生病中"臑臂内前廉痛厥"之症相符，故可从肺经论治。依据患者症舌脉，证属风寒袭经、经脉痹阻不通。法当通经活络、调和气血。针刺取穴：侠白、尺泽、孔最、经渠、风池。所选穴位常规消毒，针刺深度以得气为度，得气后风池施以徐疾提插泻法，余穴均施以平补平泻法，留针30分钟，每日1次。经治1周后，上肢疼痛明显好转，上肢麻木寒凉有所减轻，继前治疗。经1个月治疗后，诸症尽除而告愈。

精彩点评：该患者平素上肢内侧经脉气血运行不畅，复感寒邪后经脉痹阻不通，筋脉失养，故疼痛麻木之症加重，且伴有寒凉感。治当以疏通经脉为主，兼以疏散风寒，故刺侠白、尺泽、孔最、经渠以疏通本经经脉气血，通则不痛；泻风池以疏散风寒之邪。诸穴合用，共奏通经活络、疏通气血之功。

5. "气盛有余，则肩背痛""小便数而欠" 若风寒外袭于经脉，寒邪凝于经络，使经脉气血不通，则可见肩背疼痛；风寒客肺，肺失清肃，治节失司，则小便频数；肺失宣发，外伸不达，则疲倦。以上诸症皆属风寒感冒之范畴。"感冒"一词首见于北宋《仁斋直指方·诸风》："感冒风邪，发热头疼，咳嗽声重，涕唾稠黏。"其病位在肺卫，肺为五脏之华盖，属上焦，主气司呼吸，开窍于鼻，主宣发肃降，外合皮毛，职司卫外，若风寒之邪侵袭，肺卫首当其冲，正所谓"伤于风者，上先受之"。卫阳被遏，营卫失和，正邪相争则恶寒发热、头痛、身痛；肺失宣肃则鼻塞、流涕、咳嗽等。对于其针刺取穴，古籍中多有记载。《素问·骨空论》有云："风从外入，令人振寒，汗出头痛，身重恶寒，治在风府，调其阴阳。不足则补，有余则泻。"《医宗金鉴》曰："腠理不密，易感风寒，咳嗽吐痰，风门主之。"《针灸大成》云："伤寒汗不出，风池、鱼际、经渠、二间。"故对于风寒感冒，临床多选用列缺、合谷、外关、风池、风门、肺俞等穴以祛风散寒，解表宣肺。

🧒 病案

冯某，男，69岁。诉恶寒发热2天。患者于两天前偶受风寒而出现恶寒发热之症，服用感冒药后，未见明显好转，遂前来就诊。现症：发热恶寒，体温37.5℃，肩背酸痛，鼻流清涕，咳嗽咳痰，痰多色白质稀，周身乏力，小便频数，大便尚可，舌淡红，苔白，脉浮紧。中医诊断：感冒（风寒束表证）。西医诊断：感冒。

辨治思路：依据患者症舌脉，证属风寒外袭，寒邪束表，肺失宣降。病位在肺，故可从肺经论治。法当祛风散寒，通络宣肺。针刺取穴：肺俞、风门、风池、列缺、外关、曲池、合谷、中极。所选穴位常规消毒，针刺深度以得气为度，得气后肺俞、风门施以徐疾捻转泻法，余穴均施以徐疾提插泻法，留针30分钟，每日1次。经治2日后，发热之症消失，体温36.4℃，余症皆明显好转，继前治疗。经治1周后，诸症尽除而告愈。

精彩点评：列缺为手太阴肺经之络穴，联络着肺与大肠二经之经气，肺经经气由此输布于外而主皮毛，司一身之表，故刺之可宣肺利气，疏风解表，用于治疗肺卫受感，宣降失常所致咳嗽气喘、感冒头痛、项强、口喝等症。临床常与肺俞、风门、尺泽相伍疏风宣肺，治疗风寒或风热犯肺所致的咳嗽、感冒。因本例感冒属实证，本着"阴经实证泻在阳经"的原则，故选取与肺经相表里的大肠经之曲池、合谷两穴，取其清轻走表、走而不守之性，以疏风散寒，祛除表邪。中极为膀胱经之募穴，意在调理小溲，随证施治。

6. "气虚则肩背痛寒，少气不足以息" 此乃肺经经气不足，无以卫外，肩背失于温煦，则肩背痛寒；气化不足则少气不足以息。《脉经》云："肺病者，必喘咳，逆气，肩息，背痛，汗出，……虚则少气，不能报息，耳聋，嗌干。取其经手太阴，足太阳之外、厥阴内、少阴血者。"故治当以补益肺气为主，兼以养阴复脉。取穴可选中府、肺俞、太渊、三阴交、太溪等穴。

🧑 病案

王某，男，78岁。诉肩背冷痛1个月余。患者平素患有慢性支气管炎20余年，自服二羟丙茶碱等药物控制，但病情仍时有反复。患者于两周前感冒后，遗有肩背疼痛伴寒凉感，现为求进一步治疗，遂前来就诊。现症：肩背疼痛伴寒凉感，犹如驮有冰坨，伴气短乏力，纳尚可，小便少，大便可，舌淡苔白，脉沉细。中医诊断：痹证（寒痹）。西医诊断：喘息型慢性支气管炎。

辨治思路：患者以肩背冷痛伴气短乏力为主症，结合患者舌脉，证属肺气虚衰，经脉失于温煦。温煦无力，气化不足，经脉失养，故当从肺经论治。治当补益肺气，养阴复脉。针刺取穴：中府、肺俞、太渊、气海、足三里、三阴交、太溪。所选穴位常规消毒，针刺深度以得气为度，得气后诸穴均施以徐疾提插捻转补法，且中府、肺俞针后加灸，留针30分钟，每日1次。经治1个月后，临床症状基本消失。

精彩点评：该患者年近八旬，肺脏虚惫，且咳喘日久，耗伤肺气，肺气虚则卫外失司，故易感外邪而致经脉不通，发为肩背冷痛。故针取中府、肺俞，俞募配穴，针后加灸，以补益肺气，温煦经脉；气海、足三里配补原气和后天之气，以使气化有源，少火生气，生生不息；针补三阴交、太溪，滋补三阴，阴中求阳，生化无穷；太渊为手太阴肺经之输原穴，且又为八会穴之脉会，取之可补益肺经原气，温通复脉。诸穴合用，阴阳双补，益气复脉。

第二节　手阳明大肠经经脉辨证论治方法

一、手阳明大肠经经脉循行及病候意义辨析

（一）手阳明大肠经经脉循行意义辨析

《灵枢·经脉》云："大肠手阳明之脉，起于大指次指之端，循指上廉，出合谷两骨之间，上入两筋之中，循臂上廉，入肘外廉，上臑外前廉，上肩，出髃骨之前廉，上出于柱骨之会上，下入缺盆，络肺，下膈，属大肠；其支者，从缺盆上颈贯颊，入下齿中，还出挟口，交人中，左之右，右之左，上挟鼻孔。"

1."大肠" "大肠"为传化物之腑，泻而不藏，以通为用，以"通降"为其生理特点。

（1）主传导，"变化所出"。《素问·灵兰秘典论》云："大肠者，传导之官，变化出焉。"大肠上端接小肠，其交接处为阑门，下端为肛门。在饮食的代谢过程中，大肠接受小肠下注之浊物，再吸收其中多余的水分，通

左侧竖排：细说 经络 辨证

过三焦气化转输膀胱，泄于体外而为尿；浊物残渣形成粪便传导至大肠末端，并赖肺气肃降，由肛门排出体外。

（2）"主津液"。谷物多余的水分经过大肠之气化、吸收而生成为"津液"，依靠肺的宣发，赖大肠的变化而有升清降浊输布全身的作用。外达发于皮毛的"津"成为汗，滋润肌肤和进行防御；进入体内的"津"滋润脏腑；输注孔窍的"津"滋润眼、鼻、耳、口、舌；流入筋肉的"津"滑利关节；渗入骨髓的"津"滋润充养骨髓与脑髓，所以说大肠主津所生病。正如《黄帝内经灵枢集注》所云："大肠传导水谷，变化精微，故主所生津液，病则津液竭而火热盛。"

（3）大肠与肺相表里。大肠腑阳属表，依赖里脏肺阴吸入天阳之清气，从阴交阳为络；大肠水谷之精微，浊者为卫，由里达表，通过经脉互为络属，而构成脏腑的表里关系。肺气肃降，大肠传导，宣发卫气，变化如常，则津液输布濡润全身。

综上可知，卫气与吸入之清气相结合而生成属阴之津液物质，有赖大肠的变化之功而又升清降浊输布全身的过程，故手阳明大肠经的生理特点必为"多气多血之经"。其病理变化主要是传导和变化功能失常，而有在经脉和在腑之别，在经脉的多属津液为病，宜宣泄阳热之气，取大肠经脉的腧穴为主；在腑的多属传导之病，有寒热虚实之异，宜取俞、募穴及下合穴为主（详见"病候"一节）。

2."手阳明之脉，起于大指次指之端"　阳经接阴经经气在手，阳主外、主动，阴主内、主静，故阳经开始就为有腧穴的体表路线，在此分布有手阳明大肠经经气所出之井穴商阳。阴经井、荥治在内脏，而阳经井、荥治在外经。这是说邪热郁闭体外，经气闭塞体内。《灵枢·小针解》云："夫气之在脉也，邪气在上者，言邪气之中人也高，故邪气在上也。"所以邪热之气开始先在头部发病，出现热病汗不出而昏迷之症，点刺井穴能解热、启闭开窍。

3."循指上廉，出合谷两骨之间"　手阳明大肠经在此分布有其经气所溜之荥穴二间，其经气所注之输穴三间，手阳明大肠经原气所留止之原穴合谷。

"原穴"比喻河水通过的地方，阳经经气盛长，故有六个原穴，是脏腑原气所留止之处，为"经别"之始，经别由此通过"离合"散布于表里经之间而具有游走性。如邪热阻滞于外经，势必热盛上冲，则表现蕴热于头窍之症，宜取合谷之穴以疏解散热，故有"面口合谷收"之言。

4."上入两筋之中"　手阳明大肠经在此分布有其经气所行之经穴阳溪，经穴皆具有疏通本经经气的作用。若邪热壅阻于经脉，气血运行失调，瘀而生热，热盛则津亏，易发生孔窍红肿、干痛之症，所谓"营气不从，逆于肉理，乃生痈肿"之意也；若津液无助于外，卫强营弱则见发热寒战之症。是以此穴主治寒热之疾；局部刺之，而治手腕痛、痈肿。

5."循臂上廉"　手阳明大肠经在此分布有本经络穴偏历、本经郄穴温溜及下廉、上廉（其分独抵阳明之会，在此处单独分支而入肌肉）、手三里五穴。

邪热循经与津液交争，反映于肌肉体表路线之处，即为头面、关节及胸背肌肉肿胀、疼痛之症，多采用此处腧穴。局部刺之，主治上肢不遂、肘臂胀痛。

6."入肘外廉"　手阳明大肠经在此分布有本经经气所入之合穴曲池。邪热壅滞体表之营分，则见风癣、瘾疹；邪热壅滞体表之卫分，则见腹痛、痢疾。故此穴常用于治疗皮肤病及胃肠疾病；局部刺之，主治上肢不遂、肘臂胀痛。

7."上臑外前廉"　手阳明大肠经在此分布有肘髎、手五里和臂臑（手阳明、手足太阳、阳维四脉之交会穴）三穴。

阳维脉循行维系手足六阳经，主人一身之表的阳气协调、病苦寒热。手阳明经经别从臂臑穴络入手太阳经的臑俞穴，是阳维脉、手少阳三焦经的臑会维系之交会穴。若一身之表的阳气失调，邪热郁聚津液于体表而经气不畅，出现颈项拘急、瘰疬、疔疮兼有寒热之症者，宜刺此三穴。其善治卫表阳热之邪侵犯阳维脉及三焦经所致之症；局部刺之，主治肩臂肘外侧胀痛。

8."上肩，出髃骨之前廉"　手阳明大肠经在此分布有手阳明、阳跷脉之交会穴肩髃，手阳明、阳跷脉之交会穴巨骨。

阳跷脉分布循行于足三阳经、手阳明经、手太阳经，主人一身左右之阳气平衡。若阳气偏胜，阴气纵缓失调，阳急阴缓则易导致阳邪之气灼津炼液，使津液不能滑利关节，出现肩关节局部红肿热痛、旋举外展维艰之症，宜取此处腧穴主之。

9."上出于柱骨之会上" 这是指胸脊柱之上、颈脊柱之下间隙处的大椎穴。手足诸阳经均于此处交会于督脉。督脉为阳脉之海，总督全身之阳气，具有调整和振奋人体阳气的作用。若阳气卫外失司，刺大椎可调节卫气，防御外邪，发挥其通阳疏表解热之功；若阳气虚损，不能温煦筋脉，刺大椎可振奋阳气，发挥其宣通阳气之功。

10."下入缺盆" 手阳明经从大椎返折向前下入缺盆处。在这里有两条支脉分出：一条向下循行的体内路线，一条向上循行的体表路线。

11."络肺" 手阳明经从缺盆处向下进入无腧穴的体内路线开始联络于肺。脏腑互为表里，大肠与肺属络配偶，肺吸入之清气与水谷精微之气相结合为宗气。古人说气血来源于脏腑，经气起始于指端。故手阳明大肠经之经气起于指端，输布于经脉而卫外；最精微濡养之气，从缺盆处归返与肺气相融合而络肺。大肠阳腑与肺阴脏，表里相偶，发挥着"阳者卫外而为固也，阴者藏精而起亟也"的互根转化。因此，当外邪侵袭阴经，若脏气充实，则外邪不能客于阴脏，邪气就会由里（阴）出表（阳），流传到其相表里之阳腑而发病；而外邪侵袭阳经，就直接在本经发病了。所以说"阴经的实证泻在阳经，阳经的实证泻在本经；阴经的虚证补在本经，阳经的虚证补在阴经。"正如《灵枢·邪气脏腑病形》云："故邪入于阴经，则其脏气实，邪气入而不能客，故还之于腑。故中阳则溜于经，中阴则溜于腑。"所以说大肠经的腧穴，治在经为病，并能治肺经的实证。如肺失宣降，则溜传于大肠之腑为病，故外感表实证，宜取大肠经腧穴治之；肺失肃降，大肠传导失常之便秘，泻利不爽，也宜取大肠经腧穴治之。

12."下膈" 膈为经脉病传腑的防御途径，经络侵入其所属的通路限界。如肺失清肃，津液不能下达，则见大便困难、秘闭、燥结；若大肠积滞不通，影响肺气肃降失利，则咳喘胸满。

13. "属大肠" 这是说手阳明经脉经气变化为最高度精微之气，连属于大肠。大肠经与肺经即腑与脏，体表、体内路线的经与经，在体内有着密切的"属""络"相合联系。

胃肠与脾脏共同完成了饮食水谷的消化吸收输布，是气血生化之源，故其上下相承，除在本经有自己的合穴外，还在其相关的阳经有自己的下合穴。胃经的巨虚上廉，为大肠经的"下合穴"；胃经的巨虚下廉，为小肠经的"下合穴"，故而"合治内腑"。下合穴及俞、募穴，都善于治疗腑为病者。

14. "其支者，从缺盆上颈" 这是说手阳明大肠经从缺盆处分支出连接有腧穴的体表路线，经颈上头，在此分布有天鼎、扶突二穴。诸经脉运行气血，皆必由颈部经过，但颈部狭窄，若经气壅郁，易使津液阻滞而发生瘰疬、瘿气等病；若邪热壅郁于此，热邪炎上，则见咽喉肿痛。局部取穴刺之，故可以开滞决壅。

15. "贯颊，入下齿中" 手阳明大肠经气血向上经过面颊，进入下齿。若邪热上壅，随经气所过之处，多发生面颊肿胀、下齿痛。适宜采用"输、荥、原、经"等穴远道刺之。

16. "还出挟口，交人中，左之右，右之左" 这是说手阳明经进入下齿后，绕出口角，经过与胃经的交会穴地仓，行至人中沟，再经过与督脉的水沟穴交会后，本经两脉交叉，使本经气血运行平衡。若本经气血失衡，邪热上壅，势必侵犯同名之胃经，经地仓、巨髎，上达阳白、头维，多发生偏正头痛。远道刺之，宜取所过为"原"之穴。

17. "上挟鼻孔" 至此为体表路线的终止处。阳经交阳经在头面，即胃经衔接大肠经之部位，手阳明大肠经在此分布有口禾髎和手足阳明经之交会穴迎香二穴。若外邪阻滞经气不交则鼻塞；若经气不足以衔接于胃经则面麻，宜局部刺之，是为疏通阳明经气。

手阳明大肠经循行示意如图 3-2。

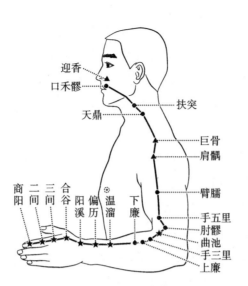

图3-2 手阳明大肠经循行示意

（二）手阳明大肠经经脉病候意义辨析

脏腑组织、经络气血，某一方之营气、卫气所发生之疾病，不外乎"是动"病与"所生"病两大类。

《灵枢·经脉》云："是动则病齿痛颈肿。是主津所生病者，目黄口干，鼽衄，喉痹，肩前臑痛，大指次指痛不用。气有余则当脉所过者热肿，虚则寒栗不复。"

1.**"是动则病"** 指脏腑组织、经络气血受邪动乱，所发生的病理变化。其病理变化主要是传导和变化功能失常，而有在经脉和在腑之别，在经脉多为津液为病。大肠经气受邪动乱，邪气在上，则多表现为在经脉所过之处，津液流注失常之实证、热证。

（1）"齿痛"。手阳明大肠经之支脉，从缺盆上颈贯颊，入下齿中。风邪外袭，正邪交争，经气不利，随经所过之处，则见风火牙痛；邪热上壅，循经入齿，则见郁火牙痛，均宜取健侧原穴合谷治之。

（2）"颈肿"。外邪动经，经气壅郁，津液阻滞，则见瘰疬、瘿气，宜取手三里透刺肘髎治之；热邪循经上扰，壅郁不宣，则见咽喉肿痛，宜取商阳、天鼎、扶突治之。

以上是说本经受邪多属风热郁滞，津液流注失常，经脉循行所过之处的阳、热、实证，以邪盛为主，治以祛邪为首务。

2."是主津所生病者" 指大肠腑、经脉所自发的病理变化。其病理变化主要是传导和变化功能失常，而有在经脉和在腑之别，在经脉多为津液为病。本经之津液，由气所化，气胜则津亏，经气不足则无助津液以卫外，故多表现为伤津耗液之症。

（1）"目黄口干，鼽衄，喉痹"。这是说津液内耗或不能上承，显示在五官之症。肝开窍于目，卫虚津液无助于外，可见眼干发黄浑浊。脾开窍于口（唇），卫虚津液无助于外，可见口干喜饮。肺开窍于鼻，喉为肺之门户，气胜伤津耗液，可见鼻干涩不通；气胜津亏伤营，可见鼻衄；气胜津亏伤营，营气不从，逆于肉理，可见咽喉肿痛、吞咽困难，均宜取大肠经原穴合谷，配以相应所过经脉腧穴治之。

（2）"肩前臑痛，大指次指痛不用"。这是说津液运行失畅或亏耗，不能濡润关节、肌肉组织，反映于体表路线之症。津液运行失畅，多在肩前与上臂外侧部胀痛，大指、食指疼痛；津液亏耗，多为大指次指运用无力，宜局部循经刺之，使津液运行通畅。

（3）"气有余则当脉所过者热肿"。是说大肠经气盛有余之实证，卫气胜则津液亏，在经脉循行所过之处，就会出现发热，甚则红肿，宜局部刺之，以宣泄阳热。

（4）"虚则寒栗不复"。是说卫气阳虚，津液亏虚，在经气不足、津液无助卫外之时，身体常见发冷战抖，借用与督脉交会之大椎穴，刺之通阳疏表、调整平衡。

上述重点是说"卫气""津液"在经脉，表现为经气不足则无助津液以卫外之症，应以"扶正"为主。

（三）手阳明大肠经下合穴的行经和病候意义辨析

《灵枢·邪气脏腑病形》言："胃合入于三里，大肠合入于巨虚上廉，小肠合入于巨虚下廉，三焦合入于委阳，膀胱合入于委中央，胆合入于阳陵泉。"

大肠为传导之腑，其病变在腑之疾，主要为大肠传导功能失常所致。病有寒热虚实之分，宜取俞穴、募穴及下合穴为主治之。

1.下合穴的意义 手阳明大肠经、手太阳小肠经、手少阳三焦经三经，虽然皆在上肢有"合穴"，但同时又都下合于足三阳经，与其经气相通。《灵枢·本输》曰："六腑皆出足之三阳，上合于手者也。"这是说六腑的经气都出于足太阳、足阳明、足少阳这三条阳经，同时大肠腑、小肠腑、三焦腑的经气又向上和手三阳经分别相合，这就形成了每腑都有其相合的经脉，同时脏与腑相互之间又构成了紧密的联系。因为六腑居于腹部，其经脉之气，应出自足之三阳经，而大肠为传导之官，小肠为受盛之官，是传导化物、泌别清浊之腑，均与腐熟水谷之胃密切相关，故此二经经气下合于足阳明胃经。三焦为决渎之官，是水液运行变化之腑，与州都之官膀胱共司水液，故三焦经经气下合于足太阳膀胱经，名之"下合穴"。"合治内腑"就是说下合穴可用于治疗六腑病。

六腑病下合穴如图3-3。

胃-足三里
大肠-上巨虚 } 足阳明经　膀胱-委中
小肠-下巨虚　　　　　　三焦-委阳 } 足太阳经　胆-阳陵泉-足少阳经

图3-3　六腑下合穴

2. 手阳明大肠经下合穴的行经　本经经脉入"属大肠"，在天枢（大肠募穴）附近下行，循股前，过膝下，合于胃经足三里（胃腑合穴）。《灵枢·本输》云："复下三里三寸，为巨虚上廉，复下上廉三寸，为巨虚下廉也，大肠属上，小肠属下，足阳明胃脉也。大肠、小肠皆属于胃，是足阳明经也。"说明手阳明大肠经在经脉循行上与足阳明胃经相连，在生理功能上是上下相承。

3. 手阳明大肠经下合穴的病候意义辨析　《灵枢·邪气脏腑病形》曰："大肠病者，肠中切痛而鸣濯濯，冬日重感于寒即泄，当脐而痛，不能久立，与胃同候，取巨虚上廉。"

（1）"大肠病者，肠中切痛而鸣濯濯"。肠腑气血亏耗，功能不利，常见腹部微微阵痛，并伴有因水气在肠中激荡而发响的肠鸣，但无饮食之患，是为虚证。

（2）"冬日重感于寒即泄"。寒湿内积不化，郁滞肠腑，略受寒邪，则腹中冷痛并作泄泻，是为实证。

（3）"当脐而痛，不能久立"。积滞内停肠腑，热壅痈肿，多见连脐周围腹痛拒按，腿屈不能伸，属热证。

（4）"与胃同候，取巨虚上廉"。阴寒凝结胃肠，传导失常，肠胃消化功能减弱，而恶饮食寒凉，属寒证。

以上应取大肠的下合穴上巨虚、大肠经的俞穴大肠俞，以及大肠经的募穴天枢，以调理大肠功能，疏通腑气。

二、手阳明大肠经经脉病候辨证应用举要

（一）临床表现

1. **大肠失常病候**　大肠病的证候特点是大肠传导功能失常，病变主要包括脐腹疼痛和大便异常。病证有虚实之分，实证多由寒湿之邪侵袭或饮食不节，湿热蕴结大肠所致；虚证多见于燥热伤津和胃阴不足，故以腹痛肠鸣、泄泻痢疾、便秘等为其常见表现。

2. **经脉失调病候**　大肠经经脉从食指端沿上肢外侧循行上肩，一支入缺盆循行体内，络肺属大肠；一支从缺盆上颈，贯颊，入下齿中，还出挟口，上挟鼻孔。大肠经经气动乱不能输布津液则齿痛颈肿，肩臂疼痛；不能气化津液，津亏液耗则目黄、口干、咽喉肿痛、鼻衄、大指和次指痛而不用。

（二）辨证分析

大肠接受小肠下注的浊物，再吸收其中多余之水分，使食物残渣变为粪便，排出体外。若阴虚津亏，肠道失润，无水行舟则大便干结难下；若肠腑积热，传导失职，则腹满便秘；若湿热蕴肠，则泻下里急；若寒客大肠，传导无权，则肠鸣飧泄。若大肠经受邪动乱，经气不畅或痹阻不通，则经脉所过之处疼痛，活动受限，邪气循经上扰则齿痛口干、咽喉肿痛、鼻衄、颈肿；若大肠经经气不足，经脉肌肤失养则经脉所过之处麻木冷痛，筋脉弛软无力。

（三）辨证应用举要

1. **泄泻**　泄泻泛指大便次数增多，粪便稀薄，甚如水样。泄与泻有轻重程度之差异，泄是大便溏薄如浆，泻是大便泻下似水。病有急慢之两类，

证有实虚之不同。实者多因外邪饮食所伤，起病急，病程短，腹痛拒按；虚者多见脾胃虚弱，肾阳衰微，病程长，腹痛不甚喜按。泄泻病因虽多，病情虚实错见，但病位总不离乎大肠，故治疗泄泻以大肠经之合穴、下合穴及大肠经之俞募穴最为常用，随证加减配穴。

病案

赵某，男，40岁。腹痛泄泻1天。患者外出旅游野餐误食生冷后，致腹痛、腹泻不止，日10余次，经服用胃肠安丸未效，遂前来就诊。现症：腹痛肠鸣，便泻黄水，泻利不爽，纳呆乏力，舌淡红，苔白腻，脉沉滑。脐周轻度压痛，大便无脓血黏液。中医诊断：泄泻（寒湿伤中证）。西医诊断：急性胃肠炎。

辨治思路：患者风餐食冷，寒湿伤中，清浊相混，并走大肠而致腹痛泄泻，证属寒湿伤中，传导失常。法当温中散寒，化湿止泻。针刺取穴：中脘、天枢、曲池、上巨虚、公孙。所选穴位常规消毒，针刺深度以得气为度，得气后诸穴均施以徐疾提插泻法，留针30分钟，热灸神阙穴。针后患者腹痛大减，腹泻次数减少，连续治疗3次后，诸症消失。

精彩点评：泄泻病在大肠，证有虚实之不同，实证当责之于大肠阳经，虚证当责之于脾肾阴经。本例患者感受寒湿而暴泻，为大肠寒湿实证。故针取腑会中脘升清降浊，配合大肠募穴天枢，调理胃肠气机；针泻大肠经合穴曲池，配泻下合穴上巨虚，荡涤胃肠湿滞浊邪，给邪出路，通因通用；公孙运脾化湿，和中止痛；热灸神阙以温中散寒。诸穴合用，共奏温中散寒、升清降浊、化湿和中、止泻止痛之功。

2. 便秘　便秘是指大便秘结不通，艰涩难下，或数日一行。有实秘、虚秘、热秘、冷秘、气秘等不同，但皆因于大肠传导失职，故临证总当以通调大肠腑气为要。或泻热以通腑，或调气以通腑，或益气以通腑，或养血润燥以通腑，或温阳祛寒以通腑，以通为用，以通为要。正如高秉钧《医学真传》对"通法"之阐释："夫通则不通，理也，但通之之法，各有不同。调气以和血，调血以和气，通也；下逆者使之上行，中结者使之旁达，亦通也；虚者助之使通，寒者温之使通，无非通之之法也。若必以下泄为通，则妄矣！"

王某，女，40岁。诉便秘2年，加重1个月余。患者便秘2年，常自服通便药维持，1个月前因情志不遂而致便秘加重，4~5日一行，经服用中西药治疗未效而前来就诊。现症：大便4日未行，胸胁胀满，纳少口干，舌红苔薄，脉弦细。中医诊断：便秘（气秘）。西医诊断：功能性便秘。

辨治思路： 患者便秘，因情志而加重，且伴有胸胁胀满，故证属情志不畅，疏泄失职，大肠传导不利。法当疏肝理气，调气通便。针刺取穴：天枢、支沟、阳陵泉。所选穴位常规消毒，针刺深度以得气为度，得气后诸穴均施以平补平泻法，其中支沟、天枢通以频率50Hz、电流强度2mA的电脉冲30分钟，每日1次。患者经5次治疗后，大便干结明显缓解，隔日一行；又复治疗2周，大便自如，诸症痊愈。

精彩点评： 便秘治以通下，然通下之法绝非攻下，寒者温之使通，虚者助之使通，皆通下之法。正如《谢映庐医案·便闭》所云："行医治大便不通，……但攻法颇多，古人有通气之法，有逐血之法，有疏风润燥之法，有流行肺气之法。"该患者肝郁气滞，腑气不通，传导失职。故针取支沟、阳陵泉疏肝理气以调气通腑，诚如"承气汤"之枳实、厚朴之义；天枢开大肠之闭，使肠道传导有序，大便自通。

3. "齿痛" "齿痛"之症历代医家多有论述，如《灵枢·杂病》云："齿痛，不恶清饮，取足阳明；恶清饮，取手阳明。"《诸病源候论·牙齿痛候》曰："牙齿痛者，是牙齿相引痛。牙齿是骨之所终，髓之所养。手阳明之支脉入于齿，若髓气不足，阳明脉虚，不能荣于牙齿，为风冷所伤，故疼痛也。又有虫食于牙齿，则齿根有孔，虫居其间，又传受余齿，亦皆疼痛。此则针灸不瘥，傅药虫死，乃痛止。"可见齿痛之症，无论是病因病机，还是治疗，都与手阳明大肠经密切相关。手阳明大肠经之支脉，从缺盆上颈，贯颊，入下齿中。若风邪外袭，正邪交争，随经所过，则见风火牙痛；邪热上壅，循经入齿，则见郁火牙痛。手阳明经之牙痛多为下牙痛，其治疗多取手阳明经之合谷、足阳明经之颊车等，若伴有齿龈肿胀者，还可加曲池、风池。临床应用之时须在以上取穴的基础上，再配合辨证取穴。对于"齿痛"的治疗，笔者多以"辨经定位，辨证定性"，循经取穴和辨证取穴相结合。如循经取穴：上齿痛取下关、内庭，上门齿痛加水沟，上犬齿痛加巨髎；下牙痛取颊车、合谷，下门齿痛加承浆，下犬齿痛加大迎。辨证取穴：风火牙痛，取风池；实火牙痛，取曲池；虚火牙痛，取太溪。对于疼痛剧烈者，加取内关，以安神调神而止痛。

病案

刘某，男，38岁。诉牙龈肿痛4日。患者于4日前因食辛辣之品后，引发下牙龈肿痛，自服消炎药后症状未见明显好转，遂前来就诊。现症：右下牙龈红肿疼痛，痛剧难忍，口干喜饮，便秘，舌红，苔薄黄，脉细数。中医诊断：牙痛（胃火炽盛证）。西医诊断：急性牙周炎。

辨治思路：患者以右下牙龈肿痛为主症，其病位为手阳明大肠经循行所过之处，且大肠经"是动病"中有"齿痛"之症，故可从大肠经论治。依据患者症舌脉，证属胃肠火盛，循经上炎。法当清泻肠胃之火。针刺取右侧颊车，左侧合谷、内庭、内关。所选穴位常规消毒，针刺深度以得气为度，得气后诸穴均施以徐疾提插泻法，留针30分钟。患者针毕痛减，继前治疗3次后，诸症悉愈。

精彩点评：牙龈为阳明经所循，胃肠火盛，循经上炎则牙龈红肿疼痛；热盛伤津则见口干、便秘。治当清泻胃肠之火，针泻右侧颊车乃直泻阳明热邪以止痛；针泻左侧合谷，以泻循大肠经上炎之火；针刺内庭以通腑泄热。诸穴合用，功在清热降火而止痛。

4."颈肿""颈肿"之症属于"瘿病"的范畴，历代医家对瘿病的病机论述颇丰。《针灸甲乙经》曰："气有所结发瘤瘿。"《诸病源候论》言："瘿者，由忧恚气结所生。"《医学入门》则云："盖瘿、瘤本共一种，皆痰气结成。"《外科正宗·瘿瘤论》则提出："夫人生瘿瘤之症，非阴阳正气结肿，乃五脏瘀血、浊气、痰滞而成。"清代的《医宗金鉴》对瘿病的病因病机作了较为全面的概括，认为："多外因六邪，荣卫气血凝郁；内因七情，忧恚怒气，湿痰瘀滞山岚水气而成。"由此可知，气滞、痰凝、血瘀壅结颈前为瘿病的基本病机，故理气化痰，化瘀散结为基本治则。本经之颈肿多因阳明经气壅郁，气不布津，津从浊化，痰血凝结于颈部阳明经脉所过之处而致。针刺可取消瘿散结之经验穴手三里透肘髎为主。

 病案

刘某，女，53岁。诉颈部肿大3年余。患者于3年前发现颈部肿物，经某医院检查，诊断为甲状腺腺瘤，后经中、西药多方治疗，未见明显疗效，建议手术治疗，现为进一步求治而来诊。现症：颈前两侧椭圆形肿物，约4.4cm×2.5cm，质软，无压痛，推之可移，皮色不变，边缘清楚，时有心悸神疲，烦躁易怒，入睡困难，纳呆，便溏，舌暗苔白，脉弦滑。中医诊断：瘿病（痰结血瘀证）。西医诊断：甲状腺腺瘤。

辨治思路：患者颈部肿物位于手阳明大肠经所循行之处，与其"是动病"中"颈肿"相符，故辨经定位于手阳明大肠经，依据患者舌脉，证属阳明经气壅郁，气滞痰凝血结，交阻于颈部。法当理气化痰，消瘿散结。针刺取穴：颈部肿物边缘间隔0.5cm围刺，手三里透刺肘髎、支沟、中脘、阳陵泉、血海、足三里、阴陵泉、地机、丰隆、三阴交、太冲。所选穴位常规消毒，针刺深度以得气为度，得气后诸穴均施以平补平泻法，留针30分钟，每日1次。经治1个月后，肿物减小，约3cm×1cm，继前治疗2个月后，肿物基本消失，诸症悉除。

精彩点评：瘿病多因气机郁滞，津凝痰聚，痰瘀互结颈前所致。其病程长，在疾病不同阶段，又气滞、痰凝、血瘀、火盛、气阴亏虚各有侧重，当随其病机变化，分清主次，施以相应的治疗方法，并注意辨别在气分多，还是在血分多，有无肝旺阴伤之象。该患者肿物质软，皮色未变，舌虽暗但无瘀斑，色不红且苔白，脉弦滑，故知其应以气分为主，虽有烦躁易怒肝旺之象，但无化火伤阴之象。故针刺支沟、阳陵泉、太冲以疏肝行气，调理气机；中脘、足三里、阴陵泉、丰隆、三阴交以健脾化痰；血海、地机活血化瘀；手三里透刺肘髎以消瘿散结；再加肿物围刺以疏通局部气血。诸穴合用，以达消瘿散结之功。

5. "口干" "口干"乃津液不能上承之象，有热邪伤津和阴液亏虚之实虚不同，《脾胃论》云："大肠主津，小肠主液，大肠、小肠受胃之荣气，乃能行津液于上焦，溉灌皮毛，充实腠理。"正如张景岳所云："盖渴因火燥有余，干因津液不足，火有余者当以实热论，津液不足者当以阴虚论。"其病位多在胃肠。本经口干之症，乃因手阳明大肠经热甚津亏，或经气不足则无助津液蒸化，卫虚津液无助于上承。治疗宜取大肠经之曲池、合谷以泻本经之热，太溪、三阴交以补阴津之虚。

病案

王某，女，43岁。诉口干、鼻燥6年。患者6年前无明显诱因出现口干、鼻燥，未予重视。近来症状加重，伴有眼痒，就诊于某医院，诊为干燥综合征，予以中西成药治疗未效而来诊。现症：口干，鼻燥，眼痒，消瘦，乏力，心烦失眠，大便干结，舌嫩红少苔，脉沉细。中医诊断：津伤证（津液亏虚证）。西医诊断：干燥综合征。

辨治思路：该患者口干、鼻燥、眼痒、消瘦、乏力，乃一身津液亏虚之象，且伴随大便干结，则胃肠津液亏虚燥热可知，其只有心烦，无五心热，舌嫩红，证明无阴虚火旺之征，故可从大肠经燥热津伤论治。法当滋阴生津，清热救燥。针刺取穴：太溪、三阴交、照海、足三里、内庭、曲池、合谷、太冲。所选穴位常规消毒，针刺深度以得气为度，得气后于太溪、三阴交、照海、足三里施以徐疾提插补法，余穴均施以徐疾提插泻法，留针30分钟，每日1次。经治2周后，诸症减轻，1个月后症状完全消失。

精彩点评：刘完素云："治消渴者，补肾水阴寒之虚，而泻心火阳热之实，除肠胃燥热之甚，济人身津液之衰，使道路散而不结，津液生而不枯，气血利而不涩，则病日已矣。"本例为阴虚燥热之津伤证，即谨遵此训。以太溪、三阴交、照海补肾水阴津之虚，泻蒸腾之虚热；以内庭清其燥热，除耗竭之源；以足三里补益脾胃，使气血生化有源，津液得生，济一身津液之衰；以曲池、合谷升而能散，泻而能降，通降肠胃，荡涤一切邪秽，使道路散而不结；以太冲调肝平肝，使气血利而不涩。诸穴合用，则肺润、胃清、肾充、脾健，气血得化，精微得布，脏腑百骸得以濡养，津亏燥热自除。

6."**衄衊**" 王冰言："衄，谓鼻中水出。衊，谓鼻中血出。"手阳明大肠经循行"上挟鼻孔"，阳明经络受邪则易发鼻衄，如《素问·脉解》言："所谓客孙脉则头痛鼻衄腹肿者，阳明并于上，上者则其孙脉络太阴也，故头痛鼻衄腹肿也。"阴阳之气相争，阳明经络受邪，导致头痛、鼻塞、流涕等症；若阳明热盛，邪热迫血妄行，则易发鼻衄，正如《济生方·血病门》所云："夫血之妄行也，未有不因热之所发。盖血得热则淖溢，血气俱热，血随气上，乃吐衄也。"故临证多取大肠经原穴合谷、迎香，肺经郄穴孔最，督脉上星治之。《针灸甲乙经》曰："鼻鼽衄，上星主之。"《马丹阳十二穴》曰："合谷在虎口，……齿龋鼻衄血。"

病案

Auseyin Akinoplin，男，44 岁。诉鼻流清涕 10 余年。患者 3 年前无明显诱因出现鼻痒、鼻流清涕，经常反复发作，尤以季节变化为甚，长期应用抗过敏药控制病情。现症：鼻痒鼻塞，鼻流清涕质稀，常反复发作，亦自汗出，舌淡红，苔薄白，脉弦细。中医诊断：鼻鼽（营卫不和证）。西医诊断：过敏性鼻炎。

辨治思路：依据患者症舌脉，证属营卫不和，肺卫失宣，津液外溢鼻窍。法当疏风和卫，通利鼻窍。针刺取穴：通天、迎香、风池、合谷。所选穴位常规消毒，针刺深度以得气为度，得气后诸穴均施以徐疾提插泻法，留针 30 分钟，每日 1 次。针刺 5 次后，症状明显减轻。针刺近半个月，在原穴基础上，加补足三里以补益脾气。经治 1 个多月后，患者鼻炎一直未发而告愈。

精彩点评：刘完素《河间六书》言："鼽者，鼻出清涕也。"此乃肺卫不宣，津液外溢鼻窍。法当疏风和卫，通利鼻窍。故针取风池、合谷疏散风邪以和卫；通天、迎香通利鼻窍，使鼻和津固液止；补足三里意在补脾土以生肺金，使肺充卫实，补肺不如补脾也！正所谓："兹但流清涕而不腥臭，正虚寒之病也。……倘概用散而不用补，则损伤肺气，而肺金益寒，愈流清涕矣。"疏散、通利、温补并施而收卓效。

7. "喉痹" "喉痹" 一词首载于《内经》，《素问·阴阳别论》曰："一阴一阳结谓之喉痹。"这里的一阴指厥阴，一阳指少阳，就是说厥阴经与少阳经相互不协调，经脉不通，而发生喉痹。然而《素问·厥论》亦云："手阳明、少阳厥逆，发喉痹嗌肿痉，治主病者。"可见此病与手阳明经亦密切相关。手阳明大肠经所主治的喉痹，乃胃肠热盛、上壅咽喉所致。手阳明经别"上循喉咙"，若风热邪毒侵犯，或风寒外袭阳明经脉，邪气入里化热，致使热邪内结，炼液为痰，痰火郁结咽喉。治当清泻阳明，通利咽喉。《素问·缪刺论》云："喉痹舌卷，刺手小指次指爪甲上去端如韭叶。"故临证常取商阳点刺放血。

病案

许某，女，36岁。诉咽喉肿痛4天。患者于4日前出现咳嗽、鼻流黄涕之症，服中药后症状好转，但遗有咽喉肿痛之症，现为进一步治疗，前来我院就诊。现症：咽喉肿痛，饮食、水难下，便秘，舌红，苔黄，脉数。查体：喉部红肿。中医诊断：喉痹（肺胃热盛证）。西医诊断：急性喉炎。

辨治思路：该患者以咽喉肿痛为主症，大肠经经别循行过咽喉，且其与大肠经是动病之"喉痹"相符，故可从大肠经论治。依据患者症舌脉，证属里热炽盛，热毒壅滞咽喉。法当清热解毒，利咽消肿。针刺取穴：少商、商阳、尺泽、合谷、内庭。所选穴位常规消毒，少商、商阳点刺出血，针刺深度以得气为度，得气后余穴均施以徐疾提插泻法，留针30分钟，每日1次。患者治疗3次后，痛止声扬，咽食如常。

精彩点评：《针灸大成》云："咽喉肿痛，闭塞，水粒不下：合谷、少商兼以三棱针刺手大指背，头节上甲根下，排刺三针。"本例患者正是"咽喉肿痛，饮食、水难下"，为肺胃热盛、上壅咽喉。故遵古训急点刺少商、商阳放血，清泻肺胃热邪，启闭开窍，通利咽喉，此喉痹实热证之常用效法。配泻手阳明大肠经原穴合谷、足阳明胃经荥穴内庭、手太阴肺经水合穴尺泽，意在浚其流，清其源，釜底抽薪。

8."肩前臑痛，大指次指痛不用" 手阳明大肠经循行起于大指次指之端，经臂外上侧至肩，故当外邪侵袭等原因导致手阳明大肠经经气不畅，痹阻不通，则表现为肩前与上臂外侧部胀痛，大指、食指疼痛；或津液运行失畅，大肠经循行部位失于濡养，不荣则痛，大指次指无力运用，宜局部循经刺之。

病案

薛某，女，64岁。诉右肩关节疼痛1个月余。患者于1个月前因受凉后出现肩关节疼痛之症，曾于附近社区医院行针灸、拔罐治疗，经治疼痛有所减轻，但仍活动受限，今为求进一步治疗，前来我院就诊。现症：右肩关节疼痛，延及上肢外侧及手指，受凉后疼痛加重，右上肢上举、外展、内收、后伸均受限，纳尚可，寐欠安，二便调，舌暗，苔薄白，脉沉细。查体：右肩峰处有压痛，局部无红肿，肩关节活动范围减小，前举、后伸、外展、内旋等活动明显受限，前屈上举70°，外展50°，内旋后伸至髋。中医诊断：漏肩风（寒邪痹阻证）。西医诊断：肩关节周围炎。

辨治思路：患者以右肩关节疼痛为主症，且其疼痛延及上肢外侧及手指，其疼痛部位与手阳明经之循行相合，且大肠经之"所生病"中有"肩前臑痛，大指次指痛不用"之症，故可从大肠经论治。该患者因感受风寒外邪，痹阻大肠经经脉，关节不利，不通则痛。治当活血通络，舒筋利节。针刺取穴：患侧之肩髃、肩髎、肩贞、臂臑、阳陵泉及双侧内关。所选穴位常规消毒，针刺深度以得气为度。先针刺阳陵泉，得气后施以徐疾提插泻法30分钟，并嘱患者活动肩关节；然后余穴均施以平补平泻手法，留针30分钟，每日1次。针刺1次后痛减，活动度改善，连续针刺2周，肩关节疼痛消失，活动自如。

精彩点评：《针灸集成》云："肩痛累月，肩节如胶连接不能举，取肩下腋上两间空虚针刺，……兼刺筋结处。"故取肩髃、肩髎、肩贞以疏通肩部周围气血而利关节。针泻阳陵泉，一是因为其为筋会，筋肉之疾必当取之；二是对应点取穴，针时活动患处是为"互动式针法"，意在宣通患处气血。此外治疗各种疼痛应以调神为主为先，以通经为辅为用，故取内关以调神止痛。

9. "气有余则当脉所过者热肿"　大肠经气盛有余，营卫失和，"营气不从，逆于肉理，乃生痈肿"，在经脉循行所过之处就会出现发热，甚则红肿，宜局部刺之，以宣泄阳热。

病案

韩某，男，62岁。诉右上臂红肿疼痛1周。患者一周前因活动不慎扭伤右上臂，曾于某医院治疗，治疗后未见明显好转，遂前来我院就诊。现症：右上臂红肿疼痛，伴右手指麻木，纳可，寐安，小便可，大便秘结，舌红，苔薄白，脉弦。中医诊断：痹证（热痹）。西医诊断：软组织损伤。

辨治思路：患者以右上臂红肿疼痛为主症，其疼痛部位乃大肠经循行所过之处，故可从大肠经论治。本着风胜则肿、热胜则红、不通则痛的原则，针刺手阳明大肠经局部，针刺取穴：臂臑、曲池、手三里、合谷、风池。所选穴位常规消毒，针刺深度以得气为度，得气后诸穴均施以徐疾提插泻法，留针30分钟，每日1次。针刺治疗3次后上臂肿痛大减，又针刺1周后，诸症消除。

精彩点评：臂臑为手足太阳经、阳维脉与阳明经之所会，刺之能通阳泄热，祛瘀通络，常用于治疗颈、肩、臂经气阻滞，脉络痹阻之症和目痛。手三里功善疏经活络，长于治疗经络病，临床常配肩髃、曲池、外关、合谷疏通经络，治疗上肢痿痹不遂等经络气血瘀阻之症。曲池为手阳明经脉气所入之合穴，性善游走通导，走而不守，长于宣气行血，搜风逐邪，通络利节，为调和气血、疏筋利节之要穴，凡一切经络客邪，气血阻滞经脉病证，无不适用。该穴还具有清热解表之功，凡风热或阳明热盛所致病在卫分、气分者，皆可治之。合谷为大肠经之原穴，功善调理大肠，既能行瘀血而止痛，又能清泻大肠热邪，通腑气而开窍安神，用于治疗本经经脉循行通路上的病证和阳实郁闭之神志病。加刺风池意在加强疏风通络之功，以消除肢肿。

第三节　足阳明胃经经脉辨证论治方法

一、足阳明胃经经脉循行及病候意义辨析

（一）足阳明胃经经脉循行意义辨析

《灵枢·经脉》云："胃足阳明之脉，起于鼻，交頞中，旁纳太阳之脉，下循鼻外，入上齿中，还出挟口环唇，下交承浆，却循颐后下廉，出大迎，

循颊车，上耳前，过客主人，循发际，至额颅；其支者，从大迎前下人迎，循喉咙，入缺盆，下膈，属胃络脾；其直者，从缺盆下乳内廉，下挟脐，入气街中；其支者，起于胃口，下循腹里，下至气街中而合，以下髀关，抵伏兔，下膝髌中，下循胫外廉，下足跗，入中指内间；其支者，下膝三寸而别，下入中指外间；其支者，别跗上，入大指间，出其端。"

1. "胃" 经文首言一"胃"字，提示阅者读此，当首先明知胃的生理功能、病理变化的特点。

（1）主受纳腐熟水谷，主生营血（包括水饮气化生成为津液之卫气）。饮食入口，容纳于胃，必须经过胃的腐熟消磨变成食糜，下传于小、大肠，气化之精微变赤而为血，即营养物质，故称"胃为水谷之海"。其精微物质经过脾的运化和输布，"清者为营，浊者为卫"，故有"脾胃为气血生化之源"之说。

（2）胃气下降为顺。饮食入胃，经过腐熟成为食糜，下降于小肠，小肠承受食糜之精微，再进一步消化提取，泌别清浊。清者为营之精微（含有未吸完净之卫气），由脾气上输于肺，赖宗气以输布，以养全身；浊者（糟粕）顺阳明大肠排出体外，故胃以下降通畅为顺。

（3）胃与脾相表里。胃与脾的经脉互相络属，而构成脏腑的表里关系。胃主受纳，脾主运化，共同完成水谷的消化吸收、精气的输布。胃阳腑属表，脾阴脏属里，是从阳交阴，糟粕得以下行，脾气主升，精气才能上输，故称脾胃为"后天之本"。

综上可知，胃内涵天阳清气宗气之推动，使营卫精微之物质得以输布，故足阳明胃经的生理特点为"多气多血之经"。其病理变化主要是升降功能失常，有在经脉和在腑之别，在经脉的多属血液为病，不外乎虚实寒热，如上实下虚、郁逆不疏等（详见病候）。

2. "足阳明之脉，起于鼻，交頞中，旁纳太阳之脉" 足阳明胃经经脉起始在鼻翼两侧大肠经脉终止处，以迎香穴为衔接点（胃经接大肠经在鼻中），上行至鼻根，为胃经左、右交叉。起始初行就与膀胱经的睛明穴（手足太阳、足阳明、阴阳二跷五脉之会）相交会。若本经运行气血紊乱，在经脉开始发生之症，可取此处腧穴治之，如经气衔接不通，或交叉不畅，

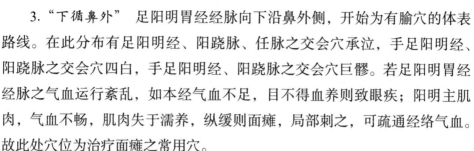

或流注各经所致面疾、鼻疾，局部刺之，能疏通经气。

3.	"**下循鼻外**"	足阳明胃经经脉向下沿鼻外侧，开始为有腧穴的体表路线。在此分布有足阳明经、阳跷脉、任脉之交会穴承泣，手足阳明经、阳跷脉之交会穴四白，手足阳明经、阳跷脉之交会穴巨髎。若足阳明胃经经脉之气血运行紊乱，如本经气血不足，目不得血养则致眼疾；阳明主肌肉，气血不畅，肌肉失于濡养，纵缓则面瘫，局部刺之，可疏通经络气血。故此处穴位为治疗面瘫之常用穴。

4.	"**入上齿中**"	胃经经脉进入上齿内，与督脉的龈交穴（督脉、任脉、足阳明经之交会穴）、水沟穴（督脉、手足阳明经之交会穴）相交会，协调任督二脉。若营血受卫气所阻，则发酒糟鼻；经气受蕴热所扰，可见上牙痛，局部刺之，以协调平衡。

5.	"**还出挟口环唇**"	胃经经脉回绕出来，挟着嘴唇环行口角两旁，在此分布有手足阳明经、阳跷脉之交会穴地仓。此处三条经脉，足阳明经从头面下行，手阳明经、阳跷脉从手足上行至头面。若营卫不和，使阳跷脉失衡，三经经脉阻滞，面肌经气不畅，易成面瘫，局部刺之，可调节经气，使气血通畅。故此处穴位为治疗口祸的主穴、效穴。

6.	"**下交承浆**"	胃经经脉绕过唇下到颏唇沟，与任脉的承浆穴（手足阳明经、督脉、任脉之交会穴）左右相交会，协调任脉。

由上可见，手足阳明经在面部相行相会，足阳明经脉主运营血，手阳明经脉主运卫气，卫气剽悍滑疾，营血则较迟缓。故大肠经在头面部多见卫气邪热之症；胃经在头面多属营血不畅，或旁流他经之症，对此，通过局部刺之，以协调经气。

7.	"**却循颐后下廉，出大迎**"	胃经经脉退转颊后下边，出于下颌"大迎"穴处，在这里有两条支脉分出。营卫交争，经气壅滞，可见流涎之症，宜取承浆治之。

8.	"**循颊车**"	这是指胃经经脉从大迎穴沿着下颌角经过的一条分支，在此分布有"颊车"穴。若营血旺盛，向上循面至额所发生的疾患，可取此处穴。若温热上扰营分，则肿胀热痛，如痄腮必兼寒热，局部刺之，以决壅开郁。

9.“上耳前，过客主人” 足阳明胃经在此分布有本经与足少阳经之交会穴下关，本经经脉从耳前上行，经过颧弓上足少阳胆经之客主人（即上关穴，手足少阳经、足阳明经之交会穴）相交会。若客邪传经，经气不舒所致齿痛、噤口、头痛，局部刺之，以疏阳明经筋之气，散邪开郁。

10.“循发际” 胃经经脉沿着头发边际，历足少阳胆经的悬厘、颔厌（均为手足少阳经、足阳明经之交会穴）到本经与少阳经之交会穴头维。若客邪循经上扰阳明经，则见头昏流泪之前额头痛，局部刺之，可驱除客经风热，使本经之经气不受邪扰。

11.“至额颅” 胃经经脉折下至眉上，到足少阳胆经的阳白（手足阳明经、少阳经、阳维脉之交会穴），复止于督脉的神庭（督脉、足太阳经、阳明经之交会穴）。若胆胃经气不足，睑肌失养，则上眼睑下垂，当刺阳白；若客热迫血妄行，单侧鼻出血者，当刺神庭。

12.“其支者，从大迎前下人迎，循喉咙，入缺盆” 这是指从大迎穴直下人迎，沿喉咙下走，进入缺盆的胃经另一分支经脉。足阳明胃经在此分布有本经与足少阳经之交会穴人迎、水突、气舍、缺盆四穴。颈部为诸经气血必经之路，故此处腧穴能平衡阴阳营血升降，如刺之可治疗高血压。从缺盆又有两条分支经脉分出，向下向体内、体表分行，输运营血，一支进入缺盆（锁骨上窝部），为无腧穴的体内路线。

13.“下膈” 膈为经脉运行途径和疾病反应限界，足阳明胃经向下通过横膈，而属胃络脾。所以胃气以下行为顺，若传降不利，胃气上逆，胃失和降，则出现吞酸、恶心，胃气上逆通过横膈而呕吐；胆火炽盛犯胃，则呕吐苦水；脾胃湿热，熏蒸胆汁外溢，可见黄疸病。

14.“属胃络脾” 这是说入属于胃经（腑），联络于脾经（脏），是从阳交阴，在体内腑与脏密切属络表里关系的联系。胃为阳腑，喜润恶燥；脾为阴脏，喜燥恶湿。脏腑经脉阴阳相合、升降相因、燥湿相济，才能维持中焦饮食物的消化吸收功能。由于脾与胃在生理功能上互相联系，所以它们的病变也常相互影响。胃经向外与任脉的上脘穴（任脉、足阳明经、手太阳经之交会穴，胃之募穴，腑会）相交会，刺之能协调阴阳，平衡升降，使营血从中焦升发，输送人体内外。

15. "其直者，从缺盆下乳内廉" 足阳明胃经分支从缺盆处向外旁走，然后直下乳中线的乳部（任脉旁开4寸），为有腧穴的体表路线。足阳明胃经在此分布有气户、屋翳、膺窗、乳中、乳根五穴，如两条经脉营气失调，郁逆不舒，可出现咳嗽、乳少之症，刺此处腧穴，可使营气内外畅通。

16. "下挟脐" 胃经经脉向内下折行，距任脉两旁2寸处，分布有不容、承满、梁门、关门、太乙、滑肉门六穴；再向下挟脐两旁，分布有天枢（大肠之募穴）、外陵、大巨、水道、归来五穴。这些腧穴和上面的腧穴有同样的疏调两条支脉营气的功能，局部刺之，可治疗经脉所过之处疾患，如胃肠病、妇科病等。

17. "入气街中" 至此是胃经体表路线与体内路线会合之处，在此分布有气冲穴，为两条支脉营气不能循经向下，反而相互汇聚于气街之途径。如经脉阻塞，气血凝滞，可出现腹部串珠样硬结，局部刺之，以开决塞，使营气下行，濡养下肢。

18. "其支者，起于胃口，下循腹里，下至气街中而合" 这是在体内路线的另一支脉，从胃的下口发出，下沿腹里，到气街（冲）中和前面体表路线会合。若食积停滞中焦，或外邪侵袭腹里，出现腹内胀痛，可循经远道刺之。食积者，取胃之募穴、腑会治之；寒邪者，取胃之合穴治之。

19. "以下髀关，抵伏兔" 上面两支经脉汇合后，下行到股前侧，足阳明胃经在此分布有髀关、伏兔二穴。若经气不足，或协调失职，经气不能循经向下经过此处，则发生股肌瘫痪麻木；经气循经向上反映于体内，可见腹部之疾。刺此处腧穴，能加强本经经气在该部的疏调运行。

20. "下膝膑中" 即足阳明胃经经脉向下至膝盖部。在此分布有阴市、梁丘（胃经郄穴）、犊鼻三穴。若经气闭塞，血瘀痹阻，则膝关节肿胀，局部刺之，以疏经化瘀，通利关节。

21. "下循胫外廉" 足阳明胃经向下沿着胫外侧前缘循行。在此分布有胃经经气所入之"合"穴足三里、大肠腑下合穴上巨虚、条口、小肠腑下合穴下巨虚、别走足太阴经之络穴丰隆五穴。此五穴主要是体内病变反映于体表之处，其功治在腹治在脏，属于远道取穴。若胃肠受邪，或营气阻滞，出现腹胀、胃痛、肠鸣、泄泻诸疾，可刺此处腧穴。另外，局部刺之，还主治腿肿、膝胫胀痛。

22."下足跗" 足阳明胃经经脉向下循行，入足背部。在此分布有胃经经气所行之经穴解溪、胃经原气所留止之原穴冲阳、胃经经气所注之输穴陷谷、胃经经气所溜之荥穴内庭四穴，主治头面之疾，属于远道取穴。本经营气初行，若部分受阻于上，则发生头面疾患，可刺此处腧穴，以疏调胃经之经气，迫使头面营气舒散，向下畅行，所谓"病在头者取之足"是也。

23."入中指内间"（应作次趾外端） 这是本经有腧穴的体表路线的终止处。在此分布有足阳明胃经经气所出之井穴厉兑。若情志抑郁，营气内闭脑窍，则梦魇不宁，刺厉兑能疏郁开闭。

足阳明胃经循行示意如图3-4。

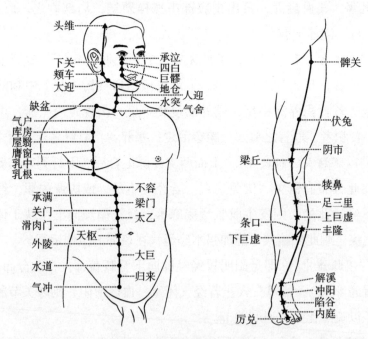

图3-4 足阳明胃经循行示意

24."其支者，下膝三寸而别，下入中指外间" 胃经在胫部有一条支脉，为无腧穴的体表路线，一直向下循行，进入足中趾外侧，使多气多血的胃经气血输注于胫足，濡养肌肉，故痿证多取阳明经。

25."其支者，别跗上，入大指间，出其端" 这是指胃经又一支脉，从足背上冲阳穴分出，进入足大趾内侧端，与足太阴脾经的隐白相衔接。"阳经交阴经在足"，即由阳经转化为阴经。

（二）足阳明胃经经脉病候意义辨析

脏腑组织、经络气血，某一方之营气、卫气所发生之疾病，不外乎"是动"与"所生"两大类。

《灵枢·经脉》云："是动则病洒洒振寒，善伸数欠，颜黑，病至则恶人与火，闻木声则惕然而惊，心欲动，独闭户塞牖而处，甚则欲上高而歌，弃衣而走，贲响腹胀，是为骭厥。是主血所生病者，狂疟，温淫汗出，鼽衄，口㖞唇胗，颈肿喉痹，大腹水肿，膝膑肿痛，循膺、乳、气街、股、伏兔、骭外廉、足跗上皆痛，中指不用。气盛则身以前皆热，其有余于胃，则消谷善饥，溺色黄。气不足则身以前皆寒栗，胃中寒则胀满。"

1."是动则病" 指胃腑之原气、经脉之营血，感邪动乱所发生的病理变化，多表现为在外在表、邪盛正实的阳、热、实证。在机体内外反映有下列病候。

（1）"洒洒振寒，善伸数欠"。胃阳郁闭于内，无以卫外胜邪，则见后背恶寒发抖；胃阳郁闭于内，欲伸而外达，故作伸展；气复胜邪，阳欲引上，故作呵欠。此阳明经受邪，阴阳变化之症也，宜取阳明经原穴、络穴治之。

（2）"颜黑，病至则恶人与火"。阳热内炽，蒸腾营气于外，则面色黑红；阳热内炽，阳明经气厥逆，不能达表，故怕人、怕光、怕热。此阳明经受邪，表里变化之症也，宜取阳明经络穴治之。

（3）"闻木声则惕然而惊，心欲动，独闭户塞牖而处，甚则欲上高而歌，弃衣而走"。营郁土畏木克，则闻声惊慌；营郁心怯独在，故喜处清静清凉之地；热盛于上，则欲登高而歌；热盛于外，则弃衣乱跑。此阳明经受邪，寒热变化之症也，宜取阳明经井穴、荥穴治之。

以上临床表现，均是足阳明胃经实热反映于外的证候。

（4）"贲响腹胀"。阳明热盛，腑气不通，气机失调，逆其经气，则膈下鸣响；阻滞运化，则腹部胀满。宜取阳明经俞穴、募穴治之。

（5）"是为骭厥"。足阳明经脉受邪，经气厥逆于下肢的体表路线。营气凝滞不行，则下肢厥冷；营气失于流畅，则下肢胀痛；营气不足化气，则下肢麻木，宜取其经穴、原穴治之。

以上是本经营气受邪动乱所表现于体内外的轻重之症，治疗主要以"祛邪"为主。

2."是主血所生病者" 指胃腑、经脉、营气所自发的病理变化。胃为水谷之海，主生营血，胃腑有病，则营血不生，多表现为虚实夹杂之证。

（1）"狂疟，温淫汗出"。卫气充实，并入营血，阳并于阴则发狂；气血不调，营卫失和，则发疟疾；卫不共营谐和，则发温热高热；卫强营弱，营卫失和，常自汗出。此皆营卫失和，营运无常于外也，宜以调和营卫之法治之。

（2）"衄衊，口喝唇胗，颈肿喉痹"。营气热盛，迫血上出，则鼻中出血；经循挟口，营气被阻，则口角喝斜；脉行环唇，营热外淫，则唇生干疮；营热阻滞气血凝聚于颈，则颈肿喉痹。此皆营血逆行头窍也，宜以泄营之法治之。

（3）"大腹水肿，膝膑肿痛"。脾运失司，浸渍胃腑，则腹部膨胀水肿；营气挟水，向下流注，则膝膑肿痛。此皆水渗营血也，宜以健脾之法治之。

（4）"循膺、乳、气街、股、伏兔、骭外廉、足跗上皆痛"。本经经脉所过之处，营气郁滞，则胸、乳、腹股沟、股前、胫外、足背皆可发生疼痛，宜局部循经刺之。

（5）"中指不用"。此为足阳明胃经在体表路线，营气运行不畅的表现。中趾是足阳明胃经经脉终止之处，营血不足，不能运于四末，则中趾麻木不仁，宜局部刺之。

（6）"气盛则身以前皆热，其有余于胃，则消谷善饥，溺色黄"。营气过盛，反映于外，则胸腹发热；营热胃腑，消化增强，则消谷善饥；营气热极，下移小肠，则溺色黄。此皆阳气过盛，阳盛则阴病，阳盛则热也，宜取其荥穴、络穴治之。

（7）"气不足则身以前皆寒栗，胃中寒则胀满"。阳气不足，阳虚则生外寒，故胸腹怕冷；胃腑虚寒，水谷不腐，停滞胀满。此皆阳气虚弱，阴盛则寒也，宜取其原穴、合穴治之。

以上是足阳明胃经营气所自发的"盛"或"衰"之症，治疗以"扶正"为主。

二、足阳明胃经经脉病候辨证应用举要

（一）临床表现

1. 胃腑失常病候　胃病的证候特点是胃失和降。病变主要是饮食的摄纳异常，这包括了胃气郁滞之胃痛痞满和胃气上逆之呕呃等症。病证有寒热虚实之不同，但多以实证为主，临床常见胃脘疼痛，纳呆，消谷善饥，呕吐，呃逆等症。

2. 经脉失调病候　胃经经脉从面颊沿人体正面胸腹、下肢正面循行至足跗中趾之端。胃经经气不调故常表现为口喎，颈肿，咽喉肿痛，胸腹部及膝髌等本经循行部位疼痛、热病、发狂等，以气血壅滞，阻郁热盛为特征。

（二）辨证分析

胃为阳土，喜润恶燥，其性宜降，主受纳腐熟水谷。若饮食不节，或生冷，或辛热，或馊腐，邪郁胃中，脘腹气机阻滞则胃痛纳呆；热郁胃中，热灼津液则消谷善饥，口渴喜饮；胃气上逆则嗳腐，呕吐食臭。若足阳明经感邪，经气逆乱，营气失和则发热疟疾，汗出；营气郁滞则鼽衄，口喎唇胗，颈肿喉痹，胸乳股前胫外足背皆痛，中趾不用；胃阳郁闭于内则后背恶寒，善伸数欠；阳热内炽则闻声惊慌，热病发狂，贲响腹胀。

（三）辨证应用举要

1. "气盛则身以前皆热，其有余于胃，则消谷善饥，溺色黄。""温淫汗出，鼽衄""唇胗""喉痹"　阳明经为多气多血之经，邪入阳明经，气血壅盛，热盛于外则身热；迫津外泄则汗出；热邪上冲迫血妄行则鼻衄；热邪上灼咽喉则喉痹；热盛于内则消谷善饥；热邪下移小肠则溺色黄。此皆邪入阳明经，热邪充斥于内外之症，所谓"正阳阳明者，胃家实是也"（《伤寒杂病论》）。胃家非只阳明胃经，阳明大肠经亦在其中，以其手足阳明经首尾相贯，一脉相承，腑气相通。故阳明经实热证，治疗当从手足阳明经入手，牢记"清""下"二字，清则取泻曲池、合谷、内庭、厉兑，清泻阳明，通经泻热；下则取泻天枢、支沟，通腑泻热，消积导滞。

病案 1

赵某，女，41岁。诉发热 2 天。患者 2 天前无明显诱因出现发热，体温最高达到 39℃，服解热镇痛药后，汗出热退，但旋即复起，因检查心肺未见异常，血常规正常，而要求针灸治疗。现症：高热汗出，咽喉肿痛，口渴喜饮，易饥，大便干，小便黄，舌红，苔黄，脉滑数。中医诊断：发热（阳明经热盛证）。西医诊断：高热。

辨治思路：患者身热汗自出，不恶寒，反恶热，乃典型阳明经外证。里热蒸腾于外则身热，迫津外泄则汗出，里热炽盛则消谷善饥、口渴，故当急泻阳明。针刺取穴：合谷、曲池、内庭、大椎、商阳。所选穴位常规消毒，针刺深度以得气为度，得气后诸穴均施以徐疾提插泻法，留针 30 分钟，商阳点刺出血，每日 1 次。患者经 1 次针刺治疗后，身热减退，咽痛减轻。又复针刺治疗 1 次后热退身静，体温 36.5℃，消谷善饥消失，大便已通而告愈。

精彩点评：针刺大椎退热作用良好，尤其配合点刺放血，效果更佳，以其功善通阳泄热故也。因荥主身热，故针泻足阳明胃经荥穴内庭，以清胃热；更合手阳明经合穴曲池，升散疏泄，以助清泄阳明经热邪；因阳明主阖，阳明热盛蒸腾，腠理开泄，阳明阖者不阖，故配泻性善游走升散之手阳明经原穴合谷，内清外解，泻肌腠之郁，则热除汗止；点刺放血商阳以清利咽喉，治其标。

病案 2

王某，女，49岁。诉常汗出漉漉 1 年余。患者近 1 年来无明显诱因出现自汗之症，汗量大，甚则湿衣，未系统治疗，现为求进一步治疗，前来我处就诊。现症：自汗频频，口干喜饮，时有心烦身热，纳可，寐差，失眠多梦，小便短赤，大便秘结，2~3 日一行，月经量少，舌红，苔薄黄，脉弦，既往体健。中医诊断：汗证（胃热炽盛证）。西医诊断：内分泌失调。

辨治思路：患者汗常自出，结合其兼症舌脉，证属胃热炽盛、迫津外溢，故可从胃经论治，法当清胃泻热。针刺取穴：内庭、合谷、内关。所选穴位常规消毒，针刺深度以得气为度，得气后内庭、合谷施以徐疾提插泻法，内关施以平补平泻法，留针 30 分钟，每日 1 次。患者经治 7 天后，自汗症状明显好转，续治 1 周后，诸症悉愈。

精彩点评：《伤寒明理论》云："其有自汗出者，有但头汗出者，有手足汗出者，悉属阳明也。"阳明热盛，若热不得越则温淫，热盛迫津外出则汗出。头面部为手足阳明经汇聚之处，且脾主四肢，故阳明热盛之汗出部位多为头目及四肢。治当以清胃泻热为主，故取功善清泻实热之阳经荥穴足阳明胃经之内庭治之，配以合谷清热解肌止汗。此外，需知汗为心之液，心为君主之官，主神明，神足则汗统，汗出正常，失神则汗泄，故仍需调理心神，选用内关以宁心安神。

2. **"胃中寒则胀满"**《灵枢·胀论》云："胃胀者，腹满，胃脘痛，鼻闻焦臭，妨于食，大便难。"《医醇賸义·胀》云："胃为水谷之府，职司出纳，阴寒之气上逆，水谷不能运行，故腹满而胃痛。水谷之气腐于胃中，故鼻闻焦臭，而妨食便难也。"临床常胃脘痞胀与疼痛并见，且往往以胀满为主，有虚实之分。若胃胀痛隐隐不休，畏寒喜温，泛吐清水则为寒邪犯胃实证；若胃胀痛时作时休，空腹尤甚，喜温喜按则为中阳不足之虚证。胃寒实证多为新病，病程短，一般有饮食生冷或受寒病史，以寒凝气机，胃失和降，寒邪盛为主；胃寒虚证多为久病，病程长，常兼有脾气虚、脾阳虚之证候，以中阳不振，中焦失运，阳气虚为主。前者宜温中散寒，后者宜温中补虚，故皆可取足阳明胃经合穴足三里，只是补泻手法有别耳。

病案

杜某，男，36 岁。诉胃脘胀痛反复发作 6 年余。常因受寒或饮食不节而诱发，曾经胃镜检查，诊为慢性浅表性胃炎，虽经中西药治疗，但病情时好时坏。近日因外出旅游后，病情加重而来诊。现症：胃脘部隐痛，喜温喜按，嗳气频频，纳呆，便溏，畏寒肢冷，舌淡暗，苔白，脉沉细。中医诊断：胃脘痛（阳虚胃寒证）。西医诊断：慢性胃炎。

辨治思路：患者胃部隐痛，喜温喜按，纳呆便溏，可知证属胃阳不足。胃腑虚寒，运化失常，停滞则胃痛隐隐；阳气亏虚，故喜温喜按。故可从胃经论治，法当温中散寒，和胃止痛。针刺取穴：中脘、足三里、关元、内关、公孙。所选穴位常规消毒，针刺深度以得气为度，得气后中脘、关元、足三里均施以徐疾提插补法，内关、公孙施以平补平泻法，留针30分钟，关元、中脘、足三里针后加灸，每日1次。经治3次后，诸症减轻。又连续治疗1个月后，症状完全消失。

精彩点评：胃为阳土，喜润恶燥，喜温恶寒。故胃病临证常针灸并用。中脘为胃经之募穴，功善升清降浊，调和中焦气机，配合足三里，补之则健脾胃，益气血，泻之则调理胃肠，助运化，二穴温补并施可健脾和胃，温中散寒，理气止痛。更加温灸关元，益火之源，温运脾土，则土中有火，阴寒自除。内关、公孙为八脉交会穴，公孙善于运脾，内关善于和胃，二穴相伍，健脾和胃，理气止痛。诸穴合用共奏温中补虚、健脾和胃之功。

3. **呕吐** 呕吐为胃失和降，胃气上逆，迫使胃中之物从口中吐出之症。一般以有声无物谓之呕，有物无声谓之吐，但临床呕吐常同时并见，故合称呕吐。病证有虚实之分，实证起病急、病程短，多由外邪、饮食停滞所致；虚证发病缓、病程长，多因气虚阴亏内伤所致。前者以祛邪为主，邪去则呕吐自止；后者以扶正为主，正复则呕吐自愈。正如《景岳全书·呕吐》所云："呕吐一证，最当详辨虚实。"

🧑 **病案**

藏某，女，34岁。诉呕吐反复发作3个月余。患者3个月前，因食不洁食物而致胃痛呕吐，经治疗后，胃痛愈，而呕吐未止，自觉胃中有不洁之物，但经B超、胃镜等多项检查，未见异常，中西药治疗效果不显，遂求针灸治疗。现症：呕吐，以吐尽为快，嗳气厌食，心烦，月经量少，舌红苔薄，脉弦细。中医诊断：呕吐（肝胃不和证）。西医诊断：神经性呕吐。

辨治思路：总体来说，呕吐的病机是胃气上逆，治疗当以和降胃气为主，但需明辨虚实夹杂因素。该患者呕吐虽3个月，而无神疲倦怠、口燥咽干等气虚、阴虚之象，其嗳气心烦、舌红苔薄、脉弦细，为肝郁日久之象。思之乃因胃土失和、土不荣木，日久肝胃不和。法当疏肝和胃，降逆止呕。

细说 **经络** 辨证

针刺取穴：中脘、内关、公孙、阳陵泉、足三里、太冲。所选穴位常规消毒，针刺深度以得气为度，得气后诸穴均施以平补平泻法，留针30分钟，每日1次。患者经3次治疗后，呕吐明显减少。连续治疗近1个月，呕止病愈。

精彩点评：针灸治疗呕吐，疗效颇佳，但需分清是功能性病变还是器质性病变。若因占位性病变、梗阻性疾病所致呕吐，非其所宜。本例患者为神经性呕吐，属肝胃不和证，故以善于疏肝解郁之阳陵泉，配以肝经之原穴太冲，以疏肝理气和胃；以善于升清降浊之中脘，配以胃经之合穴足三里，以健脾和胃，降逆止呕；以善于助脾运化之公孙，配以通于阴维脉之内关，通降上、中、下三焦气机，和胃止呕。诸穴合用，共奏疏肝和胃、降逆止呕之功。

4."贲响腹胀" 贲响腹胀是指腹部胀满，腹中有鸣响之声，多因腑气不畅所致，与脾胃密切相关。若阳明热盛，腑气不通，气机逆乱，则膈下鸣响；若中焦气机不畅，运化失司，则腹部胀满。故本症的基本病机为脾胃运化失常，中焦气机不畅。治当调畅中焦气机，宜取中脘、足三里、天枢等穴。《扁鹊神应针灸玉龙经》云："腹中雷鸣，食不化，逆气而吐，取章门、下脘、三里、灸中脘。"

病案

薛某，男，59岁。诉肠鸣、腹胀4日。患者4天前因饮食不节，出现肠鸣、腹胀等症，自服多潘立酮片等药未能缓解。现症：脘腹胀满，肠鸣频频，无矢气，纳呆，寐可，小便黄，大便干，舌红苔黄，脉弦滑。中医诊断：腹胀（饮食积滞证）。西医诊断：胃肠功能紊乱。

辨治思路：该患者乃因饮食不节，食滞胃肠，腑气不通，则脘腹胀满，肠鸣频频，故可从胃经论治。法当化滞清热，理气通腑。针刺取穴：支沟、中脘、天枢、足三里、公孙。所选穴位常规消毒，针刺深度以得气为度，得气后施以徐疾提插泻法，留针30分钟，每日1次。患者针刺治疗1次后，腹胀肠鸣明显减轻；又连续治疗2次后，诸症尽除而告愈。

精彩点评：六腑者传化物而不藏，应以通降为顺。故治六腑病以通为用，以降为顺。该患者诸症源于腑气不通，故治以通降为首务。以性善升清降浊之胃经募穴中脘，和胃降逆；以大肠经募穴天枢调和大肠经气而通腑；以三焦经经穴支沟调理气机，调气而通腑；以脾经联络胃经之络穴公孙，健脾和胃，平冲降逆而通腑；以胃经合穴足三里荡涤肠胃而通腑。诸穴合用，逆气降，腑气通，则肠鸣腹胀自除。

5. "颜黑，病至则恶人与火，闻木声则惕然而惊，心欲动，独闭户塞牖而处；甚则欲上高而歌，弃衣而走"　此乃精神失常之癫狂病。癫病以精神抑郁，表情淡漠，语无伦次，静而多喜为特征。狂病以精神亢奋，狂躁不宁，骂人毁物，动而多怒为特征。二者临床症状不能截然分开，常相互转化，故癫狂并称。狂有阴证、阳证之分，阴静阳动。"重阴者癫"，故独闭户塞牖而不欲见人；"重阳者狂"，故登高而歌，弃衣而走。《素问·阳明脉解》曰："黄帝问曰：足阳明之脉病，恶人与火，闻木音则惕然而惊，钟鼓不为动，闻木音而惊何也？愿闻其故。岐伯对曰：阳明者胃脉也，胃者土也，故闻木音而惊者，土恶木也。帝曰：善。其恶火何也？岐伯曰：阳明主肉，其脉血气盛，邪客之则热，热甚则恶火。帝曰：其恶人何也？岐伯曰：阳明厥则喘而惋，惋则恶人。""病甚则弃衣而走，登高而歌……何也？岐伯曰：四肢者，诸阳之本也，阳盛则四肢实，实则能登高而歌也。……热盛于身，故弃衣欲走也。"详细分析了足阳明胃经为多气多血之经，受邪经气动乱，郁而化火，上扰神明，神志失常而发癫狂。此为癫狂之实证、热证。治当以清热泻火，理气解郁，镇静安神，恢复神机为大法。常取足阳明胃经之厉兑、内庭、丰隆与手阳明经合谷清泻阳明之热；阳陵泉、支沟、太冲疏肝解郁；印堂、百会、四神聪、间使、大陵镇静安神。

🧑 病案

毛某，男，18岁。其母代诉患者时有精神错乱4个月余。患者1年前无明显原因出现头痛头晕，血压高达160~200/100~120mmHg，服用降压药后缓解。因影响学业，失去班长之位，自觉老师同学蔑视自己而辍学在家，恶见于人，渐至心烦狂躁，暴怒毁物，甚则打骂其母。遂至某医院诊治，欲收住院治疗，家属患者均拒绝，经友人介绍来诊。现症：心烦暴躁易怒，喜怒视于人，不愿与人交流，焦虑坐立不安，心悸易怒，妄闻妄思，思维紊乱，时有毁物伤人之举，伴头痛头晕，失眠噩梦，心身灼热，面晦体胖，饥饿多食，大便日行3~5次，成形，舌暗红，苔黄腻，脉滑数。中医诊断：癫狂（痰火扰神证）。西医诊断：躁狂抑郁症。

辨治思路： 纵观患者发病过程，综合其症舌脉，乃初癫之郁化火，火热挟痰上扰神明，阳明火郁发狂之证。故治当清热泻火，豁痰醒神。针刺取穴：印堂、四神聪、合谷、大陵、支沟、天枢、阳陵泉、丰隆、内庭、太冲。所选穴位常规消毒，针刺深度以得气为度，得气后印堂、四神聪施以平补平泻法，余穴均施以徐疾提插泻法，留针30分钟，每日1次。经针刺1周治疗后，头痛头晕、失眠噩梦明显好转，强迫思维未出现。继前治疗1个月，患者心烦易怒、焦虑不安、心身灼热、消谷善饥明显好转，大便每日一行，舌红，苔黄，脉弦滑。又连续治疗1个月，情绪明显改善，睡眠正常，未发生毁物伤人事件。针刺改为每周2次，嘱其外出交友复学。又继前治疗3个月，患者诸症基本消失，生活学习正常。半年后随访，病情未发，诸症消失而告愈。

精彩点评：《张氏医通·神志门》云："狂之为病，皆由阻物过极，故猖狂刚暴，若有邪附，……阳明实则脉伏，……以大利为度。"本例患者乃阳明郁火发病，故针泻内庭、丰隆清胃泻火，豁痰醒神。《针灸甲乙经》谓丰隆主治"烦心，狂见鬼，善笑不休"。《备急千金要方》谓其"主狂妄行，登高而歌，弃衣而走"。配泻支沟、天枢调气通腑，通因通用，使热邪由粪便而去，治在"火"；阳陵泉、支沟、太冲为疏肝解郁基本方，治在"气"；印堂、合谷镇静安神；四神聪调神醒神；大陵为统治癫狂病的"十三鬼穴"之一，宁心安神，治在"神"。诸穴合用共奏清胃泻火、调气豁痰、镇静安神之功。

6."洒洒振寒，善伸数欠" 此乃因阳明经热盛感受外邪所致之证。《素问·脉解》云："阳明所谓洒洒振寒者，阳明者午也，五月盛阳之阴也，阳盛而阴气加之，故洒洒振寒也。"说明阳明热盛，感寒则胃阳郁闭于内，无以卫外胜邪，则见后背恶寒发抖；胃阳郁闭于内，欲伸而外达，故作伸展；气复胜邪，阳欲引上，故作呵欠。治当疏风祛邪，调和营卫，针刺可取风池、合谷、曲池、外关等穴。

病案

王某，男，45岁。诉后背恶寒1周。患者于1周前外出时感受风寒，出现恶寒之症，现为求进一步治疗，前来我院就诊。现症：后背恶寒，无汗，背部拘紧，欲伸展得舒，纳呆，寐安，二便调，舌淡红，苔白，脉浮。中医诊断：感冒（风寒束表证）。西医诊断：感冒。

辨治思路：依据患者症舌脉，乃为外感风寒，邪束卫表，胃阳郁遏于内之症，可从太阳及阳明经论治，治当疏风解表。针刺取穴：风池、合谷、大椎、曲池、外关。所选穴位常规消毒，针刺深度以得气为度，得气后施以平补平泻法，留针30分钟，每日1次，再配合背部膀胱经闪罐、走罐1次。患者经2次治疗后，症状大减，背部拘紧之症消失。继前治疗3次后，诸症尽除。

精彩点评：《伤寒杂病论》云："太阳病，……若欲作再经者，针足阳明，使经不传则愈。"该患者为太阳表证未解，邪已犯阳明，太阳阳明合病。法当以祛邪为主，兼清阳明。故针泻风池以疏风解表；配合合谷、曲池轻清走表，外助风池以祛风解肌，内可疏利阳明经之邪；刺泻大椎通阳散寒，配合通于阳维之外关疏散肌表之风邪。

7."是为骭厥" 骭厥之症乃因足阳明经脉受邪，气血阻逆下肢所致的厥冷、麻木、酸痛等症。若营气凝滞不行，则下肢厥冷；营气流畅失和，则下肢胀痛；营气不足化气，则下肢麻木。治宜取阳明经之经穴、原穴。

病案

夏某，男，58岁。诉双下肢寒凉感、足底疼痛8个月余。既往有糖尿病病史。患者于8个月前无明显诱因出现双下肢寒凉伴疼痛，于某医院治疗，症状未见明显改善，今为求进一步治疗前来我科门诊就诊。现症：双下肢寒凉，时有疼痛，足底疼痛，畏寒，消瘦，偶有乏力，心悸，纳可，寐安，大便质黏腻，夜尿频，3~5次/夜，舌暗淡，苔薄，脉沉细。既往史：糖尿病病史5年余，平素自服二甲双胍片（每次1片，每天3次）、格列吡嗪控释片（每次1片，每天1次）以控制血糖，空腹血糖波动在6~7mmol/L，餐后2小时血糖波动在8~10mmol/L，自服胰激肽原酶肠溶片（每次4片，每天3次）、甲钴胺胶囊（每次1片，每天1次）；高血压病史15年余，血压最高达160/100mmHg，平素未规律服药，血压控制在120/80mmHg左右；

颈椎病史 20 余年；脂肪肝病史 7 年余；胆结石病史 2 年余；双手及足背因烧伤于 2007 年在某医院行植皮手术。专科检查：血压 130/90mmHg，左侧臂丛神经牵拉试验（+），双霍夫曼征（+），双足背动脉搏动减弱。下肢动静脉 B 超提示：动脉斑块。中医诊断：消渴，血痹（血虚寒凝证）。西医诊断：2 型糖尿病，糖尿病周围血管病变。

辨治思路：患者患糖尿病日久，脾胃亏虚，运化失常，气血运行不畅，血虚寒凝，络脉闭阻，法当调理脾胃，温经通脉。针刺取穴：以"调理脾胃针法"为基础方（中脘、曲池、合谷、血海、阴陵泉、地机、三阴交、足三里、丰隆、太冲），配加阳陵泉、绝骨、解溪、申脉、照海、关元。所选穴位常规消毒，针刺深度以得气为度，得气后关元施以意气热补法，余穴均施以平补平泻法，均留针 30 分钟，每日 1 次。患者经 1 周治疗后，双下肢疼痛明显减轻，继以前法治疗 1 个月，患者双下肢寒凉疼痛感消失，二便正常，无畏寒乏力之症，嘱其控制饮食，适当运动，足部保温。

精彩点评："调理脾胃针法"是笔者根据 2 型糖尿病脾胃升降运化失常的病机所创立的一种取穴方法。本方中脘为胃腑之募穴、六腑之所会、胃经之精气所汇聚之处，有健脾胃、助运化、调升降之功。足三里为胃经之合穴、胃气之大会，补之则能益脾胃、补脏腑之虚损、升阳举陷，泻之则能升清阳、降浊阴、引胃气下行、助胃气水谷之运化。阴陵泉为脾经之合穴，能健脾升阳、运中焦、化湿滞，而开通水道。三阴交为足太阴、厥阴、少阴三经交会之穴，蕴藏着肝、脾、肾三脏之阴，有健脾益气、调补肝肾、调和气血之功，与中脘、足三里相伍，以振奋中焦阳气，健脾滋阴，益气养血，调理气机，使清气升、浊气降，与阴陵泉相配，以健脾利湿、开通水道。曲池为大肠经之合穴，大肠经气血所入之处，有由表达里、走而不守、通达上下、功专善行之特性，能协调胃肠、和胃降逆。合谷为大肠经所过之原穴，性能轻清走表、升而能散、泻而能降，与曲池相伍，通降胃肠、扫荡一切邪秽。太冲为肝经所注之输穴、原穴，其性下降，善于疏浚开导，平肝而调肝，取之意在调肝木以防横克脾土。丰隆为胃经之络穴，能降胃气之上逆而和胃，化湿祛痰，又能润肠通下，通利腑气。血海为脾血归聚之海，能引血归脾，有活血理血之功；地机为脾经之郄穴，为气血汇聚之处，乃活血养血之要穴，二穴相配可化血中之瘀滞，祛瘀生新，以复生化之源。诸穴合用，使升降有序，健运有常，气血得化，精微得布，脏腑百骸得以濡养，是治疗2型糖尿病的基础方。加刺阳陵泉、绝骨、解溪意在调和少阳、阳明气血；申脉、照海调和阴阳跷，以调补阴阳。患者病起于消渴，脾胃升降运化失常，故以"调理脾胃针法"调理脾胃治其本；关元施以意气热补法，在于"益火之源，以消阴翳"。意气热补法是笔者根据《内经》"徐而疾则实"原则简化的一种"烧山火"针法，常用于阳虚寒凝之证。

8."口喁""口喁"属"面瘫"范畴。足阳明胃经循行"还出挟口环唇，下交承浆，却循颐后下廉，出大迎，循颊车，上耳前，过客主人"，故面颊部为阳明经所循，若邪气入侵阳明经脉，使其气血阻滞，经脉失养，则致面部肌肉弛缓不收，发为口喁。笔者认为本病初期外邪始中络脉，正盛之时，以邪盛为矛盾的主要方面，故应以祛邪为首务，邪去则经气自畅，气血周流，筋脉得养，纵缓之肌肉自收；后期邪气稽留络脉日久，络脉瘀阻日甚，经气已虚，以正虚为矛盾的主要方面，方此之时，只靠疏散外邪，已无济于事，唯以鼓动面部络脉之经气为首务，使经气调畅，以行气血，通经络，濡养筋脉。故取穴应遵循"先远端、后局部"之规律，早期着重取具有疏散外邪、调整经气作用的远端穴，而少取病变局部腧穴，以防损伤局部经气，助邪伤正，引邪入里。远端常以风池、合谷、支沟为主穴。后期（1周急性期过后）着重取听宫、下关、颧髎、丝竹空、阳白、鱼腰、地仓、颊车等面部穴。针法当遵循"先浅刺、后透针"之规律，面瘫乃外邪中络所致，病变初期外邪始中，邪在卫表，故宜浅刺以通调表浅络脉之气，引邪外出，慎勿深刺，以防引邪入里。后期邪气久稽经络，络脉痹阻日甚，故宜采用浅刺横透法，以沟通经络之气，加强对病变部位的刺激量，增强祛邪通络之功。留针规律需遵循"先不留、后宜留"之规律，病初期邪在卫表，病轻邪浅，又卫表为卫气之所司，卫气剽悍滑利而易脱，故针刺宜"针小而入浅""浅则欲疾"，不留针；后期经络瘀阻日久，病情缠绵难愈，需加强刺激量（刺激量＝刺激强度×刺激时间），故宜留针，以加强感应和感应的持续时间。临床根据感邪性质、症状体征分为风寒证、风热证、胃热毒盛证、脾虚邪盛证四种证型，辨证取穴，施以补泻，但皆以阳明经穴为主。

病案

　　王某，男，58 岁。诉左侧口眼㖞斜，焮红肿痛 5 天。患者 5 天前因贪凉受风而致左侧口眼㖞斜，继而出现左侧面部、耳中疱疹，红肿疼痛，经针刺、中西药治疗效果不显，因症状逐渐加重而来诊。现症：头晕，左侧口眼㖞斜，红肿疼痛，面部、耳中疱疹部分结痂，闭目、进食困难，身热心烦，纳呆便秘，夜寐不安，舌红绛，苔黄燥，脉洪数。既往史：高血压病史 10 余年，否认手术、外伤及药物、食物过敏史。查体：体温 37.8℃，心率 94 次/分，呼吸 23 次/分，血压 160/100mmHg。左侧额纹消失，闭目露睛，左侧面部、耳中红肿，布满疱疹，部分结痂，Bell 征（＋），船帆征（＋），神经系统检查未见明显异常。中医诊断：吊线风（胃热毒盛证）。西医诊断：亨特综合征。

　　辨治思路：依据患者症舌脉，证属疫毒侵犯阳明，热毒上攻，热壅血瘀，脉络痹阻，应从足阳明胃经论治，法当清热解毒，通经活络。针刺取穴：风池、合谷、支沟、内庭、丰隆、患侧丝竹空、颧髎、听宫、地仓、颊车。所选穴位常规消毒，针刺深度以得气为度，得气后局部穴施以平补平泻法，远端穴施以徐疾提插泻法，留针 20 分钟，每日 2 次；并于大椎、肺俞刺络拔罐，每日 1 次。患者经 1 周治疗后，热退便通，面部红肿疼痛减轻，疱疹结痂消退，口眼㖞斜好转，舌暗红，苔薄黄，脉弦。此邪去七八，转以络脉瘀阻为主，针刺加大刺激量，地仓、颊车、阳白、颧髎通以 50Hz、2mA 连续波电脉冲，留针 30 分钟，每日 2 次。患者经 1 个月余治疗后，诸症消除，五官端正而告愈。

　　精彩点评：该患者初期热毒外邪侵犯阳明，以热毒邪盛为矛盾的主要方面，应以清热解毒祛邪为首务，使邪去热清则经气自畅，气血周流，筋脉得养，纵缓之肌肉得收，故针刺以刺络放血祛邪为要。后期余邪虽然未尽，但以络脉瘀阻为矛盾的主要方面，故以疏通面部络脉之瘀为首务，针刺加大刺激量以行气血，通经络，濡养筋脉。步步为营，法因证立，方随法出而收其功。

第三章　十二经脉辨证论治方法

9."**大腹水肿，膝髌肿痛**" 水肿乃临床常见病证，目前多认为与肺、脾、肾及三焦有关。《素问·至真要大论》云："诸湿肿满，皆属于脾。"《金匮要略·水气病脉证并治》中言："寸口脉沉而迟，沉则为水，迟则为寒，寒水相搏。趺阳脉伏，水谷不化，脾气衰则鹜溏，胃气衰则身肿。少阳脉卑，少阴脉细，男子则小便不利，妇人则经水不通。经为血，血不利则为水，名曰血分。"可见本病与脾胃关系密切，若脾失健运，则水湿内生，浸渍胃腑，可见腹部膨胀水肿；营气挟水，向下流注，则膝髌及下肢肿痛，此皆水渗营血也，宜以健脾之法治之。

病案

王某，女，62岁。诉双下肢水肿，尿浊10余年。患者10余年前外感后出现双下肢水肿，就诊于某中医药大学第一附属医院。尿常规示：蛋白（++++），诊为慢性肾小球肾炎，经中、西药治疗，双下肢水肿明显好转，但尿蛋白未见好转，为进一步治疗而来诊。现症：双下肢水肿，纳食可，无恶心呕吐之症，无贫血，入睡困难，多梦，时感腰膝酸软，尿浊，大便调，舌紫暗苔白，脉沉细。检查：尿常规：尿蛋白（+++），24小时尿蛋白定量1.24g；血肌酐155mmol/L，血尿素氮9.7mmol/L。中医诊断：水肿（脾肾两虚证）。西医诊断：慢性肾炎，慢性肾功能不全。

辨治思路：依据患者症舌脉，证属脾肾两虚，浊毒蕴结。法当补益脾肾，降浊通络。针刺取穴：中脘、曲池、合谷、血海、阴陵泉、足三里、丰隆、三阴交、太冲、膏肓、肾俞、白环俞。所选穴位常规消毒，针刺深度以得气为度，得气后诸穴施以平补平泻法，留针30分钟，每日1次。依上法治疗30天，患者睡眠情况明显好转，每天可入睡6~7小时，做梦减少，睡眠质量明显提高，双下肢水肿消失，舌红，苔白，脉弦细。复查尿常规：蛋白（-），24小时尿蛋白定量0.44g。

精彩点评：大量蛋白尿是肾小球肾炎患者典型的症状之一，而大量蛋白尿的形成，则源于脾肾两虚，清气不升，反而下陷，下流膀胱，使大量精微物质不断流失，肾失所养。而脾肾愈虚，致机体气化不利，代谢失调，痰浊湿毒等代谢产物不能及时排出体外，而发生一系列病理变化。当此运化代谢功能失常之时，补肾不如补脾，应以调理脾胃为要，恢复其升降运化功能，使清升浊降，达到治疗蛋白尿的目的，故施以"调理脾胃针法"而收大功。

10."循膺、乳、气街、股、伏兔、骭外廉、足跗上皆痛" 此乃足阳明胃经经气运行不畅之症，若外邪侵袭足阳明胃经，经气郁滞，不通则痛，出现其循行所过之胸、乳、腹股沟、股前、胫外、足背部位疼痛，遇寒加重；或脾胃亏虚，气血不足，经脉失养，不荣则痛，出现上述部位麻木疼痛，甚或肌肉萎缩。本着实则泻之、虚则补之的原则，可独取阳明经穴，如髀关、伏兔、梁丘、足三里、阳陵泉、丰隆、解溪等。

病案

李某，女，48 岁。诉乳房胀痛 2 个月余。患者于 2 个月前因情志不遂而出现乳房胀痛之症，经中西药治疗，症状未见缓解，经友人介绍来诊。现症：乳房胀痛，胃脘部时有疼痛，嗳气频作，纳呆，寐尚可，舌红，苔薄黄，脉弦细。既往患慢性胃炎病史。乳腺 B 超提示：乳腺增生。中医诊断：乳痛（肝气犯胃证）。西医诊断：乳腺增生，慢性胃炎。

辨治思路：该患者乳房胀痛伴胃脘疼痛，皆起于情志不遂，故肝气犯胃之因可知，且其嗳气频作，纳呆，则肝气犯胃，胃失和降无疑。肝胃不和，气机不畅，气郁化火，胃经经气逆乱，故乳房胀痛。法当疏肝和胃，通经和络。针刺取穴：膺窗、乳根、梁丘、足三里、阳陵泉、内关、公孙、太冲。所选穴位常规消毒，针刺深度以得气为度，得气后诸穴施以平补平泻法，留针 30 分钟，每日 1 次。患者经治 1 周后，乳房胀痛、胃脘痛、纳呆、嗳气明显好转，舌红，苔薄黄，脉沉细。又继前治疗 1 周后诸症皆消，唯留乳房微胀不适，去梁丘、足三里、内关、公孙，加三阴交、血海养血活血治疗 1 周而告愈。

精彩点评："通"是各种疼痛治疗的不二法宝，然通之之法，各有不同。调气以和血，调血以和气，通也；上逆者使之下行，中结者使之旁达，亦通也。本例患者肝气犯胃，胃经气血不畅，故法当疏肝和胃、调和气血。取阳陵泉疏肝解郁，太冲平肝调肝，以解肝郁防其克胃土；足三里、内关、公孙和胃降逆，以顺降胃气；梁丘为胃经郄穴，功善止胃痛；膺窗、乳根疏通局部经气，和络止痛。后期邪去痛止，加血海、三阴交，配合太冲及局部穴，意在养血和络，活血通络。针刺治疗乳腺增生疗效颇佳。

第四节　足太阴脾经经脉辨证论治方法

一、足太阴脾经经脉循行及病候意义辨析

（一）足太阴脾经经脉循行意义辨析

《灵枢·经脉》云："脾足太阴之脉，起于大指之端，循指内侧白肉际，过核骨后，上内踝前廉，上踹内，循胫骨后，交出厥阴之前，上膝股内前廉，入腹，属脾络胃，上膈，挟咽，连舌本，散舌下；其支者，复从胃别上膈，注心中。"

1. "脾"　经文虽只言一"脾"字，而阅者读此，当知其生理功能、病理变化的特点。

（1）主运化，五味所藏。

脾气健运。脾脏功能，赖于脾气作用。水谷是人出生之后所需"气血"营养物质的主要来源，气血的生成来源于脾与胃共同消化吸收之水谷精微，这一过程是由脾气所主管的。《灵枢·决气》云："中焦受气取汁，变化而赤，是谓血。"这就是说气能生血。脾气充实，运化功能健全，则能消化水谷，吸收其精微，变化为精气津血，并将其转输全身，以营养五脏六腑、四肢百骸，为人体的生命活动提供物质基础。血之生成，必赖于脾的运化。王冰注《素问·阴阳应象大论》言："气化则精生，味和则形长。"此之谓也。

脾气升清。《灵枢·营卫生会》云："中焦亦并胃中，出上焦之后，此所受气者，泌糟粕，蒸津液，化其精微，上注于肺脉，乃化而为血。"这就是说脾气将水谷精微转输，上升至心肺而化为气血，以濡养全身。同时，脾气升清才能保持人体内脏的位置稳定，防止其下垂，故曰脾气升清，以上升为健，气血升发，发挥濡养作用，必赖于脾的散精。

细说
经络
辨证

（2）主统血，营气运行。

血行脉中。脾为脏，脏者藏也，藏而不泻。血行脉中，必赖脾气统摄，方使之循行于脉管之中，而不致外溢。说明血液的生成运行，赖于脾气的升发统摄、心气的推动（主血脉）、肺气的输布、肝气的疏泄，周流运于脉管之中，环周不休，是心、肺、肝、脾共同作用的结果，故脉有"血府"之称。

血主濡养。《难经·二十二难》云："血主濡之。"营气布行于血脉之中，为血液的组成部分，故常"营血"并称。营气运行不息，环周不休，布散全身，以供给人体各脏腑、组织、器官的营养需要。

（3）主四肢，经脉运行。

在体合肉。脾主一身之肌肉。《素问集注·五脏生成》云："脾主中央，土乃仓廪之官，主运化水谷之精，以生养肌肉，故合肉。"说明脾气运化水谷精微，清者为营，通过血脉循行推动，输送到全身肌肉中去，为之营养，使其丰满，臻于健壮。脾气输运，营养充足，则四肢肌肉丰满，活动轻劲有力。所以说胃腐熟水谷，取汁变化而赤是为血，必靠脾的散精，正如《素问·太阴阳明论》所云："四肢皆禀气于胃，而不得至经，必因于脾，乃得禀也。"

开窍于口（唇）。《灵枢·脉度》云："脾气通于口，脾和则口能知五谷矣。"《素问·五脏生成》亦云："脾之合肉也，其荣唇也。"这是说脾气通过经脉运输营血，上达于口唇，人之食欲、口味、唇色与脾气功能盛衰密切相关，所以说"脾开窍于口，其华在唇"。

综上可知，脾主运化水谷精微，主运营血，全赖于脾气功能的盛衰，脾气旺则功能健。另外，脾之营血，还赖于肺气的输布、推动循行于脉管之中。故足太阴脾经的生理特点，为"多血多气之经"；手太阴肺经的生理特点，亦为"多血多气之经"；大肠与胃二阳明经则是"多气多血之经"，居于二太阴经之间，是为阴阳转化，四经平衡气血，多气多血为气血化生、升发之源。因而其生理功能特点表现为气多宜宣发，血多宜收藏。肺、大肠、胃、脾四经有序排列衔接，以肺经携中焦气血，宣发布散而朝百脉为始；以脾与胃、大肠运化水谷精微化生气血为后天之源，最后脾气升清，行使输运气血之职。故脾经的病理变化主要是脾气的运化、升清、固摄失职，不外乎表里虚实，如泛滥耗减等（详见病候）。

2.“足太阴之脉，起于大指之端” 这是足太阴脾经衔接足阳明胃经的循行，由阳转阴，在足大趾内侧端，开始为本经有腧穴的体表路线。在此分布有足太阴经气所出之井穴隐白。脾气有统摄血液和运化之职，若脾虚固摄无权，血液自溢，则月经过多；脾气不能健运，升降失调，则腹胀便血；脾胃升降失调，血源不足，则多梦鬼魇。针刺隐白能调其升降，艾灸能固摄血液。

3.“循指内侧白肉际” 足太阴脾经循行于足大趾内侧。在此分布有足太阴经气所溜之荥穴大都、足太阴经气所注之输穴太白二穴。阴经的荥、输穴主五脏病。脾应升清，反使营血下溢，则出现崩漏；脾气反陷，营血随经不能上达，则舌本强。取此处腧穴针之、灸之，可使营血升发，发挥濡养之功。

4.“过核骨后” 足太阴脾经循行经过第一跖骨底的前缘。在此分布有脾经络穴公孙，其别走足阳明经，入络胃肠，为八脉交会穴之一，通于冲脉。而冲脉循行于胸腹部，厥气上逆则易直接经冲脉上冲心胸，故其主病多在脾胃与胸腹部。若脾胃功能减弱，气血生化不足，升降失调，厥气上逆，则易出现胃腹胀满硬痛、食不化而呕吐等症，刺之则中焦畅行，气血化生，脾胃协调，厥逆自平。

5.“上内踝前廉” 足太阴脾经循行于此分布有脾经所行之经穴商丘。若本经在体内、体表路线的气血发生不和之症，如脾胃湿热熏肌，营血失畅之黄疸、食不化；营血反下注大肠、滞而不畅的痔疮、泄血后重，宜取此穴，使营气疏通。局部刺之，并能治疗足踝痛。

6.“上踹内，循胫骨后，交出厥阴之前” 足太阴脾经上行在三阴交处和肝肾二经交会，至小腿肌腹内侧，沿着胫骨的后缘，交叉穿过肝经而循行于前。在此分布有足太阴经、足厥阴经、足少阴经之交会穴三阴交，足太阴之经穴漏谷，足太阴经之郄穴地机，足太阴经经气所入之合穴阴陵泉四穴。若肝脾肾虚，气血化源不足，则月经不调；脾虚血浊，渗溢水湿，则遗精白带；脾气虚弱，营血失调，则月经反常；湿淫血脉，外溢水气，则腹胀水肿。宜取此处腧穴，以滋补三阴，健脾祛湿，养血活血。局部刺之，尚能治疗膝、踝、足内侧肿痛，使营气布散，濡养四末。

细说
经络
辨证

7."上膝股内前廉" 足太阴脾经循行于此分布有血海、箕门二穴。若脾不统血，营血失约，则崩漏、癥疹；营气不行，阻滞血脉，则腹股沟肿痛，宜取此处腧穴治之。

8."入腹" 足太阴脾经从股内侧上入腹内，是体内、体表路线出入结合循行之处。在此分布有足太阴经与足厥阴经、阴维脉的两个交会穴冲门和府舍，然后从府舍折向任脉的中极、关元（均为任脉、足三阴经之交会穴），再返回沿腹上行分布有足太阴经与阴维脉的三个交会穴腹结、大横、腹哀，经胆经的日月（足太阴经、少阳经、阳维脉之交会穴）、肝经的期门（足太阴经、厥阴经、阳维脉之交会穴）上行。

阴维脉，主一身之里，有维系手足六阴经和任脉的作用，足之三阴经循行于"胸脘胁腹"，会于任脉、阴维脉。若营气与肝经不和，则出现脐腹痛之疝气；营气与肾经失调，则腹寒泄利积聚，宜取此处腧穴，刺之能调理本经和阴维脉及任脉之经气，治疗足太阴脾经体内循行路线之疾患。

9."属脾络胃" 足太阴脾经由期门折入任脉的下脘（足太阴经、任脉之交会穴），经此走向无腧穴的体内路线，联属于脾脏，络于相表里的胃腑，并从此分出两条支脉，体内和体表路线同时分头循行。脾气应以上升为健，胃气应以下降为顺，脾胃升降协调，则中焦平衡。如脾气反降，则见腹胀之食不化，是为脾不与胃和。

10."上膈" 足太阴脾经向上过横膈部，沿乳线外侧循行，是一支有腧穴的体表路线。在此分布有食窦、天溪、胸乡、周荣、大包（脾之大络）五穴。若邻近脏器营血不舒，见胸中满痛、咳逆上气、唾多脓秽等症，可取此处腧穴治之。"大络"实则身尽痛，虚则百节尽纵，若瘀血凝结于体表络脉之症，刺大包治之。

11."挟咽" 足太阴脾经从周荣穴处上出，与肺经的中府（手足太阴经之交会穴）相交会，内行挟食道两旁，为进入食物之门户。如脾气受阻，则有噎塞之症，宜刺之。

12."连舌本，散舌下" 脾主升清，运营血归心，心开窍于舌。若脾气不足，气血营运不到舌根、舌下，则舌体肥厚而言謇，宜刺脾经之输穴太白、脾经之经穴商丘，使脾气充实，营血畅行，心苗得养。

13. "其支者，复从胃别上膈，注心中"　足太阴脾经另一支无腧穴的体内路线，从下脘处，再别上横膈，流注于心脏。阴经交阴经在胸，衔接手少阴心经。脾气充足则生化有源，而归心所主之血自能充盈；此外，归心之血须赖宗气贯心脉而为之推动，才能运行经脉之中。因此，有"补脾生心血"之法。

足太阴脾经循行示意如图 3-5。

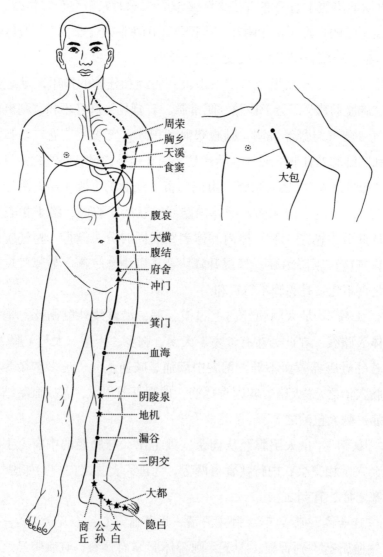

周荣
胸乡
天溪
食窦

大包

腹哀
大横
腹结
府舍
冲门

箕门

血海

阴陵泉
地机
漏谷
三阴交

大都
隐白

商　公　太
丘　孙　白

图 3-5　足太阴脾经循行示意

（二）足太阴脾经经脉病候意义辨析

脏腑组织、经络气血，某一方之营气、卫气所发生之疾病，不外乎"是动"与"所生"两大类。

《灵枢·经脉》云："是动则病舌本强，食则呕，胃脘痛，腹胀善噫，得后与气则快然如衰，身体皆重。是主脾所生病者，舌本痛，体不能动摇，食不下，烦心，心下急痛，溏瘕泄，水闭，黄疸，不能卧，强立股膝内肿厥，足大指不用。"

1."是动则病" 这是指脾脏之原气、经脉之营血，受邪动乱所发生的病理变化，在机体内外反映为下列病候。

（1）"舌本强"。外邪直中，阻逆脾经体内之路线，脾郁不达，营气不能升运，则舌根强硬疼痛，阴经井、荥治在内脏，故宜取其荥穴大都治之。

（2）"食则呕，胃脘痛，腹胀"。寒邪直中太阴，脾之升降运化失职，脾失运化之力，食物难消，胃满而溢，故进食则呕吐恶心、胃脘满痛、腹胀，宜取其输穴太白、络穴公孙治之。

（3）"善噫，得后与气则快然如衰"。脾胃升降有序，则运化如常。若脾经受邪，运化失常，升降失序，则噫气频频。排便与矢气，则气机得利，运化得畅，故邪去症减，腑以通为用故耳。

（4）"身体皆重"。脾主运化水谷，外合肌肉，喜燥恶湿。若湿邪过盛，湿困脾土，脾气不营，则全身沉重兼酸胀疼痛，宜刺脾经合穴阴陵泉、脾之大络大包。

以上列举脾经受邪，脾气运化、升清失职或不振，体表肌肉受湿邪侵袭之症，治疗以祛邪为主。

2."是主脾所生病者" 脾脏、组织、经脉、营气所自发的病理变化，多表现为邪盛正衰、虚实夹杂之症。

（1）"舌本痛"。阴经井、荥治在脏。脾为多气多血之经，如脾经气盛，营气有余，瘀血阻于舌窍，则舌体疼痛，宜取其荥穴大都治之。

（2）"体不能动摇"。脾经气盛，精微营养不敷于周身肌肉（大络），症见身体活动沉重，宜取其输穴太白及脾之大络大包治之。

（3）"食不下，烦心，心下急痛，溏瘕泄，水闭"。脾气虚弱于中，脾气不足以为胃行其水谷，胃不能受纳，则不思饮食；脾气不足以注营血于心中，则心胸烦闷；脾气不足以行血，血瘀心下，则心下急痛；脾阳虚不能温运水土，湿盛困脾，则大便溏薄；寒凝血积，则癥瘕飧泄；运水无权，水走肠间，则小便不通，宜以健脾之法治之。

（4）"黄疸，不能卧"。脾气不足，运化水液功能失常，水聚为湿，郁而化热，则腹胀阴黄；湿热不化，熏蒸于内，胃不和，则卧不得安。宜取其阴陵泉、三阴交二穴治之。

（5）"强立股膝内肿厥，足大指不用"。脾病连经，反映于体表路线，即不能勉强站立，否则，经脉所过之股膝内侧经气有余，则发生肿胀；经气不足，则多见厥冷；营血不足，大趾失于濡养，则麻木不仁，甚则不能运用。

以上所举脾气有余、不足，体内体表失和之症，以"扶正"为主。

综上所述，肺、大肠、胃、脾四经，为水谷生化气血之来源，气血由脏腑达于经脉之始端。肺经与大肠经相合，胃经与脾经相合，是阴中有阳、阳中有阴、从阴行阳、从阳行阴的表里络属关系。肺经与脾经位于二阳经首尾，而大肠与胃之阳经居中，阴者藏精而起亟，上升以应阳用；阳者卫外而为用，下降以应阴需，阴阳互根，消长转化，就这样阴阳协调，共同完成气血之生成，司"后天之本"之职，以备脏腑经脉之需。

二、足太阴脾经经脉病候辨证应用举要

（一）临床表现

1. 脾脏失常病候　脾病的病候特点是升降运化失常。病变主要包括了消化系统疾病和水液代谢障碍疾病。病证有虚实寒热之分，以气虚为本，湿困为标，实证多见寒湿困脾、湿热蕴脾，虚证主要有脾气虚和脾阳虚。故以胃脘痛、呕吐、嗳气、泄泻、便秘、脱肛、水肿、黄疸、肌肉萎缩、便血、崩漏为其常见病证。

2. 经脉失调病候　脾经经脉从足大趾，沿下肢内侧循行，入腹属脾络胃，上膈挟咽，连舌本，散舌下。若邪气犯经，经气不畅则出现舌体强痛、股膝内缘厥冷浮肿、肌肉萎缩、足大趾不用等症。

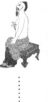

（二）辨证分析

脾主运化升清，饮食水谷必赖脾的运化升清，以化为气血津液，濡养周身。若脾不健运，消化吸收功能失常，则纳呆呕吐、脘腹胀痛、便秘；水液运化失常，水聚为湿，湿聚成痰，则身重、水肿黄疸；若脾不升清，水谷精微失于转化，则倦怠乏力、腹胀、便溏、脱肛；若脾不统血，则可导致便血、崩漏、肌衄等出血之证；若脾经经气逆乱，经气有余，则经脉所过之膝股肿胀；经气不足，则下肢厥冷、麻木，甚则足大趾不能运用。

（三）辨证应用举要

1.“食则呕” “呕吐”之证始见于《内经》。《素问·六元正纪大论》云：“土郁之发……甚则心痛胁，呕吐霍乱。”呕吐又称呕，如《素问·脉解》谓：“所谓食则呕者，物盛满而上溢，故呕也。”对于其病机，《内经》认为是阳明气逆所致，张仲景认为伤寒六经都有呕吐证的发生，其原因有外邪犯胃、胃肠实热、脾胃虚寒、痰饮阻滞或误治失治等，诸多病理因素或单独或夹杂伤胃，导致胃气上逆发生此证，证有虚实之不同。本经之“食则呕”，则是由于脾之运化失常，不能和降，胃虚气逆。法当益气健脾，和胃降逆。常取中脘、足三里、公孙、太白。

病案

吴某，男，39岁。诉呕吐1个月余。患者平素体虚，1个月前因食生冷而致呕吐，经西药静脉滴注治疗后呕吐止，但成朝食暮吐，后渐至食入即吐，经中西药多方治疗未效，而欲求针灸治疗。现症：呕吐频作，食难下，强食即吐，脘腹痞满，神疲倦怠，便溏，舌淡苔白，脉沉细。经B超、X线检查提示：幽门梗阻。中医诊断：呕吐（胃虚气逆证）。西医诊断：幽门梗阻。

辨治思路：《外台秘要·卷六·许仁则疗呕吐方》云：“呕吐病有两种。一者积热在胃，呕逆不下食。一者积冷在胃，亦呕逆不下食。二事正反，须细察之。”该患者平素体虚，因食生冷，积冷在胃，胃气虚冷故也。法当温中健脾，和胃降逆。针刺取穴：中脘、不容、胃俞、脾俞、内关、足三里、太白、公孙。所选穴位常规消毒，针刺深度以得气为度，得气后中脘、胃俞、脾俞、足三里、太白施以徐疾捻转补法，其中中脘、足三里针后加灸，余穴均施以平补平泻法，均留针30分钟，每日1次。经1次治疗后呕吐减轻；3次治疗后，呕吐、脘腹痞满大减，大便成形，饥而欲食；继以前法治疗2周后，诸症消失而告愈。

精彩点评：该患者证属脾胃阳虚，纳运无力，升降失常，胃虚气逆。故针补中脘、脾俞、胃俞、足三里、太白，补益脾胃以助运化，调理升降以降胃气。中脘、足三里针后加灸意在加强温中散寒之功；内关为心包经的络穴，通于阴维脉，手厥阴心包经下膈络三焦，阴维脉主一身之里，故内关能宣通中焦气机，而善于宽胸理气和胃；公孙为脾经之络穴，交会于冲脉，冲脉经气挟脐而行，上冲至心胸，故公孙能沟通脾胃和中焦而平冲降逆；不容名冠功效，善治呕吐可知。诸穴合用，调补脾胃，使中阳得振，运化有权，升降有度。

2.“**胃脘痛，腹胀**” 胃脘痛、腹胀为足阳明胃经和足太阴脾经常见之症，因脾胃同居中焦，共主升降运化，共同完成饮食水谷的消化吸收故也。但是阳明胃经之胃脘痛、腹胀多为实证、热证；太阴脾经之胃脘痛、腹胀多为虚证、寒证。脾虚气弱，运化无权，或中阳不足，脾胃虚寒，失于温养皆可导致胃脘痛、腹胀。本着“以通为用，以通为补”的原则，遵循《医学真传·心腹痛》的“通则不痛”之法，“调气以和血，调血以和气，通也；下逆者使之上行，中结者使之旁达，亦通也；虚者助之使通，寒者温之使通，无非通之之法也”。常取中脘、胃俞、脾俞、足三里、三阴交、太白，针灸并用，益气健脾，养阴润胃，使脾气得升，胃润得降，清升浊降，胃和则安。

病案

刘某，女，50岁。诉胃脘痛反复发作3年，近来加重。患者2个月前因饮食寒凉后出现胃脘部疼痛、腹部胀满之症，于外院就诊未见明显好转，遂就诊于我科门诊。现症：胃部隐痛，空腹尤甚，得温则减，食后腹部胀满不适，时有头晕，乏力，纳呆，进食则呕，寐欠安，小便调，大便溏，舌淡暗，苔白，脉沉细。胃镜检查提示：浅表弥散性萎缩性胃炎。中医诊断：胃痛（脾胃虚寒证）。西医诊断：慢性胃炎。

辨治思路：该患者胃脘痛反复发作2~3年，以脾胃素虚之体，复因饮食寒凉后损伤脾胃，脾失健运，胃气失和，故腹胀、胃痛；脾虚清阳不升则便溏；胃虚纳化失常，则纳呆、食则呕；清气不升则头晕昏沉；运化失常，气血生化乏源故双下肢无力，故当从足太阴脾经论治。依据患者症舌脉，证属脾胃虚寒，失于温养。法当温中健脾，和胃止痛。针刺取穴：中脘、脾俞、胃俞、内关、足三里、三阴交。所选穴位常规消毒，针刺深度以得气为度，得气后内关施以平补平泻法，余穴均施以徐疾提插捻转补法，中脘、足三里针后加灸，留针30分钟，每日1次。经针灸治疗后腹胀消，胃痛大减，进食不呕。又继续治疗1周后，饮食正常，二便调。经治2周后诸症消除。

精彩点评：《素问·灵兰秘典论》言"脾胃者，仓廪之官，五味出焉"，脾胃居于中焦，是升降出入之枢。胃气主降，饮食及糟粕得以下行，脾气主升，精气才能输布，若"清气在下，则生飧泄；浊气在上，则生䐜胀"。本例慢性胃痛，起于脾胃虚弱，复因饮食失调，虚实夹杂，以虚为主，贯穿于全过程。本着"虚则补之"的原则，故取中脘、胃俞、脾俞，俞募配穴调补脾胃；合补足三里，针灸并施，温补脾胃，健运中州；配以三阴交养阴润燥，濡养胃络，并有健脾化湿之功，益气之中不忘养阴，气血并调。五穴益气健脾，温中散寒，治在本。取内关意在理气和胃而止痛止呕，治在标。是例法因证立，方随法出，方证相应，故效如桴鼓。

3."善噫，得后与气则快然如衰" 噫为嗳气的古称。《景岳全书·呃逆》云："噫者，饱食之息，即嗳气也。"嗳气偶然发作，无须治疗，待其胃气自然顺和则愈；若反复发作，嗳气频频则当及时治疗。脾主升，胃主降，脾胃升降有序，则中焦运化如常。若脾经受邪，运化失司，升降失序，则嗳气频频，如《灵枢·口问》所言："寒气客于胃，厥逆从下上散，复出于胃，故为噫。""得后与气则快然如衰。"因排便与矢气，胃肠气机得利，运化得畅，故邪去症减，腑以通为用故耳。

病案

张某，女，45岁。诉嗳气频作4天。患者4天前因进食中生气而出现嗳气频作之症，经肌内注射盐酸甲氧氯普胺注射液等药物，症状无改善，而求针灸治疗。现症：嗳气频作，脘腹胀满，进食、情志不舒则加重，纳呆，便溏，夜寐差，舌淡，苔薄白，脉沉细。既往患有慢性胃炎病史。中医诊断：嗳气（肝气犯胃证）。西医诊断：功能性消化不良。

辨治思路：患者以嗳气频作为主症，且伴有腹胀之症，其与脾经"是动病"中"腹胀善噫"之症相符，故可从脾经论治。依据患者症舌脉，证属肝郁气滞，横克脾胃，胃失和降，浊气上逆。法当疏肝和胃，降逆止噫。针刺取穴：丝竹空、支沟、内关、中脘、足三里、三阴交、公孙、太冲。所选穴位常规消毒，针刺深度以得气为度，得气后诸穴均施以平补平泻法，留针30分钟，每日1次。患者针刺后嗳气即止，脘腹胀满减轻。经治1周后诸症消失，病情告愈。

精彩点评：嗳气多为胃之浊气上逆所致，故降逆和胃常为治疗嗳气的根本大法。本案乃因情志失和，肝气郁结难以条达而诱发，致使胃失和降，浊气上逆。故当肝脾同调，既要疏肝解郁，又要和胃降逆。针刺取丝竹空、支沟、太冲以疏肝理气；中脘、足三里、三阴交、公孙以健脾和胃；内关以和胃降逆，宁心安神。

4."**食不下，烦心，心下急痛**" 此乃痞满之症，多由感受外邪、内伤饮食、情志不遂等引起中焦气机不利，升降失常所致。脾失健运，无以为胃行其水谷，胃失受纳，则不思饮食；足太阴脾经"上膈，注心中"，若脾失健运，气血生化乏源，心失所养，则心胸烦闷；脾气不足以行血，血瘀心下，则心下急痛。治疗总以调理脾胃升降运化、理气消痞除满为大法，常取中脘、足三里、内关、公孙等穴治之。

病案

许某，女，45岁。诉心下痞满9年余，加重1个月。患者9年前因婚姻不幸而致胃脘胀满疼痛，于当地医院诊断为"慢性浅表性胃炎"。予西医治疗后，胃脘胀满时好时坏，近1个月来心下痞满加重，前来我处就诊。现症：心下痞硬拒按，食后尤甚，头部昏沉，时有胸闷憋气，心烦易躁，纳呆，寐欠安，大便日行1~2次，平素不成形，小便调，舌暗红，苔白，脉沉细。既往史：患慢性浅表性胃炎9年，未系统治疗。中医诊断：心下痞（肝脾不和证）。西医诊断：慢性浅表性胃炎。

辨治思路：患者长期情志不遂，肝郁气滞，横克脾土，使脾胃升降失常，中焦气机不利，则心下痞硬拒按，食后尤甚；脾不升清则头昏；肝郁化火，则心烦易躁；脾失运化，湿由内生，则大便溏泄。证属肝木横克脾土，肝脾不和。治当疏肝解郁，健脾和胃。针刺取穴：中脘、承满、支沟、内关、阳陵泉、足三里、三阴交、公孙、太冲。所选穴位常规消毒，针刺深度以得气为度，得气后诸穴均施以平补平泻法，留针30分钟，每日1次。经3次针刺治疗后，患者心下痞满减轻，情志转舒，纳呆改善。继前治疗1个月后，诸症悉除。

精彩点评：《杂病源流犀烛》云："痞满，脾病也。本由脾气虚及气郁不能运行，心下痞塞填满。"临证治疗以调理脾胃，行气消痞为基本原则，重视疏肝健脾法的运用。疏肝常以阳陵泉、支沟、三阴交、太冲为基础方，功同四逆散；健脾常以中脘、足三里、阴陵泉、公孙为基础方，功同四君子汤。如此使肝气条达，脾升胃降，气机顺畅，痞满自消。本例患者治疗即遵于此，酌加内关和胃降逆、承满消除胀满。

5."溏瘕泄，水闭" 泄泻病在大肠，但其因不止于大肠，脾失健运是其病机关键。脾主运化，喜燥恶湿，大肠小肠分清泌浊，主司传导。若脾病湿盛，运化失职，则小肠无以泌浊，大肠无以传化，水反为湿，谷反为滞，合污而下，泄泻作矣，故脾病湿盛是主要病机。正如《杂病源流犀烛·泄泻源流》所云："惜曰湿盛则飧泄，乃独由于湿耳，不知风寒热虚，虽皆能为病，苟脾强无湿，四者均不得而干之，何自成泄？是泄虽有风寒热虚之不同，要未有不源于湿者也。"此"溏瘕泄，水闭"乃因脾病湿盛，运水无权，水走肠间。治当以健脾利湿之法。宜取阴陵泉、三阴交、足三里健脾化湿；中极利小便，分消走泄；天枢调理胃肠气机，恢复运化与传导之功。

病案

张某，男，50岁。诉腹泻4年余，近来加重。患者4年前因贪凉饮冷而致发热腹泻，诊为急性肠炎，予西药口服、静脉滴注而愈。后每因饮食不当则发腹泻，未予重视，近来腹泻频作而来诊。现症：肠鸣泄泻，泻下清稀，完谷不化，双下肢浮肿，脘闷纳呆，小便短少，舌淡，苔白，脉濡缓。查体：腹部无压痛、反跳痛；大便常规化验正常，尿常规正常，血尿素氮3.5mmol/L，肌酐10.5mmol/L；腹部B超示前列腺增生，膀胱残留尿。中医诊断：泄泻（脾虚湿盛证），癃闭。西医诊断：慢性肠炎，前列腺增生。

辨治思路：该患者久泻迁延不愈，每因饮食不当而复发，则知其脾气已虚，水谷运化失司，脾虚湿盛，其舌淡、苔白、脉濡缓更为佐证，故症见泄泻，完谷不化，脘闷纳呆；脾虚不能运化水湿，水湿泛溢则水肿，小便不利。法当益气健脾，分利水湿。针刺取穴：中极、天枢、足三里、阴陵泉、三阴交、太冲。所选穴位常规消毒，针刺深度以得气为度，得气后足三里、阴陵泉、三阴交施以徐疾提插补法，中极、天枢、太冲施以平补平泻法，留针30分钟，每日1次。经3次针刺治疗后泄泻减少，小便不利好转，纳食香。继前治疗7次后，饮食二便正常，下肢轻度浮肿，舌淡红，苔薄白，脉沉细。又继前治疗5次后，诸症尽除而告愈。

精彩点评：《医宗必读·泄泻》云："治法有九：一曰淡渗，使湿从小便而去，如农人治涝，导其下流，虽处卑监，不忧巨浸。《经》云：'治湿不利小便，非其治也。'……一曰燥脾，土德无惭，水邪不滥，故泻皆成于土湿，湿皆本于脾虚，仓廪得职，水谷善分，虚而不培，湿淫转甚。《经》云：'虚者补之'是也。"此例患者正是脾虚湿盛、湿淫转甚，故治以益气健脾，分利水湿。以脾胃之合穴阴陵泉、足三里补益脾胃，健运中州，合三阴交则健脾化湿；以太冲疏肝调肝以防其克制脾土；以膀胱经募穴中极分利水湿，利小便所以实大便也；天枢调理胃肠而止泻。临证需注意久泻而无小便不利、气阴两虚之症明显者，不可利小便，以防其更伤气阴。此例患者虽久泻但无阴伤之症，且伴癃闭水肿、水湿泛滥为盛，唯有分流水湿，使湿由小便而去，是谓正治。久泻而虚象不著者不可轻易补涩，恐闭门留寇，湿

细说
经络
辨证

邪难尽，戒之，戒之。

6.**"身体皆重""体不能动摇"** 身重是人体有沉重乏力之感，尤以四肢为甚。《内经》称之为"体惰""殚"。其证有虚实之分，虚多责之于气血不足，如《灵枢·口问》："人之殚者……胃不实则诸脉虚，诸脉虚则筋脉懈惰，筋脉懈惰则行阴用力，气不能复，故为殚。"实证多责之于湿邪浸淫，如《金匮要略·痰饮咳嗽病脉证并治》言："饮水流行，归于四肢，当汗出而不汗出，身体疼重，谓之溢饮。"脾主肌肉四肢，主运化食物精微和运化水湿。脾失健运，若精微不布，四肢不得禀水谷气，诸脉虚则筋脉懈惰；若水湿不化，水湿泛溢于肌肤，归于四肢，则身体肥胖、肢体沉重，甚至为水肿。治疗当分清标本虚实之主次，以健脾祛湿为大法，健脾益气为其正治，攻逐水饮为权宜之治。针刺以"调理脾胃针法"为基本方，酌情加减，随证治之。

病案

卢某，女，49岁。诉周身沉重乏力2个月余。患者于2个月前无明显诱因出现周身沉重乏力之症，未系统治疗，现为求进一步诊治，前来我院就诊。现症：周身沉重乏力，四肢肌肉时有酸痛，膝、踝、肘等关节疼痛，头部昏沉，时有头晕，口干不欲饮，纳呆，食后腹胀，大便溏，小便调，舌暗淡，苔白腻，脉弦滑。查红细胞沉降率第1小时60mm，类风湿因子（+）。中医诊断：痹证（着痹）。西医诊断：类风湿关节炎。

辨治思路：患者以周身沉重为主症，与足太阴脾经"是动病"中"身体皆重"之症相符，且结合患者症舌脉，证属脾虚湿盛，湿邪侵袭肌肉关节，故可从脾经论治。法当健脾祛湿，通经除痹。针刺取穴：以"调理脾胃针法"为基本方（中脘、曲池、合谷、血海、阴陵泉、足三里、地机、丰隆、三阴交、太冲），配以水分、八邪、八风。所选穴位常规消毒，除八邪、八风点刺出血以外，余穴针刺深度以得气为度，得气后均施以平补平泻法，留针30分钟，每日1次。经针刺治疗1周后，周身沉重、关节疼痛之症明显减轻，纳可，二便正常。继前治疗2月余，诸症痊愈。

精彩点评：该患者以脾胃升降运化失常为基本病机。脾虚湿盛，湿邪浸淫肌肉关节，则周身沉重，关节疼痛；肌肉失于水谷精微濡养则乏力；

清阳不升则头晕；浊阴不降，运化失职则纳呆，食后腹胀，大便难。故以"调理脾胃针法"为基础方，取中脘、水分、足三里、阴陵泉、丰隆、三阴交调理脾胃升降，健脾祛湿；选用曲池、合谷相配，可疏通气血以散邪；血海、地机养血活血，化瘀除痹以治其本；佐八邪、八风搜血中之风邪以治其标。

7. "舌本强""舌强不语"乃为中风病之常见症状，与心、脾、肾的关系极为密切。心开窍于舌，心经别络上行与舌相伴，上挟咽随其经脉连于舌根下；脾为气血生化之源，舌为脾之外候，其经脉连舌本散舌下；肾藏精、生髓，其经脉循行沿喉咙挟舌根部。因此，若心、脾、肾脉络气血不通，舌脉无以滋养，则舌体僵硬，从而言语不清。本经之"舌本强"之症，乃因寒邪直中太阴，脾经气血凝滞，运行不畅，不能上承于舌；或脾失健运，痰湿内生，瘀阻舌窍；或脾气虚弱，气血不能濡养于舌所致，治当以调理脾胃为其本，通利舌窍为其标，标本兼顾。

病案

李某，男，67岁。诉右侧肢体活动不利，伴失语1天。患者晨起如厕时，突发右侧肢体活动不利，失语，遂就诊于我院，查头颅CT提示左侧基底核区梗死，收入院治疗。现症：舌强不语，舌体后坠，舌不能伸出口外，右侧肢体活动不利，咳吐大量白黏痰，大便3~4日一行，舌暗淡，苔白腻，脉弦滑。查体：神清体胖，咽反射正常，软腭上提灵活，右侧肢体肌力2级，肌张力、肌容量正常，右侧霍夫曼征（+），右侧巴宾斯基征（+），戈登征（+）。血压为170/100mmHg。中医诊断：中风（中经络，风痰瘀阻证）。西医诊断：脑梗死（急性期）。

辨治思路：患者以舌强不用为主症，与脾经"是动病"中"舌本强"之症相符，且结合患者症舌脉，证属风痰阻络。此乃因脾胃升降运化失常，水聚成湿，湿聚成痰，再遇风邪挟痰上阻舌窍所致。故当从脾经论治，法当健脾化痰，息风通络。予静脉滴注疏血通、奥拉西坦，口服阿司匹林片等药治疗。针刺取穴：风府、哑门、阴陵泉、廉泉、双侧天枢、通里、丰隆、太冲；患侧臂臑、曲池、支沟、合谷、环跳、伏兔、血海、足三里、

细说
经络
辨证

阳陵泉、飞扬、绝骨。所选穴位常规消毒，针刺深度以得气为度，得气后风府、天枢、丰隆、太冲施以徐疾提插泻法，余穴施以平补平泻法，留针30分钟，每日2次。患者经半个月治疗后，右侧肢体活动不利明显好转，肢体肌力4级，可进行简单问答，二便调，继前治疗。又经1个月治疗后，右侧肢体活动接近正常，肌力5级，问答尚可，生活自理而出院。

精彩点评：脾居五脏之中，寄旺四时，五味藏之而滋长，五神因之而彰著，四肢百骸，赖之而运动也。若脾失运化，水聚为湿，湿聚成痰，因痰致瘀，每因将息失宜，挟风痰瘀痹阻肢体脉络则肢体活动不利，上蒙舌窍则舌强不语。以风、痰、瘀为其病机关键，治以健脾化湿、豁痰息风为首务。故以阴陵泉、丰隆健脾化湿豁痰，风府、太冲平肝息风，哑门、廉泉、通里通利舌窍，天枢通腑泄邪，余穴疏通肢体经络。诸穴合用，标本兼治而收佳效。

8."股膝内肿厥，足大指不用" 此下肢肿、胀、麻木冷痛，足大趾不能运用之症。《素问·太阴阳明论》云："脾病而四肢不用何也？岐伯曰：四肢皆禀气于胃，而不得至经，必因于脾，乃得禀也。今脾病不能为胃行其津液，四肢不得禀水谷气，气日以衰，脉道不利，筋骨肌肉皆无气以生，故不用焉。"足太阴经脉起于大趾内侧，上行结于内踝，直行向上结于膝内辅骨，沿大腿内侧，结于股前，再向上入腹。脾主肌肉四肢，为气血生化之源，输布精微于四肢百骸。若脾经经气变动，气血运行不畅，则可见经脉所过之处肿痛、厥冷，足大趾不用；若脾经经气不足，气血不能濡养肢体，则出现下肢麻木疼痛，甚则不能运用。前者经脉痹阻为实，治宜活血通络；后者经脉失养为虚，治宜养血通络，皆可以循经局部取穴治之。《素问·逆调论》曰："荣气虚则不仁，卫气虚则不用，荣卫俱虚则不仁且不用。"足太阴脾经起于大趾之端，若脾胃亏虚，营气不足，大趾失于濡养，则麻木不仁，甚则不能运用。

病案

王某，男，60岁。诉双足趾麻木隐痛半个月余。患者患糖尿病10年余，血糖控制不稳定，半个月前因气候转冷，出现双足趾麻木隐痛而来诊。现症：双足趾麻木隐痛，以足大趾尤甚，足不任地，肢冷色暗，纳呆，便溏，形体肥胖，舌淡，苔白，脉细涩。查：空腹血糖 7.6mmol/L，餐后 2 小时血糖 14.8mmol/L，双足背动脉搏动减弱，B 超示双下肢动脉管腔狭窄。中医诊断：消渴，脱疽（痰瘀阻滞证）。西医诊断：2 型糖尿病，糖尿病周围血管病变，下肢动脉闭塞症。

辨治思路：依据患者症舌脉，该患者乃为脾虚湿盛之体，消渴日久，气阴两虚，痰湿瘀血内停，痹阻经脉。故应从脾经论治，法当健脾益气，活血通络。嘱患者糖尿病饮食，针刺取穴：中脘、合谷、曲池、血海、阴陵泉、地机、足三里、丰隆、三阴交、太冲、绝骨、解溪、八风。所选穴位常规消毒，针刺深度以得气为度，得气后足三里、绝骨施以意气热补法，血海、地机施以徐疾提插泻法，八风点刺出血，余穴均施以平补平泻法，留针 30 分钟，每日 1 次。患者经治 1 个月后，足趾麻木冷痛明显减轻。续治 1 个月后，症状基本消失。随访半年，病情稳定。

精彩点评：本病属中医"脱疽"范畴，病之早期易治，针灸可施。该患者即属脱疽之初期，以脾虚湿盛为本，痰瘀阻络为标。故以中脘、足三里、阴陵泉、丰隆、三阴交健脾化湿，益气养血治其本；血海、地机、八风活血化瘀治其标；绝骨、解溪疏通经络。足三里、绝骨施以热补法，意在"温通"，以其"血气者，喜温而恶寒"故也。诸穴合用，扶脾宣痹，开瘀通络而收良效。

第五节　手少阴心经经脉辨证论治方法

一、手少阴心经经脉循行及病候意义辨析

（一）手少阴心经经脉循行意义辨析

《灵枢·经脉》云："心手少阴之脉，起于心中，出属心系，下膈，络小肠；其支者，从心系上挟咽，系目系；其直者，复从心系却上肺，下出腋下，下循臑内后廉，行太阴、心主之后，下肘内，循臂内后廉，抵掌后锐骨之端，入掌内后廉，循小指之内出其端。"

1.“心” 经文虽只言一“心”字，而阅者读此，当知其生理功能、病理变化的特点。

（1）心藏神。《素问·灵兰秘典论》云：“心者，君主之官也，神明出焉。”强调心是人体生命活动的中心，主宰人的精神意识和思维活动。其所主之神，有广义和狭义之分。广义的神，是指人体生命活动总的外在表现，如眼神、言语、肢体运动等机体表现于外的“形征”，即通常所说的“神气”；狭义的神，是指人的精神意识、思维活动，即通常所说的“神志”。现代医学认为，人的精神意识思维活动是大脑的功能，而非心主神明。但中医学认为人的精神思维活动与五脏相关，并主要是属于心的生理功能。笔者认为“神之体在脑，而神之用在心”。心主神志和心主血脉密不可分，血是神志活动的物质基础，神离不开气血的濡养。正所谓“血气之精者，谓之神”，故心为神赖以生存的物质处所。《灵枢·邪客》云：“心者，五脏六腑之大主也，精神之所舍也，其脏坚固，邪弗能容也，容之则心伤，心伤则神去，神去则死矣。”心所藏之神为生命之神，人之魂魄意志之认识活动和喜怒忧思之情志，皆发于心而应于他脏，“所以任物者谓之心”（《灵枢·本神》）。若心不藏神则神失安宁，营卫运行失常，影响到脾、肺、肝、肾的功能，则人体正常之寤寐亦无从谈起。

（2）心主血脉。心主血脉是指心气能推动和调控血液在脉中运行，使其流注于全身脏腑、形体官窍，以发挥其营养和滋润作用。《素问·痿论》云：“心主身之血脉。”心是血液运行的动力，脉是血液运行的通路。心主血脉为心藏神提供了基础保障，使心有所养、神有所藏。另一方面，心神又可推动和调控心脏的搏动和脉管的舒缩，使脉道通利、血流通畅，正如《素问·六节藏象论》所言“心者，……其充在血脉”。血液的盛衰调和与否，是心的生理功能正常与否的关键。

（3）心为阳脏而主通明。心位于胸中，在五行属火，为阳中之阳，故称阳脏。将心喻为阳脏、火脏，其意义在于说明心以阳气为用，心之阳气能推动心脏搏动，温通全身血脉，振奋精神，温温之火，生生不息。心主通明是指心脉以通畅为本，心神以清明为要。心脉畅，需心阳的温煦和推动，也需心阴的凉润和宁静。心神清明需要心阳的鼓动和兴奋，也需心阴的宁静和抑制作用，阴平阳秘，则心通神清。

（4）心在体合脉，其华在面，开窍于舌，在志为喜，在液为汗。《素问·六节藏象论》云："心者，生之本，神之处也，其华在面，其充在血脉，为阳中之太阳，通于夏气。"心在体合脉是指全身的血脉统属于心，由心主司。其华在面因头面部血脉极其丰富，全身气血上注于面，心的精气盛衰及生理功能是否正常，可显于面部色泽变化。开窍于舌是指心之精气盛衰及其功能变化可从舌的变化得以反映。舌主司味觉和表达语言，有赖于心主血脉和主神志的功能。心在液为汗是指心精心血为汗液化生之源。心在志为喜是指心的生理功能与喜志有关，如《素问·调经论》云："神有余则笑不休，神不足则悲。"因心主神明，故心在志为喜。

综上可知，心能否正常主宰人体的生命活动或行血脉，全赖于心气功能的盛衰与否。心气旺盛，则血液周流不休，生命生生不息。故手少阴心经生理特点必是"多气少血"之经。而其病理变化不外乎心神失藏失主，血脉失运失畅，而表现出神志失常、心血瘀阻等症。

2."手少阴之脉，起于心中"　杨上善言："以其心神是五神之主，能自生脉，不因余处生脉来入，故自出经也。"手少阴心经衔接足太阴脾经"复从胃别上膈，注心中"。脾将水谷精微注心中，奉心化赤，为心所主，故脾气充足则生化有源，归心所主之血自当充盈，发挥心主血脉之功。

3."出属心系，下膈"《经络考》言："心系有二，一则上与肺相通，而入肺大叶间；一则由肺叶而下，曲折向后，并脊里，细络相联，贯脊髓与肾相通，正当七节之间。盖五脏系皆通于心，而心通五脏系也。"膈能平衡脏气与腑气，且是二者相通的途径，是脏病犯腑、腑病犯脏的界限，是经脉病传腑的防御途径、经络侵入其所属的通路界限。手少阴心经从心中起始后，先联属于心脏周围的血管脏腑等组织，然后向下贯穿横膈膜，而联络于本经相表里的小肠，开始体内的循行路线。

4."络小肠"　五脏与六腑有属络配偶关系。人体脏腑的生理特点是"五脏者藏精气而不泻，六腑者传化物而不藏"，这就决定了脏腑在主持完成人体气血津液饮食代谢中，必须一脏一腑形成表里阴阳的络属关系，才能有藏有泻协调完成人体的各种代谢。

心与小肠相互表里属络。从生理上看，心主血脉，小肠为受盛之官，化物出焉。心阳之温煦，心血之濡养，利于小肠化物；小肠泌别清浊，将营精复上归于心，化血奉养心脉，即《素问·经脉别论》所言："浊气归心，淫精于脉。"从病理上讲，二经相属络，心经火热常下移小肠，心火亢盛则小便黄赤，故泻心火多泻小肠，采用远道循经取原穴腕骨。

5."其支者，从心系上挟咽" 对于"上挟咽"的理解，古今有所不同。汪昂认为是"走喉咙，出于面，合目眦"，而现代多认为是从心系向上挟食道。手少阴心经经脉，从心系分出三支，一支从心向上走行，挟行于咽喉的两旁，故心火亢盛，则出现咽喉干燥、口渴之症。

6."系目系" 杨上善认为"筋骨血气四中之精，与脉合为目系，故心病闭目也"。手少阴心经行于咽喉两旁后，再向上行联属于和脑相联络的眼的脉络，故眼神能反映心神的变化。

7."其直者，复从心系却上肺" 手少阴心经经脉的另一分支，从心经的脉络系统，直上到肺脏，从而发挥心主血脉、肺主气的互根互用关系。心肺同居上焦，心主血而肺主气，心主行血而肺主呼吸，心与肺的关系主要表现在血液运行与呼吸吐纳之间的协同调节关系。心主血脉，需肺所生之宗气，贯心脉以行血；肺主气靠心主血行的濡养、心神的调节。若肺气虚，行血无力，则心血瘀阻；心阳不足，血行不畅，则影响肺的呼吸功能。

8."下出腋下" 手少阴心经经脉从肺向下斜走出于腋窝下面，是经脉在体表循行路线有腧穴的起始处。此处有极泉穴。极泉当心经最高点之处，为心经脉气自高而下，似泉水流注之处，故泻本穴有理气活血、疏经通络之功，常用于治上肢气血痹阻证。此外可清心泻火，用于治疗心烦咽干等症。

9."下循臑内后廉，行太阴、心主之后" 手少阴心经在体表自腋窝出行，经过胸大肌外下缘，沿上臂内侧后缘，行于手太阴肺经和手厥阴心包经的后面。在此分布有青灵穴。青灵穴为手少阴经脉气所发，能通经止痛，治疗上臂痛。

10."下肘内，循臂内后廉" 手少阴心经经脉经过肱二头肌内侧缘，到达肱骨内上髁前，从肘的内后方，沿着前臂内侧后缘循行。此处有心经合穴少海。少海是治疗实热性神志疾患和上肢麻痹挛痛等症之常用穴。因少海为手少阴经合水穴，本经为火，水能克火，故刺本穴能清热安神，治心火上炎诸症。此外，因其为合穴，经气旺盛，又因心主血脉，所以泻本穴有理气活血、通络止痛之功。

11. "抵掌后锐骨之端" 手少阴心经经脉通过前臂内侧后缘，到达腕关节尺侧豌豆骨突起处。此处分布有本经经气循行之经穴灵道、本经联络小肠之络穴通里、本经气血深聚之郄穴阴郄、本经原气留止之原穴神门四穴，皆有调神之功。灵道喻心经经气所行之经穴，为心脉之渠道，功善宁心安神，行气活血，长于调理本经气血，为治心脏病和癔症之常用穴。通里别走手太阳小肠经，经气由此通达表里二经，补则能养心血，宁心神，健脑益智；泻则能清心火，通心络，安心神，具有双向调节作用，为治神志病、心和其经络脉循行处病变、心火下移小肠诸症之要穴，尤长于治疗心神病变。阴郄有养血安神、滋阴清热之功，为治心血亏虚常用穴。神门为心经脉气所注之输土穴、原穴，能调理脏腑虚实，泻之能清心泻火，补之能养血安神，为治心神疾病之要穴。

12. "入掌内后廉" 手少阴心经经脉进入手掌靠近小指的一侧。此处分布有本经经脉所溜止之荥穴少府穴。少府穴为心经经气荥迂而未成大流之处，其阴易虚，其火易亢，故泻之能清心火而宁神；又因心与小肠相表里，心火移小肠，所以泻之可治小肠之溲疾。

13. "循小指之内出其端" 手少阴心经经脉经第四、五掌骨之间，沿着小指内侧循行至指甲内侧端，交接手太阳小肠经。此处分布有少冲穴，即心经气所出之井穴，能开窍醒神。本穴虽为心经母穴，但心经虚证多不用此穴。

手少阴心经循行示意如图3-6。

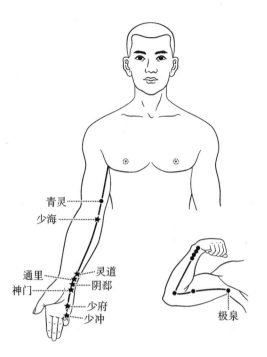

图 3-6 手少阴心经循行示意

（二）手少阴心经病候意义辨析

脏腑组织、经络气血，不论哪一方发生病变，都不外乎"是动"与"所生"两大类。

《灵枢·经脉》云："是动则病嗌干心痛，渴而欲饮，是为臂厥。是主心所生病者，目黄胁痛，臑臂内后廉痛厥，掌中热痛。"

1."是动则病" 指脏腑组织、经络气血受邪动乱，所发生的病理变化。

（1）"嗌干"。因心经起于心中，其支者挟咽循行，故无论心经的虚火还是实火都会上炎致咽干舌燥。治疗时，实者泻少冲或少府清热泻火，启闭开窍；虚者取通里，因其别走小肠而治心火上炎之症。

（2）"心痛"。手少阴经脉起于心中，主行血脉。若经气郁滞，心脉瘀阻或气血亏虚，运行无力，心失濡养都可发生心痛，均宜取灵道、阴郄治之。

（3）"渴而欲饮"。张介宾云："心火炎则心液耗，故渴而欲饮。"故可泻少府、通里以滋阴泻火，减少津液耗伤而止渴。

（4）"是为臂厥"。心经循臂内后廉，行太阴心主之后，若心经经气变动，气血运行不畅，则经脉所循行经过之处，都可出现麻木、厥冷、疼痛之症。如临床上心绞痛等心脏疾病，常因心经气血闭阻伴发上臂内侧及小手指疼痛、麻木的症状，此时可刺极泉穴、少海穴。极泉穴为心经气血自高而下喷发向下流经之处，故能理气活血，疏经通络；少海穴因其位于肘横纹处，又为心经合穴，经气旺盛，故该穴活血止痛效佳。

2．"**是主心所生病**" 指心脏、组织、经脉、气血所自发的病理变化，多表现为在里在内、邪盛正衰的阴、寒、虚证。

（1）"目黄胁痛"。因其脉"系目系""下出腋下"，若心经经气郁滞，气郁化火上循目系，则出现目黄；经气郁滞，心血瘀阻则胁痛。心与肝在行血与藏血及精神调节方面关系密切，心脉闭阻则肝失疏泄而见此证，宜取通里、灵道治之。

（2）"臑臂内后廉痛厥，掌中热痛"。是说体表气血衰微，经脉所过之处气血失调而表现的慢性病变，有在经、在络之不同。在经脉，经气运行无力，血瘀不通则痛；经气不足输布，气血失煦则厥冷。在络脉，气盛血衰，经络失调则掌中热。均宜局部刺之，并可刺少府泻心经邪热。

二、手少阴心经经脉病候辨证应用举要

（一）临床表现

1．心脏失常病候 心病的证候特点是心主血脉失司和心主神志失常，病变包括了循环系统疾病和精神神志异常。病证有虚实两类，虚证有阳气虚和阴血虚，实证为瘀血、痰火阻滞。心不受邪，故本脏之病，多起于内伤，以真心痛、心悸、失眠、健忘、昏迷、失语为常见病证。

2．经脉失调病候 心经经脉起于心中，上挟咽，系目系，下出腋下，沿上臂内侧循行至小指之端。心经经气郁滞，气血运行不畅可出现胸胁痛、前臂内侧厥冷疼痛；经气郁滞，郁而化火，上冲咽与目系则咽干、口渴、目赤肿痛，经气郁热则掌心发热。

（二）辨证分析

心主血脉，若心气虚，运血无力，或痰火水饮痹阻心脉都可导致血脉

运行不畅，心血瘀阻不通，出现心悸心痛、上臂内侧厥冷疼痛。心主神明，若心血亏虚，神不守舍则失眠健忘；若心气不足，神无所主则心悸怔忡。

（三）辨证应用举要

1. "心痛"　胸痹心痛是以胸部闷痛，甚则心痛彻背为主症的一种疾病，轻者胸闷如窒，重者胸痛，甚至心痛彻背、背痛彻心，属本虚标实之证。《金匮要略·胸痹心痛短气病脉证并治》曰："夫脉当取太过不及，阳微阴弦，即胸痹而痛，所以然者，责其极虚也。"张仲景认为"阳微阴弦"是胸痹心痛的根本病机，阐述了上焦阳虚，痰饮、寒邪等阴邪乘机上乘，以致胸阳闭塞、不通则痛的本质。因诸阳皆受气于胸中，而心为阳中之阳，血液在脉中运行不止，环流不休，全赖心阳之温煦和推动。若心阳不足，则血运不畅，瘀血痹阻心脉；心阳不足，不能下温肾水，则气化失司，水饮内停，上凌心胸；阳气不足则阴寒之邪乘虚侵袭，寒邪凝滞，收引血脉，致心脉拘挛而发为心痛。其病机关键是心脉痹阻，临床表现为本虚标实、虚实夹杂。本虚为阳气虚衰，标实有寒凝、气滞、痰浊、瘀血。治疗当标本兼顾，标实宜泻，针对寒凝、气滞、痰浊、瘀血之不同，分别予以辛温通阳、梳理气机、豁痰泄浊、活血化瘀之法，以疏通心脉为要；本虚宜补，权衡气血阴阳之不足，益气温阳，养血滋阴，但总以振奋心阳为首务。笔者临床多以至阳、内关等为主穴，同时强调治疗痛证要以"调神为主为先，以通经为辅为用"。

🧑 病案

刘某，女，54岁。诉心前区疼痛3年余。患者于3年前无明显诱因出现心前区疼痛、心悸、气短之症，于天津中医药大学第一附属医院服中药调理，服药后自觉诸症有所缓解，但心前区疼痛之症仍反复发作，现为求进一步治疗，前来我院就诊。现症：心前区疼痛，心悸，气短，头晕乏力，纳呆，食后腹胀，寐差，便溏，体胖，舌淡暗，苔白，脉弦细。查：心电图提示ST段下移，T波倒置，心肌缺血；心脏B超提示冠心病。中医诊断：胸痹（阳虚痰凝证）。西医诊断：冠心病。

辨治思路：患者以心前区疼痛为主症，知其病位在手少阴心经。据患

第三章　十二经脉辨证论治方法

者症舌脉，证属阳虚湿盛，痰瘀痹阻心脉。法当通阳宣痹，健脾化湿，豁痰化瘀。针刺取穴：至阳、中脘、血海、足三里、阴陵泉、地机、丰隆、三阴交、太冲、内关、灵道。所选穴位常规消毒，针刺深度以得气为度，得气后至阳采用"深刺纳阳针法"，余穴均施以平补平泻法，留针30分钟，每日1次。患者经1周治疗后，心前区疼痛、心悸、纳呆、便溏之症明显好转。又继前治疗2周后，心前区疼痛基本消失，饮食、二便正常，舌淡，苔薄白，脉沉细。继前治疗3次以巩固疗效。

精彩点评：《类证治裁·胸痹》云："胸痹，胸中阳微不运，久则阴乘阳位而为痹结也。……夫诸阳受气于胸中，必胸次空旷，而后清气转运，布息展舒。胸痹之脉，阳微阴弦，阳微知在上焦，阴弦则为心痛，此《金匮》《千金》均以通阳主治也。"该患者脾虚日久，湿聚成痰，痰浊瘀血盘踞胸中，致胸阳不展，经脉不通而发为心痛，故首选至阳穴，以至阳为督脉脉气所发，阳气至极，"至阳赫赫"，穴居背部阴阳交关之地，能从阳引阴，振奋胸中之阳气，以消阴翳，实为治胸痹之要穴。针刺此穴多采用"深刺纳阳针法"，操作方法是针入皮肤后，意守针尖，徐徐下针寻气，得气后，以意领气，将针由浅入深推进，使阳分之气引至阴分，推内之阳，疏利阴分，深而留之，"内阳以和阴"。中脘、足三里、阴陵泉、丰隆、三阴交调理脾胃，升清阳，降浊阴，助胃气水谷之运化，振奋中焦阳气，通过补脾阳达到振奋心阳的目的，并能通阳而豁痰除湿降浊；取太冲意在调肝木以防横克脾土，从调理脾胃入手，改善气血生化之源以祛瘀生新而扶正，杜绝痰湿生化之源以化痰祛瘀而通痹；血海、地机养血活血，化血中之瘀滞而通络；内关、灵道理气宽胸，疏通经脉，宁心安神。诸穴合用，标本兼治，以温通为要而收效。

2. **失眠** 人之寤寐，由心神所主，而营卫阴阳的正常运作是保证心神调节寤寐的基础。失眠病因虽多，但病理变化不外阳盛不得入于阴，或阴虚不能纳阳，阳盛阴衰，阴阳失交，心神不安，神不守舍，其病位在心。正如《景岳全书·不寐》所云："不寐证虽病有不一，然惟知邪正二字，则尽之矣。盖寐本乎阴，神其主也，神安则寐，神不安则不寐。其所以不安者，一由邪气之扰，一由营气之不足耳。"治疗总以补虚泻实、调整营卫阴阳为原则，临床多以内关、神门、申脉、照海为主穴。

 病案

刘某，女，47岁。诉心烦失眠2个月余。患者1个月前因家事思虑过多而致失眠，初服用安眠药有效，后渐至药量加大亦不能安睡，经中药治疗1个月，虽有改善，但仍入睡困难而多梦，尤以精神紧张更甚，故欲求针灸治疗。现症：失眠多梦，头晕健忘，心烦心悸，烘热汗出，神疲倦怠，纳呆，便溏，月经不调，舌淡，苔薄，脉弦细。中医诊断：不寐（血虚肝旺证）。西医诊断：失眠，更年期综合征。

辨治思路：患者年近七七，天癸已竭，复因思虑过度劳伤心神，心神被扰。阴血亏虚则神不守舍；心神被扰则心神不宁，故失眠多梦，头晕健忘。纵观症舌脉，一派血虚肝旺之象。故法当养血柔肝，宁心安神。针刺取穴：内关、神门、足三里、阳陵泉、三阴交、太冲、申脉、照海。所选穴位常规消毒，针刺深度以得气为度，得气后诸穴均施以平补平泻法，留针30分钟，每日1次。针刺治疗3次后失眠有所好转；又继前治疗1周后，失眠多梦明显改善，心悸、心烦减轻，饮食、二便正常，嘱其停用镇静安眠药，前穴加刺风池、印堂以平肝镇静，治疗1周后，能安然入睡，心烦头晕、烘热汗出消失。共治疗1个月，诸症尽除。

精彩点评：该患者肾阴亏虚，阴虚则肝旺，复因思虑过度，心脾两伤，阴血愈亏，血虚肝旺，"心系有二：有脾倦火郁夜卧，遂不疏散，每至五更，随气上升而发躁，便不成寐，此宜快脾发郁"（《古今医统大全·不寐候》）。故针刺阳陵泉、太冲以疏肝解郁；足三里、三阴交培土荣木以快脾发郁；内关、神门养心安神；申脉、照海调和阴阳跷以调整人体之阴阳，使阴阳平衡。诸穴合用，补其不足，调其虚实，使阴平阳秘，精神内守。

3. **失语**　舌为心之苗，心开窍于舌，故心病可反映在舌体和舌功能的异常上，反之，舌病亦多与心的病变有关。舌也是人体发音的器官之一，参与语言的发声，若舌体强硬或痿软均可影响语言功能。《素问·脉要精微论》云："心脉搏坚而长，当病舌卷不能言。"《灵枢·经脉》亦云："手少阴之别，名曰通里，……虚则不能言。"故舌病失语当从心论治，宜取通里、灵道、哑门、廉泉等为主穴。

病案

宋某，女，56岁。家属代诉突然失语，伴头晕、双下肢乏力1天。患者晨起大怒后突发失语，神清，肢体活动自如，欲求针灸治疗而来诊。现症：失语，舌不能伸出口外，头晕烦躁，面红目赤，大便2日未行，舌红绛，苔黄腻，脉滑数。既往患高血压病史10余年。查：形体肥胖，双下肢肌力5级，双侧巴宾斯基征（＋），血压180/100mmHg，头颅MRI提示脑干梗死。中医诊断：失语（痰火扰心证）。西医诊断：脑梗死，3级高血压病。

辨治思路：患者形体肥胖，痰湿素盛，又因大怒肝阳暴亢，肝火挟痰上扰心窍而致舌强不语。故急当清心泻火，豁痰开窍。予静脉滴注疏血通、奥拉西坦，口服拜阿司匹林。针刺取穴：哑门、风府、廉泉、天枢、支沟、通里、灵道、丰隆、内庭、太冲。所选穴位常规消毒，针刺深度以得气为度，得气后风府、天枢、支沟、通里、灵道、丰隆、内庭、太冲均施以徐疾提插泻法，廉泉、哑门施以平补平泻法，留针30分钟，每日1次。患者经1周治疗后，大便正常，头晕消失，舌强好转，能简单对答。又经半个月治疗后，语言明显改善。又继前治疗1周后，语言流畅，诸症消失，而告愈出院。

精彩点评：《灵枢·经脉》云："手少阴之别，名曰通里，去腕一寸，别而上行，循经入于心中，系舌本，属目系。其实则支膈，虚则不能言。"故舌病当从心论治。该患者痰火扰心，舌强不语，故急泻支沟、天枢、内庭、丰隆通腑泻热，清热化痰；泻风府、太冲以平肝息风；通里为手少阴心经络穴，灵道为其经穴，针泻二穴清心火，开心窍，利舌发音；廉泉通利喉舌开音，哑门开音窍之门。诸穴合用，共奏清心泻火、豁痰开窍、通关利舌之功。

4."嗌干""渴而欲饮"　口干、渴而欲饮为津液不能上承，口咽失润所致，证有虚实之分，虚则阴血津液亏虚，实则热盛伤津或寒湿中阻。湿邪所致口渴不欲饮，而热盛伤津则渴而欲饮。本经之"嗌干""渴而欲饮"，乃热盛伤津之象。心经起于心中，其支者挟咽而行，若心火亢盛，灼伤阴液，咽喉不得滋养则嗌干、渴而欲饮，可泻少海、少府、通里以泻心火，减少津液耗伤而止渴。

病案

王某，女，40岁。诉口燥咽干1年余。患者1年前无明显诱因出现口燥咽干之症，伴有双目干涩、五心烦热，诊为干燥综合征。予中西医治疗，均未见改善，遂前来我处就诊。现症：口燥咽干喜饮，双目干涩，五心烦热，夜寐多梦，小便黄，大便秘结，舌尖红，苔薄黄，脉细数。中医诊断：咽干（心火上炎证）。西医诊断：干燥综合征。

辨治思路：患者以口干喜饮为主症，与手少阴心经之病候相符，且依据患者症舌脉，证属心火亢盛。心火上炎，灼伤津液，津失濡润则口干喜饮，双目干涩；心火扰神则夜寐多梦；心火下移小肠则小便黄赤。故当从手少阴心经论治，法当清心泻火。针刺取穴：通里、神门、少府、内关、三阴交、太溪。所选穴位常规消毒，针刺深度以得气为度，得气后通里、神门、少府、内关施以徐疾提插泻法，三阴交、太溪施以徐疾提插补法，留针30分钟，每日1次。患者经3次治疗后，口干眼涩、五心烦热之症明显改善，加取支沟以泻热通腑，经1个月治疗诸症尽除，而告愈。

精彩点评：口燥咽干、五心烦热者多责之于心火亢盛，当从心经论治。通里为手少阴心经之络穴，别走手太阳小肠经，泻之能清心火，多用于治疗心火上炎所致之症；少府为手少阴心经之荥火穴，功善清心泻火，是治疗心火亢盛之主穴；神门为手少阴心经之输土穴，心脏原气所过和留止之原穴，泻之能清心泻火。三穴合用意在清心泻火，治伤津之因。三阴交乃三阴经之会，太溪为肾经之原穴，补之直补三阴以生津润燥。泻内关以清心除烦。

5."臑臂内后廉痛厥" 手少阴心经沿上臂内侧后缘至肘内，循前臂内侧后缘达掌内后缘，若心经经脉气血运行不畅，经脉不通则痛，或经气亏虚，经脉失于温煦，则可见臑臂内后廉厥冷。治当以"调神止痛针法"为主，配合循经选穴治之。

病案

张某，男，56岁。诉右上肢内侧后缘疼痛1周。患者于1周前无明显诱因出现右上肢内侧后缘疼痛，逐渐加重，为求针灸治疗，前来我处就诊。现症：右上肢内侧后缘掣痛，疼痛范围自手4、5指掌侧，沿腕、臂、肘之后缘至腋窝，臂外展时疼痛尤甚，纳可，寐欠安，入睡困难，二便调，舌暗红，苔薄黄，脉沉细。中医诊断：痹证（瘀热证）。西医诊断：臂丛神经痛。

辨治思路：该患者以右上肢内后侧掣痛为主症，其疼痛部位与手少阴心经循行部位相符，故可从心经论治，且依据患者症舌脉，证属心经瘀热，治当化瘀清热，调神止痛。针刺取穴：内关、耳神门、极泉、青灵、少海、灵道。所选穴位常规消毒，针刺深度以得气为度，得气后施以徐疾提插泻法，留针30分钟，每日1次。针刺后疼痛大减，经1周治疗后痛止寐香。

精彩点评：本例患者疼痛沿手少阴心经所循而发，故知为心经气血瘀滞，不通则痛，舌暗红、苔薄黄乃瘀而生热之象。本着痛证之治，"以调神为主为先，以通经为辅为用"的原则，针泻内关、耳神门以调神止痛；循经取心经之穴以疏经通络止痛。极泉为手少阴心经之起始穴，功善活血疏经，多用于治疗上肢内侧气血运行不畅所致痹证，功效卓著，且具有清心泻火之效。青灵能行气通经，活血止痛，主要用于治疗上臂疼痛，临床常配合少海、灵道治疗上肢内侧疼痛。

第六节　手太阳小肠经经脉辨证论治方法

一、手太阳小肠经经脉循行及病候意义辨析

（一）手太阳小肠经经脉循行意义辨析

《灵枢·经脉》云："小肠手太阳之脉，起于小指之端，循手外侧上腕，出踝中，直上循臂骨下廉，出肘内侧两骨之间，上循臑外后廉，出肩解，绕肩胛，交肩上，入缺盆，络心，循咽，下膈，抵胃，属小肠；其支者，从缺盆循颈上颊，至目锐眦，却入耳中；其支者，别颊上䪼抵鼻，至目内

眦，斜络于颧。"

1.“小肠” 经文首言“小肠”两字，在于强调欲明知手太阳小肠经的循行和病候意义，当先知其生理功能和病理变化的特点。

（1）主受盛化物。《素问·灵兰秘典论》云：“小肠者，受盛之官，化物出焉。”小肠的受盛化物，主要由小肠所在的部位所决定，表现在两个方面：一是指小肠接受由胃腑下传的食糜而盛纳之，即“受盛也”；二是指食糜在小肠内停留，由脾气和小肠的共同作用使其化为精微与糟粕两部分，即“化物焉”。若小肠受盛化物功能失常，可影响消化吸收功能。

（2）主泌别清浊。泌别清浊，是指小肠将胃所传下来的食糜进一步消化而随之分为清浊两部分。清者，即水谷精微和津液，由小肠吸收，经脾气的转输作用输布全身；浊者，即食物残渣和部分水分，其中食物残渣经胃和小肠之气的作用通过阑门传送到大肠，多余的水液渗入膀胱，小肠泌别清浊之功能是由其受盛化物的生理特性所决定的。正如张介宾《类经·藏象类》所说：“小肠居胃之下，受盛胃中水谷而分清浊，水液由此而渗于前，糟粕由此而归于后，脾气化而上升，小肠化而下降，故曰化物出焉。”所以小肠病变，会出现大小便的异常。

（3）小肠与心相表里。心主血脉，心阳之温煦，心血之濡养，有助于小肠的化物功能。小肠主化物别清浊，吸收水谷精微和水液，其中精微部分经脾气传输于心，化血以养其心脉；从病理上讲，心经实火，可下移于小肠，小肠泌别失常，而出现尿少、尿痛等症状。

综上所知，小肠将胃所传下来的水谷，做进一步的消化吸收，即分清泌浊，清者转输全身，浊者排出体外，故手太阳小肠经的生理特点为“多血少气之经”，其病理变化主要是大小便功能失常，而有在经脉和在腑之别，在经脉多属津液为病，宜清泻阳热之气，取小肠经脉的腧穴为主；在腑多属化物失常，有寒热虚实之异，宜取小肠经俞、募穴及小肠下合穴为主。

2.“手太阳之脉，起于小指之端” 此处为手少阴心经与手太阳小肠经交汇处，由阴转阳，开始为本经有腧穴的体表路线。在此分布有手太阳小肠经经气所出之井穴少泽。本穴为小肠经受泽之初，脉气始出而微小，功善清热解郁，开窍醒神，活络通乳，为治乳汁不通之经验效穴。

3．"循手外侧上腕"　手太阳小肠经沿着手的掌侧和背侧交界线，循行到腕关节的尺侧面。在手外侧分布有本经经气所溜之荥穴前谷，其功善清热散风，通经活络，用于治疗外感风热病和面颊及咽喉诸窍病证。此处亦有本经经气所注之输穴后溪。后溪为小肠经之母穴，亦为八脉交会穴，与督脉相通，功善解表清热，通督醒神，舒筋解痉，祛邪截疟，是治疗疟疾、落枕、动证、抽搐、痉挛性疾病之要穴。

4．"出踝中"　手太阳小肠经经过尺骨茎突与三角骨之间。在此处分布有本经经气所留止之原穴腕骨、脉气所发之阳谷、本经经气所行之经穴养老。其中腕骨、阳谷多用于治疗腕痛，中风引起的腕下垂等腕部疾病。腕骨与后溪功用有相同之处，但无后溪通督镇静之功，临床治疗范围亦较后溪小，临床常用于清心泻火而治疗心火下移小肠之证。养老穴则善治老年性目视不明之症，也为手太阳经气血所深聚之郄穴，因"阳郄止痛，阴郄止血"，故养老穴为治腕肘肩臂慢性疼痛和落枕之要穴。

5．"直上循臂骨下廉"　手太阳小肠经经气行于上肢外侧尺侧缘。在此分布有支正穴，为手太阳络别走手少阴经之络穴，刺之既能宣散太阳经气而清热散风，又能通调心经而安神定志，是治疗小肠经与心经二经同病之要穴。

6．"出肘内侧两骨之间"　手太阳小肠经循行于尺骨鹰嘴和肱骨内上髁的中间。在此处分布有小海，小海为手太阳小肠经经气所入之合土穴，功善清热祛风，舒筋活络，是治疗小肠热盛及小肠经循行通路上病变之常用穴，尤长于治疗本经所过部位及器官组织之病证，如颈肩臂肘之疼痛、耳目颧颊诸疾。

7．"上循臑外后廉"　手太阳小肠经经气向上循行于上臂外侧后缘，分布在手阳明经与手少阳经的外侧。此处体表虽无穴，但可针刺阿是穴或采取刮痧等治疗方法改善上臂疼痛之症。

8．"出肩解，绕肩胛，交肩上"　手太阳小肠经沿腋后纹头，抵达肩胛冈下缘，出于肩关节后面，绕行于肩胛冈的上下窝，在肩下与足太阳膀胱经交会于附分、大杼，并与督脉的大椎穴相交会。在此处分布有肩贞、臑俞、天宗、秉风、曲垣、肩外俞、肩中俞七穴，合称"七星台"，是治疗肩周炎的常用穴。其中肩贞穴针之可驱邪气、扶正气，使肩部得到端正，临床常与肩髎、肩髃配伍统称肩三针，主治肩痛不举的经脉痹阻之证。臑俞穴除治疗肩部疾病外，配泻天鼎、阿是穴、人迎、丰隆、合谷尚能治疗瘰疬。天宗穴为治疗颈肩综合征之经验效穴。

9. "入缺盆，络心" 手太阳小肠经从缺盆处，向下进入体内路线。脏腑互为表里，小肠与心属络配偶，心阳之温煦，心血之濡养，有利于小肠化物；小肠泌别清浊，将营之精经脾传心，以养心脉。

10. "循咽，下膈" 手太阳小肠经沿着食管贯穿横膈，膈能平衡脏气与腑气，且是二者相通的途径，是脏病犯腑、腑病犯脏的界限，是经脉病传腑的防御途径，经络侵入其所属的通路界限。心火赤盛多下膈而传入小肠，而见小便黄赤等症，宜取腕骨治之。

11. "抵胃，属小肠" 手太阳小肠经下膈后，抵达胃部，与任脉的上脘、中脘（任脉、足阳明经、手太阳经之交会穴，胃之募穴，腑会）相交会，刺之能协调阴阳，平衡升降，使营血从中焦升发，输送体外。"属小肠"是说手太阳小肠经脉连属于小肠，张介宾《类经·藏象类》云："小肠居胃之下，受盛胃中水谷而分清浊，水液由此而渗于前，糟粕由此而归于后，脾气化而上升，小肠化而下降，故曰化物出焉。"小肠泌别清浊失常，则见便溏、泄泻等症，故临床治疗时，可利小便以实大便。

12. "其支者，从缺盆循颈上颊" 手太阳小肠经从缺盆处上项，循行于胸锁乳突肌的后缘，向上穿过胸锁乳突肌到达其前缘，从下颌角上面颊，分支出连接有腧穴的体表路线。此处分布有天窗、天容。天窗在颈部，居天位，系天部通气之孔穴，功善清头目诸窍之热邪而聪耳利咽，散头项之风邪而舒筋活络，为治疗风热侵犯头部诸窍所致之症的常用穴，尤长于治疗咽肿喉痹、颈肿项强之症。天容穴在耳下颊后，手太阳经脉由此注入面容，尤擅长清热利窍。

13. "至目锐眦，却入耳中" 手太阳小肠经上至目锐眦，与足少阳胆经交会于瞳子髎后，又退回来经过手少阳三焦经的耳和髎穴进入耳中，寻听宫而终。听宫穴为手太阳经、手足少阳经三经之会，是治疗耳疾要穴。小肠经与心经相表里，故泻此穴可清小肠实热，乃病在本取之标之意，若小肠实热伴有手足少阳经和太阳经经气瘀滞者用此效佳，如面瘫并体内有小肠实热者取之颇佳。

14. "其支者，别颊上䪼抵鼻，至目内眦，斜络于颧"《类经》云："目下为䪼"。手太阳小肠经的又一分支从面颊部分出，斜向眼眶下缘到达鼻根部的目内眦，与足太阳膀胱经交会于睛明穴，同时横斜分布于颧部。此处分布有颧髎穴。颧髎为手太阳和手少阳之交会穴，善于治疗面部局部之患，如面瘫、三叉神经痛、牙痛等。

手太阳小肠经循行示意如图3-7。

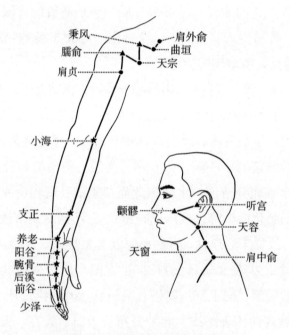

图3-7　手太阳小肠经循行示意

（二）手太阳小肠经经脉病候意义辨析

脏腑组织、经络气血，某一方之营气、卫气所发生之疾病，不外乎"是动"与"所生"两大类。

《灵枢·经脉》云："是动则病嗌痛颔肿，不可以顾，肩似拔，臑似折。是主液所生病者，耳聋目黄颊肿，颈、颔、肩、臑、肘、臂外后廉痛。"

1. "是动则病"　指脏腑组织、经络气血受邪动乱，所发生的病理变化。

小肠经感邪，经气上逆，多见小肠经脉所过之处的病变，多表现为在外在表、邪盛正实的阳、热、实证。

（1）"嗌痛颔肿，不可以顾"。马莳认为因其"脉循咽，循颈上颊"，故手太阳经脉受邪，邪郁经脉，气血壅滞不畅，可出现咽痛颔肿，颈部活动受限，不可以回顾的症状。张志聪则认为是"病气而及于有形"的结果。治疗可针刺本经位于颈侧部的天容、天窗，配泻合谷、少商清热利咽；手三里透刺肘髎疏通经络，治疗颈项肿痛、不能回顾、鼠瘰之疾。

（2）"肩似拔，臑似折"。马莳从经脉循行角度指出"脉出肩解、绕肩胛，为臑似折而难举，脉循于臑"。而张志聪则曰："似折非折，皆形容气逆之所致也。"故外邪侵袭手太阳经脉，经气郁滞所致肩背诸疾，宜取本经分布于此处的"七星台"治之。

以上是说本经受邪，经脉循行所过之处阳、热、实证，以祛邪为主。

2."是主液所生病者" 指小肠腑、经脉所自发的病理变化。小肠者受盛之官，化水谷之精微，泌别清浊，使其精微营润周身，其糟粕归于大肠，其多余水分归于膀胱。小肠有病则水谷不分、清浊不泌，故小肠经可以调节治疗水液方面所产生的病证。

（1）"耳聋目黄颊肿"。手太阳小肠经，脉入耳中，邪客于经，经气上逆冲于耳，或液不足，耳失濡养，故耳聋，可针小肠经之根结中之结"听宫穴"治之。其支脉入目锐眦内眦，液不养目故目黄，可刺手太阳与足少阳之会瞳子髎以疗之。其支脉上颊别颊，若经气不通可见颊肿，可针刺颧髎以祛风通络，治疗风邪客于面部所致诸症。

（2）"颈、颔、肩、臑、肘、臂外后廉痛"。皆经脉所过之处经气不通或经气不荣所致之痛证。通则不痛，可采用局部循经取穴以治之。

（三）手太阳小肠经下合穴的行经和病候意义辨析

1.手太阳小肠经下合穴的行经 本经经脉属小肠，出肩解，绕肩胛，交肩上，入缺盆，而后循于胃经，和于胃经下巨虚。《灵枢·本输》云："复下三里三寸，为巨虚上廉，复下上廉三寸，为巨虚下廉也，大肠属上，小肠属下，足阳明胃脉也。"说明手太阳小肠经，在经脉循行上与足阳明胃经相连，在生理功能上也是上下相承。

2.手太阳小肠经下合穴的病候意义辨析 小肠为受盛之腑，其病变在腑之疾，主要为小肠分清泌浊功能失常，又有寒热虚实之分，宜取俞穴、募穴、下合穴为主治之。

《灵枢·邪气脏腑病形》云："小肠病者，小腹痛，腰脊控睾而痛，时窘之后，当耳前热，若寒甚，若独肩上热甚，及手小指次指之间热，若脉陷者，此其候也。手太阳病也，取之巨虚下廉。"

（1）"小腹痛，腰脊控睾而痛"。小肠名赤肠，为受盛之腑，上接于胃，下通大肠，近小腹之内，后附腰脊，下连睾丸。若寒邪客于小肠，则小腹痛，腰脊控引睾丸而痛。多因寒凝小肠而致，故属寒证。

（2）"时窘之后，当耳前热"。是说湿热蕴结小肠，不能泌别清浊，故见大小便窘迫。因小肠经至目锐眦，却入耳中，故见耳前热，属热证。

（3）"若寒甚，若独肩上热甚，及手小指次指之间热"。因小肠经起于小指之端，循手外侧上腕……出肩解，绕肩胛，交肩上，入缺盆……至目锐眦，却入耳中，故邪客小肠经经气郁滞，可见耳前寒甚，或肩上热甚，又手小指连及次指之间热，属实证。

（4）"若脉陷者，此其候也"。若小肠经气不足，则可见络脉虚陷不起等现象，多为虚证。

（5）"手太阳病也，取之巨虚下廉"。首提曰小肠经，末结曰手太阳经，是腑气之从下而上合于手太阳之经，故手太阳小肠腑病当取之巨虚下廉。

针对以上病候，可取小肠经的下合穴下巨虚、小肠经的俞穴小肠俞，以及小肠俞的募穴关元以治之。

二、手太阳小肠经经脉病候辨证应用举要

（一）临床表现

1.小肠失常病候 小肠病的证候特点是传化水谷、分清泌浊功能失常，病变主要包括了大小便的异常，病证有虚实寒热之分，虚证多偏于寒，与脾阳虚、寒自内生有关；实证多偏于热，与心热下移小肠有关，以口舌生疮、小便灼热涩痛、大便泻利不爽等为其常见症状。

2.经脉失调病候 手太阳小肠经从小指之端，沿手外侧后缘，循行于上

肢的外侧后缘，出肩关节，绕行肩胛部，交肩上，一支从缺盆分出，沿颈部上循颊部至外眼角，斜下进入耳中；另一支从颊部别出，循眼眶达鼻部，抵内眼角，然后从内眼角向外斜行络于颧骨。小肠经气发生异常变动，经气郁滞，就会出现经脉所过之处疼痛；或小肠经气不足，不能输布津液于所过之处的组织器官，则会出现耳聋、目黄、嗌痛、颊肿等症。

（二）辨证分析

小肠连胃络心，受承胃之水谷，分清泌浊，若心火下移小肠，泌别清浊失司，下则小便灼热涩痛，上则舌红赤烂，后则大便下利不爽。小肠经脉受邪，经气运行不畅，上则肩胛疼痛，上肢外侧疼痛；下则小腹痛，痛及睾丸腰胯。若小肠经经气不利，不能输布津液，阴液无以上承，耳失濡养则耳聋，目失濡润则目黄，瘀而发热则咽痛颊肿。

（三）辨证应用举要

1.口舌生疮伴小便涩赤　口舌生疮，小便涩赤并见是心火下移小肠的典型特征。心火亢盛，热盛肉腐，故口舌生疮；心火下移小肠，邪热蕴结小肠，泌别清浊失常，故小便涩赤。宜取手少阴心经之荥穴、手太阳小肠经之井穴和输穴及下合穴治之。

病案

李某，女，24岁。诉反复性口舌生疮2年余。患者口舌经常溃烂，反复发作，不能进食甜食和辛辣之品，近两天因复习考试熬夜而发口舌生疮，疼痛难忍，影响进食、睡眠，故欲求针刺治疗速愈。现症：舌边尖有多处溃疡，舌下系带两侧各有一溃疡，心烦失眠，小便灼热刺痛，舌红，苔薄黄，脉细数。中医诊断：口舌生疮（心火亢盛证）。西医诊断：口腔溃疡。

辨治思路：本症为情志郁而化火，心火上蒸舌本，下移小肠所致，法当清心泻火。针刺取穴：少府、少泽、前谷、腕骨、下巨虚。所选穴位常规消毒，针刺深度以得气为度，得气后少府、前谷、腕骨、下巨虚施以徐疾泻法，留针30分钟，每日1次，少泽点刺出血。经针刺治疗1次后，口舌疼痛明显减轻。继前治疗1周后，口舌疼痛消失，能正常进食，安然入睡，小便正常，仍有小的溃疡点。诸穴均平补平泻治疗3次后，诸症尽除，溃疡愈合。

精彩点评：《圣济总录》云："口疮者，由心脾有热，气冲上焦，熏发口舌，故作疮也。"治在泻火，或清热解暑以泻实火，或滋阴降火以泻虚火，总以火势下趋为要。本例患者乃心火下移小肠之证，故针泻少府以清心火；泻腕骨导热下行，由小便而去，伍以前谷加强清热利尿之力。《针灸甲乙经》言："头项痛、咽肿不可咽，前谷主之。"《针灸资生经》言："前谷……主尿赤难。"少泽点刺出血，以清热利窍。《针灸甲乙经》言："喉痹舌急卷，小指之间热，口中热，烦心……少泽主之。"取下巨虚意在合治内腑，恢复小肠分清泌浊之功能。

2."嗌痛颔肿""颊肿" 咽喉疼痛乃火热之邪熏蒸所致，有虚实之不同，虚证多由于阴虚火旺，虚火上炎；实证多由风热疫毒，心肺肝胃火盛上熏咽喉所致。而肿亦有虚实之分，虚则多由于肺脾气虚，水液转输不利，外溢面颊；实则每因六淫、湿邪疫毒，或脏腑热毒炽盛，热壅肉肿。前者肿势缓慢，漫肿不痛；后者起病急骤，肿热明显，焮红热痛。此处"嗌痛颔肿""颊肿"之症乃因小肠经邪热壅郁所致，若为风热之邪侵袭手太阳小肠经，治当疏风清热，宜取少泽、前谷、合谷、翳风、天窗、天容等穴；若为小肠热毒蕴积，循经上攻咽喉、颔部，则治宜泻火消肿，可取少府、前谷、腕骨、角孙、少泽、天窗、天容等穴。

📖 病案

王某，男，8岁。诉咽痛颔肿1天。患者于昨日出现发热之症，体温38.4℃，伴有咽痛和右腮肿痛，因欲求中医治疗而前来我院就诊。现症：发热，体温38.5℃，无鼻塞流涕、咳嗽咳痰之症，咽痛，咽部充血，右侧扁桃体2度肿大，右侧腮部焮红肿痛，质硬，触之无移动，二便可，舌红，苔薄黄，脉浮数。中医诊断：痄腮（热毒炽盛证）。西医诊断：流行性腮腺炎。

辨治思路：患者以嗌痛颔肿为主症，而手太阳小肠经"循咽""从缺盆循颈上颊"，其是动病病候中有"嗌痛颔肿"之症，故可从手太阳小肠经论治。依据患者症舌脉，证属肠胃热盛，外感风邪疫毒，风火相煽。治当清热泻火，散邪消肿。针刺取穴：合谷、曲池、翳风、少泽、前谷、腕骨、颊车、天窗、天容、角孙。所选穴位常规消毒，除少泽、角孙点刺放血外，余穴针刺深度以得气为度，得气后施以徐疾泻法，留针30分钟，每日1次。患者经3次治疗后，腮部肿痛明显减轻，体温37℃，继前治疗1周后，诸症痊愈。

精彩点评：该患者乃因风热疫毒之邪侵袭小肠经脉，小肠经所过之部，气血运行不畅，"营气不从，逆于肉理，乃生痈肿"。故治当内以清热泻火祛毒，外以疏风清热消肿。故针泻少泽、前谷、腕骨、角孙清热泻火，攻逐毒邪；合谷、曲池、翳风疏风清热，达热出表；颊车、天窗、天容疏通局部气血，消肿止痛。诸穴合用，共奏清热泻火、散邪消肿之功。

3."肩似拔，臑似折""颈、颔、肩、臑、肘、臂外后廉痛" 手太阳小肠经循颈，"出肩解，绕肩胛，交肩上""上循臑外后廉"。外邪侵袭小肠经，使经脉所过之处气血运行不畅，经气瘀滞，脉络闭阻，不通则痛。治当通经止痛，以"调神止痛针法"为基本方，配合循经取穴。

病案

冯某，男，38岁。诉颈项疼痛僵硬3天。患者于3天前晨起时感觉颈项强痛，活动受限，曾服止痛片无效，故今日前来我院就诊。现症：右侧颈项强痛，不能左右回顾后仰，并且疼痛向同侧肩背上臂部放散，恶风畏寒，纳尚可，寐欠安，二便可，舌淡红，苔薄白，脉浮紧。查体：颈部X线片提示颈椎生理弯曲变直，有增生现象，叩顶试验（＋），椎间孔挤压试验（＋），臂丛神经牵拉试验（＋）。中医诊断：落枕（风寒外表证）。西医诊断：颈椎病。

辨治思路：患者以颈项强痛为主症，且疼痛向肩背上臂部放射，其疼痛部位与手太阳小肠经循行一致，故可从手太阳小肠经论治。依据患者症舌脉，证属风寒袭经，治当疏风散寒，通经止痛。针刺取穴：以"调神止痛针法"为基本方，取内关、耳神门、风池、肩外俞、天宗、曲池、后溪等穴。所选穴位常规消毒，针刺深度以得气为度，得气后均施以平补平泻法，留针 30 分钟，每日 1 次。患者针刺治疗 2 次后颈项部疼痛基本消失，活动自如，继以前法治疗 2 次后告愈。

精彩点评：落枕多因睡卧姿势不当，或风寒之邪客于经脉，寒邪收引，筋脉拘急，气血不通而致，治当疏散风寒，通经止痛。后溪为手太阳经之输木穴，八脉交会穴之一，通于督脉，刺之可通督兴阳，温通经脉，不仅能舒解督脉之挛急，而且善于宣通手太阳经经气，祛风散寒。肩外俞为手太阳经脉气之所发，位于肩背上方，刺之能通经活络，常用于治疗颈肩背经脉痹阻之疾。天宗为治肩臂酸痛麻木之经验效穴，为治颈椎病必取之穴。曲池性善游走，长于疏通上臂经脉，为治上肢痿痹必取之穴。内关、耳神门调神以止痛，治痛证勿忘调神。笔者临床治疗本病之时，常采用分症取穴法。头不能向左侧回顾者，刺右侧风池；头不能向右侧回顾者，刺左侧风池。头左右歪斜，不能挺直，向左侧歪斜者，刺右侧列缺；向右侧歪斜者，刺左侧列缺。头向左下倾斜者，刺右侧金门；头向右下倾斜者，刺左侧金门。头不能向前俯者，刺双侧绝骨；头不能向后仰者，刺双侧落枕穴。临床如此施治，可谓屡用屡验。

4."耳聋" 耳聋多伴有耳鸣，两者常同时出现，耳鸣常为耳聋的先兆。证有虚实之分，实为肝胆火旺和痰火阻滞，虚为精血阴液亏虚。手太阳小肠经所主治之耳聋，亦不外虚实两类。若津液亏虚，小肠无所主，液脱失则小肠经气不能上濡于耳，耳失所养，则出现耳鸣如蝉，渐至耳聋，《灵枢·决气》所谓"液脱者，……耳数鸣"是也。若外邪侵袭小肠经脉，致经脉痹阻，气滞血瘀，则耳内气血不畅，窍闭突发耳聋。治当详辨虚实，虚者补之，实者泻之，宜采用局部取穴与远端取穴相结合的方法，可选用后溪、中渚、聋中、听宫、耳门、听会等穴。

病案

李某，女，45 岁。诉耳聋 3 个月余。患者于 3 个月前因暴怒后出现左耳数鸣，听力下降，未予重视，后耳鸣耳聋逐渐加重，而就诊于某医院，诊为神经性耳聋，经高压氧舱治疗、静脉滴注营养神经药，效果不显，症状逐渐加重，而求针灸治疗。现症：左侧耳聋，耳内胀闷疼痛感，时有耳鸣，左侧偏头痛，心烦易怒，纳可，寐安，二便调，舌淡红，苔薄黄，脉细数。中医诊断：耳聋（肝火上扰证）。西医诊断：神经性耳聋。

辨治思路：该患者耳聋起因于大怒，肝火循经厥逆于小肠，经脉痹阻，血瘀窍闭突发耳聋，治当平肝降逆，通络聪耳。针刺取穴：听宫、听会、中渚、后溪、聋中、三阴交、太冲。所选穴位常规消毒，除后溪向合谷方向透刺外，余穴针刺深度以得气为度，得气后均施以平补平泻法，留针30分钟，每日1次。经治3次后，诸症均有所减轻。继前治疗1周后，耳鸣大减，听力改善，又治疗1周后，耳鸣消失，听力复常如初。

精彩点评：《中藏经》云："肝气逆则头痛，耳聋。"《素问·厥论》云："手太阳厥逆，耳聋泣出。"该患者病起大怒，肝火循经厥逆于手太阳小肠经。故针取三阴交、太冲养血柔肝平肝，平降逆气；针泻中渚、后溪调理三焦经、小肠经气机，以助气畅，开窍聪耳；取治耳鸣耳聋经验效穴听宫、听会、聋中，调和气血，启闭聪耳。诸穴合用，共奏平肝降逆、调和气血、益耳复聪之效。

第七节 足太阳膀胱经经脉辨证论治方法

一、足太阳膀胱经经脉循行及病候意义辨析

（一）足太阳膀胱经经脉循行意义辨析

《灵枢·经脉》云："膀胱足太阳之脉，起于目内眦，上额交巅；其支者，从巅至耳上角；其直者，从巅入络脑，还出别下项，循肩髆内，挟脊抵腰中，入循膂，络肾属膀胱；其支者，从腰中下挟脊，贯臀入腘中；其支者，从髆内左右别下贯胛，挟脊内，过髀枢，循髀外，从后廉下合腘中，以下贯踹内，出外踝之后，循京骨，至小指外侧。"

1.“膀胱” 经文虽只言"膀胱"二字，而阅者读此，当知其生理功能、病理变化的特点。

（1）司小便。《素问·灵兰秘典论》云："膀胱者，州都之官，津液藏焉，气化则能出矣。"人体津液经肺、脾、肾、三焦的协调作用，布散全

身，浊液下归于膀胱，经肾气蒸化，升清降浊，清者重回体内，浊者变为尿液贮于膀胱。而膀胱为六腑之一，实而不能满，膀胱之气主通降，降则小便下注，正如《杂病源流犀烛·膀胱病源流》所言："膀胱，本州都之官，藏津液。州都者，下邑也，远于京师，且津液必待气化而后能出，……水液自小肠泌，则汁渗入膀胱之中，胞气化之，而为尿以泄出也。"若膀胱气化开阖失权，则如《素问·宣明五气》所说"膀胱不利为癃、不约为遗溺"。

（2）与肾相表里。膀胱与肾的经脉互相络属，而构成脏腑的表里关系。肾主水及脏腑气化，膀胱藏津液，两者协调共同完成小便的贮存与排泄。膀胱阳腑属表，肾阴脏属里，从阳交阴，浊阴得以下行。

综上所述，膀胱属阳腑，居于下焦，津液藏焉，"五谷五味之津液悉归于膀胱，气化分入血脉，以成骨髓也；而津液之余者，入胞则为小便"（《诸病源候论》）。因此，足太阳膀胱经的生理特点，必是"多血少气之经"。其病理变化不外乎膀胱的气化不利及不及，而表现为小便之癃闭或失禁。

2. "足太阳之脉，起于目内眦"　足太阳膀胱经经脉起始在目内眦，与手太阳经衔接于睛明，沿眶上切迹上行，在此处分布有睛明、攒竹二穴。睛明穴为手足太阳经、足阳明经、阴阳二跷五脉之会，因穴近于睛，有明目之功，故得此名，功专疏风清热，通络明目，是治疗一切目疾，尤其是郁热所致之目疾的常用穴。此外，足太阳经脉在眉毛攒聚之处，有攒竹一穴，可疏风清热而明目，取其透刺丝竹空，配刺阳白、合谷、风池可治上眼睑下垂，配四白又能治眼睑痉挛。

3. "上额"　足太阳膀胱经经脉向上行至额前，同督脉交于神庭穴，与足少阳经脉交于头临泣。本经在此处分布有眉冲、曲差两穴。眉冲功善清热疏风，通窍安神，是治疗风热上攻所致头窍诸疾之常用穴。曲差功善清热散风，临床常取其透刺头临泣治疗头痛，疗效甚佳。

4. "交巅"　足太阳膀胱经与督脉会于巅，交于督脉百会穴。此处分布有本经五处、承光、通天三穴。五处功善宣泄风热，清利头目，有安神之效，临床亦可配用太冲、内关、合谷、巨阙治疗癫痫等。承光长于清热散风而明目，尤长于治疗现代医学之青光眼，常与解溪、中封配伍，疗效甚佳。足太阳膀胱经从通天穴通达人身最高位巅顶百会，故名通天，功善开肺通鼻窍，为治疗风邪袭头所致头痛、鼻塞之效穴。

5. "其支者，从巅至耳上角" 足太阳经脉由头顶分出，走向耳上角部，与足少阳经脉相通联，交于足少阳经曲鬓、率谷、浮白、头窍阴、完骨之穴，局部取穴多用于治疗偏头痛及耳部疾患。

6. "其直者，从巅入络脑" 足太阳膀胱之脉直行者，由头顶部经络却、玉枕入络脑。络却为头部络脉的孔隙之穴，风邪易袭之处；玉枕为头部枕枕之处，足太阳膀胱经脉气之所发。二者皆能清头目，祛风邪，治疗风邪侵袭的头晕、目眩、耳鸣之疾。

7. "还出别下项" 足太阳之脉复出向下循行项部，以抵天柱。人体以头为天，颈项为其支柱，故颈椎骨又称天柱骨，天柱穴在项后大筋外廉，是处犹如擎天之柱，故名天柱。此穴功善清头散风，通经活络，升清降浊，为治疗颈项病要穴。平时按摩此穴，可增强记忆力，轻松健脑。本穴与颈百劳、大椎、风池、外陵、中脘、天枢、滑肉门等穴合用，称之为项腹针。根据经络标本根结学说理论，本病取标，故用本穴治疗肢体痉挛、筋痹效果尤佳。

8. "循肩髆内，挟脊抵腰中" 足太阳经沿肩胛的内侧循行，交督脉于大椎、陶道，夹脊两旁向下循行抵达腰部，在此依次分布有大杼、风门、肺俞、厥阴俞、心俞、督俞、膈俞、肝俞、胆俞、脾俞、胃俞、三焦俞，是治疗其相应脏腑经络之主穴。大杼穴为督脉手足太阳之会、八会穴之骨会，刺之能疏调太阳经和少阳经之经气，而有疏风宣肺、壮骨强筋之功，是治疗外感表证、骨病及项背拘紧强痛诸疾之常用穴。风门为风邪出入之门户，善于祛风解表，宣肺止咳，是治疗外邪侵犯肺卫所致诸疾之常用穴，乃疏散外风之要穴。肺俞功善调理肺脏，宣降肺气，补虚疗损，实腠理，疏皮肤，为治疗肺脏内伤、外感诸疾之主穴和风邪、瘀热所致皮肤病之要穴。凡肺气不足，风寒侵袭，经络凝滞，由表入里之病证，皆可取之。厥阴俞为心包经经气输注之处，内应心包，心包为心之外膜，其络行气血以养心，有代心用事、代心受邪之能，故刺之能宣通心阳则使阴霾消散，浊气下降，胸宽气畅，心神安宁而不被所扰，因其长于宣散留结之邪，故为治疗邪犯君主、心脉瘀滞之要穴，真心痛之专用穴。心俞为治疗心疾之要穴，其性主通主养，有疏通经络、调理气血、养心安神、宁心定志之功。对于一切虚实之心之疾患和神志病变，皆为所主，但以偏虚者为宜，尤以神志病变和心律失常为主。督俞是治疗腰脊疾患、任督气逆诸病之常用穴。膈周匝环胃而生，饮食之上下，皆历膈而入；经络之属络脏腑，无不贯膈而上下，膈之功隔塞上下，使气与谷不相乱。膈俞内应横膈膜，上为心俞，心主血；下为肝俞，肝藏血，故血会膈俞，为八会穴之血会。其性守善降，功善调理脏腑之血，和血养血，理血化瘀，开通关格，降逆和胃，为治疗膈肌病变和血证之要穴，尤长于补血。肝俞以疏泄肝木为要，具肃降之力，有清泻肝胆、平肝息风、疏肝通络、调肝明目之功，尤长于调理肝脏之气血，为诊治肝病之重要腧穴之一，治疗目疾之要穴。胆俞以清泻肝胆之邪为要，能清利肝胆之邪而退黄，疏调肝胆气机而解郁，为治疗胆病之要穴。脾俞功在于"升"，在于"运"，具有补脾温中、益气养血、健脾和胃、化湿降逆之功，为治疗脾病之要穴，长于补脾。凡脾胃虚弱、气血亏虚、中阳不振、水湿停聚之证，皆可治之。胃俞功在于"降"，在于"纳"，有调中和胃、化湿消滞、扶中补虚、益气养阴之功，以和胃补中为要，为治疗胃病之要穴。三焦俞为三焦之气转输之处，故能通调三焦之气，而疏利水道，为治三焦气化失常所致水谷代谢障碍之要穴，其功在通利，尤长于治疗三焦水道不利之全身水液代谢障碍之疾。

　　背俞穴是指脏腑之气输注于背腰部的腧穴，又称俞穴。《难经·六十七难》云："阴病行阳，……俞在阳"，治当"从阳引阴"，故背俞穴是治疗脏腑疾病之主穴。要知脏腑外受之邪，无不取于本经在背之穴。诸俞穴皆为脏腑至要之所，针刺断不可过深，所谓"前边深似井，言其在腹诸穴；后边薄似饼，言其在背诸穴"是也。太阳经脉受邪，多见项背疼痛，可针刺背俞穴，或者行背部拔罐、熏蒸治疗。

　　9."入循膂，络肾属膀胱"　膂为脊柱两旁的肌肉，膀胱经沿此而入络于肾。脏腑互为表里，与肾属络配偶，肾主水亦主蒸腾气化，膀胱藏津液

114

赖于肾的气化，两者相互协调共同完成贮泻小便之功。此处有肾俞、气海俞、大肠俞、关元俞、小肠俞、膀胱俞、中膂俞、白环俞，多可调二便、疗腰痛。肾俞功专补肾，填精益髓，凡男子精室之疾，女子经带胎产之病，以及脑髓五官筋骨之病与肾虚有关者，皆为本穴主病之所宜。气海俞为原气转输之处，其性善于疏调，有补肾培原、调和气血之功，常用于治疗肾虚血瘀所致之前后二阴疾病。大肠俞以通为要，内能疏调胃肠而通腑，外能行气活血而通痹，为治疗大肠病之要穴、腰眼痛之常用穴。关元俞为元阳原气交会之处，性温宜灸，功善温肾阳，培补原气，调理下焦之气血，尤以调补原气为要，为治疗阳虚之要穴。小肠俞功善分清泌浊而清利湿热，通调二便，为治疗二便病证之常用穴。膀胱俞能通能守，有双向调节之功，刺之可宣通下焦气机而疏调膀胱，通利水道，灸之能温阳化气，培元固本而摄精止遗，为治疗膀胱病之要穴。中膂俞内通于肾，功善滋补，为治疗腰背强痛、肾虚消渴之常用穴。白环俞功善益肾固精，调经止带，是治疗男子精室、女子胞宫诸疾之常用穴。

10. "其支者，从腰中下挟脊" 足太阳经脉从腰中向下循行，下挟骶骨两旁。在此处分布有上髎、次髎、中髎、下髎（八髎）、会阳，故腰骶疾患多可取膀胱经腧穴以治之。上髎为足太阳膀胱经与足少阳胆经之交会穴，中髎为足太阳膀胱经、足少阳胆经及足厥阴肝经三经之会，下髎为足太阳膀胱经与足少阳胆经、足厥阴肝经、足太阴脾经之交会穴。八髎内应泌尿生殖系统，与肾、肝、脾足三阴经及足少阳胆经、督脉相通，功专滋补，为补肾强腰、调理冲任之要穴，治疗前后二阴和妇科疾病之常用穴，其中次髎又是痛经的经验效穴。会阳为足太阳经与督脉之交会穴，功善温阳，有温阳利湿、调理下焦之功，是治疗阳虚湿盛所致经带、前后二阴之疾的辅助穴。

11. "贯臀入腘中" 足太阳经脉穿过臀部后，下入于腘窝之中。此处分布有承扶、殷门、委阳、委中四穴。承扶位居臀股相交之处，有上承身首、扶持人体之力，功善疏通下肢经脉，对下肢风症有拦截之效。殷门性善通泻，能疏通足太阳膀胱经之气血，而有舒筋活络、通经止痛之功，是治疗腰背及下肢痿痹之常用穴。委阳是手少阳三焦经的下合穴，功善疏调三焦气机，通利水道，治疗因水道不利所致的小便诸疾，尤长于治疗淋证，为治疗石淋之经验效穴。委中性善疏泄清降，常以放血为用，有舒筋活络、强腰健膝、凉血解毒、活血散瘀之功，是治疗瘀证、实证、热毒之证的常用穴和腰背下肢痿痹之要穴。

12."其支者，从髆内左右别下贯胛" 足太阳膀胱经脉的另一分支从左右肩胛骨内分而下行，贯穿肩胛，夹脊两旁三寸而行。此处分布有附分、魄户、膏肓、神堂、譩譆、膈关，此六穴多可治肩背不适之疾。附分为手足太阳经之交会穴，位于风邪易袭之处，有疏风散寒、舒筋活络之功，多用于治疗邪客腠理所致肩背和上肢厥痛之证。魄户为肺魄出入之本户，功善宣肺降逆，止咳平喘，舒肺定魄，为治疗肺病和魄病之要穴。膏肓为心肺之气交换之枢纽，故能补肺养心，为补虚之要穴，尤其为治疗各种原因导致的蛋白尿之经验穴。神堂为心神留住深居之堂舍，有宽胸理气、宁心安神之功，长于治疗心神疾病。譩譆内通于肺，有疏风清热、宣肺止咳之功。膈关内应膈肌，为膈之气血出入之关，有宽胸利膈、和胃降逆之功，治疗膈肌病之要穴。

13."挟脊内" 足太阳经脉沿腰椎两旁三寸夹脊而行。此处分布有魂门、阳纲、意舍、胃仓、肓门、志室，此六穴位于相应背俞穴之外旁，功能多与相应背俞穴相关。魂门为肝魂游行出入之门，长于疏肝安魂，为治疗肝不藏魂、梦中惊呼、夜游症之主穴。阳纲为胆气转输之处、胆俞之佐使，功善清利肝胆湿热，常用于治疗善惊易恐之证。意舍为脾气转输之处，脾意所居之舍，故善于治疗脾意失藏、脾意外露之证。胃仓为胃气转输之处，功善理气和胃、健脾消食，为治疗食积所致诸证之要穴。肓门为三焦经气出入之门户，功善疏利三焦，调理三焦气机，是治疗三焦气机郁滞所致诸疾之要穴。志室为藏精、藏志之室，性善封藏，功善补肾益精，固本封藏，为治疗肾虚封藏失职所致诸证之要穴。

14."过髀枢" 足太阳膀胱经循行于髋关节，并交会于足少阳经环跳穴。在此分布有胞肓、秩边二穴，胞肓为贮尿之胞，小便之关口，有调理膀胱、通利小便之功，是治疗小便疾患之常用穴，尤长于治疗癃闭。秩边穴近肛门，内应膀胱，性善疏利，有清热利湿、通经活络之功，为治疗前后二阴疾患、下肢痿痹之常用穴，对慢性前列腺炎有特效。

15."循髀外，从后廉下合腘中" 足太阳膀胱经穿过臀部肌肉，沿着大腿外后面，进入腘窝，同另一分支经脉会合于此。在此分布有合阳穴。合阳疏通之功较强，功善舒筋活络，常用于治疗腰骶疼痛、下肢痿痹不遂之证。

16."以下贯腨内，出外踝之后" 足太阳膀胱经自合阳汇合成一条经脉，向下循行通过腓肠肌，浅出于外踝后面。在此分布有承筋、承山、飞扬、跗阳、昆仑、仆参、申脉。承筋、承山、飞扬、跗阳均能疏调足太阳膀胱经经气，善于舒筋活络，所治之证多与"筋"有关，为治疗下肢痿痹不遂之要穴，其中承山尚能理肠疗痔，是治疗痔疮的经验效穴。昆仑为足太阳膀胱经经气所行之经穴，性善疏通，可疏调本经之经气，为治疗足太阳膀胱经经气郁滞所致诸疾之要穴。仆参为足太阳膀胱经与阳跷脉之交会，能舒筋通络，治疗下肢痿痹转筋、足跟痛等症。申脉为八脉交会穴之一，通于阳跷，功善调理阳跷脉经气，而有镇静安神之功，可治疗癫狂痫证、失眠、抽动等阳跷之疾，是治疗足跟冷痛之经验效穴。

17."循京骨，至小指外侧" 足太阳膀胱经沿着足外侧边缘骰骨、趾骨粗隆，到达足小趾外侧端。在此分布有金门、京骨、束骨、通谷、至阴。金门为足太阳膀胱经气血深聚之郄穴，最善疏通本经之气血，是治疗本经经气郁滞所致急性痛证之要穴。京骨为膀胱经原穴，功善祛邪，内可清脏腑之邪，外可通经脉之痹，是治疗痰热瘀血蓄结所致膀胱脏腑经络诸疾之常用穴及治足内翻之经验效穴。束骨为膀胱经脉气输注之输穴，有疏风通络、宣痹止痛之功，是治疗外邪侵袭经脉所致痛证之常用穴，尤长于治疗项强不能俯仰。通谷是足太阳膀胱经荥水穴，有清泻膀胱实热、清利头目之功，长于治疗头痛。至阴是足太阳膀胱经之井金穴，交于肾经之处，而胞脉系于肾，故本穴有调理胞宫气血之功，是治疗胎位不正、难产、胞衣不下之常用穴，而其性轻扬，功善宣散，又善于治疗风热外邪上犯头面诸疾。

足太阳膀胱经循行示意如图3-8。

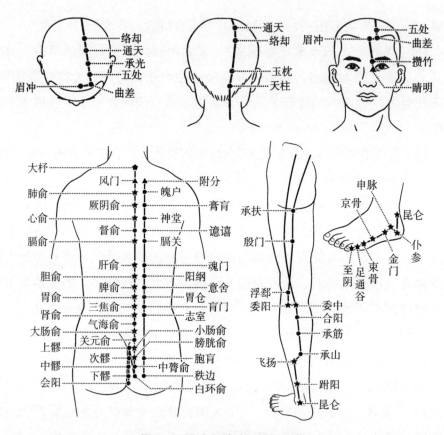

图3-8 足太阳膀胱经循行示意

（二）足太阳膀胱经经脉病候意义辨析

脏腑组织、经络气血，不论哪一方发生病变，都不外乎"是动"与"所生"两大类。

《灵枢·经脉》云："是动则病冲头痛，目似脱，项如拔，脊痛，腰似折，髀不可以曲，腘如结，踹如裂，是为踝厥。是主筋所生病者，痔、疟、狂癫疾，头囟项痛，目黄泪出，鼽衄，项、背、腰、尻、腘、踹、脚皆痛，小指不用。"

1."是动则病" 指脏腑组织、经络气血受邪动乱，所发生的病理变化。

（1）"冲头痛，目似脱，项如拔"。足太阳膀胱经起于目内眦，上额交巅入络脑，还出别下项。若外邪侵犯太阳，卫阳郁闭，经络不通，经气上冲头项，则头痛项强，疼痛难忍，目似脱出，宜取攒竹、大杼、风门、至阴、束骨、昆仑等穴治之。

（2）"脊痛，腰似折"。足太阳膀胱经循行于腰背部，夹脊抵腰中，若其感受外邪，经气郁滞不畅，则经脉不通而痛作矣。当取夹脊两旁各一寸半膀胱经背俞穴如肾俞、大肠俞、中膂俞，经穴昆仑，加取委中穴舒筋活络，强腰健膝，有"腰背委中求"之意。

（3）"髀不可以曲，腘如结，踹如裂，是为踝厥"。足太阳经脉循髀外后廉下合腘中，以下贯踹内，出外踝之后，若外邪侵犯本经，经气郁滞，气血运行不畅，经脉不通则痛，出现大腿不能屈伸、腘窝部似扎缚、小腿肚疼痛如裂的症状，称为踝厥病，可循经取本经秩边、承扶、殷门、承筋、承山、飞扬、昆仑等穴治之。

2. "是主筋所生病"　指膀胱腑、经脉、筋络所自发的病理变化。

（1）"痔，疟"。经云："筋脉横解，肠澼为痔。"盖太阳所主之筋，膀胱所生之脉，因受邪扰，经气逆乱，横逆而为痔也，经络沉以内迫则为疟。痔疾当取承山，疟疾宜取大杼、风门、肺俞以及与督脉之交会穴大椎、陶道。

（2）"狂癫疾"。足太阳之脉上额交巅入络脑，若邪犯太阳经，热邪随经入里，热结膀胱，其人如狂，甚则发狂癫疾，宜取天柱、神堂、谚语、魂门、委中刺络放血。

（3）"头囟项痛，目黄泪出，鼽衄"。膀胱足太阳之脉，起于目内眦，交于巅，还出别下项，为多血之经。若邪犯太阳，气血逆乱上冲头项则头囟项痛；上系目系，则目黄泪出；上犯鼻窍，则鼽衄。头项强痛，宜取天柱、昆仑；目疾，宜取睛明、承光；鼽衄，宜取通天、孔最治之。

（4）"项、背、腰、尻、腘、踹、脚皆痛"。膀胱经沿项背腰脊腘踹外踝而行，若邪犯太阳，经气变动或经脉循行不畅，或经脉失养则可见项、背、腰、尻、腘、踹、脚皆痛，宜循经取穴以通经脉养经血而止痛。

（5）"小指不用"。足太阳经脉循京骨至小趾外侧，若经气变动，气血失和，则小趾不用。多取本经金门为主，以其为足太阳经脉气血深聚之郄穴，是治疗本经经气郁滞所致急性痛证之要穴；亦可取束骨，即足太阳膀胱经之输穴，因其主体重节痛等外经病变，是治疗外邪袭经脉所致肌肉关节疼痛之常用穴。

以上所述诸症，说明体内在膀胱，体表在经脉、在筋络，膀胱经所主之病与其经脉循行所过之处关系密切。

二、足太阳膀胱经经脉病候辨证应用举要

（一）临床表现

1. **膀胱失常病候**　膀胱病的证候特点是膀胱气化功能失常，病变主要包括了膀胱气化不利和膀胱失于约束，临床常见小便不利或癃闭、尿频尿急、小便失禁等症。

2. **经脉失调病候**　足太阳膀胱经从头沿项背部循行于下肢后外侧。经脉受邪动乱，经气郁闭不畅，则经脉所过之处疼痛；若郁而化热，上扰神明则癫狂，下闭大肠则痔等。

（二）辨证分析

膀胱有贮尿和排尿的作用，这有赖于肾的气化。若气化失司，膀胱气化不利则癃闭，约束失职则遗尿。足太阳膀胱经起于目内眦，上额交巅，入络于脑，下项，夹脊，抵腰，贯臀，过髀枢，下合腘中，以下贯踹内，出外踝之后，循京骨止于小趾外侧。足太阳膀胱经为巨阳之属，在外通行阳气，循经达表，卫外御邪；在内可温煦脏腑；散心入脑，可温养元神；行于身后，可温阳柔筋。若邪阻脉络，经气不畅，则头、目、项、背、腰、尻、腘、踹、脚皆痛；若风阳上扰，则发躁狂、癫痫；若阳气不展，阴血瘀闭，则病痔疾；若邪伏于半表半里，与营卫相搏，阴阳偏盛，则发疟疾；若营卫不和，肺卫不宣，津液外溢鼻窍，则发衄衊。

（三）辨证应用举要

1. **小便不利**　小便不利是指排尿困难、点滴不畅，为膀胱气化失调所致的一类病证。其中小便点滴不畅，病势缓者为癃；小便点滴不通，病势急者为闭；小便频数，淋漓涩痛者为淋。其病机关键是膀胱气化失调，病理变化有虚实之分。虚者可因脾虚、肾虚而使膀胱气化无权；实者多因湿热、气滞、瘀浊而致膀胱气化不利。临床中，癃和闭都有排尿困难而无尿道刺痛，只是病势有别，故多合称为癃闭。癃闭和淋证往往可相互转化，淋证

日久，可发展为癃闭；癃闭感受外邪，又常可并发淋证。治疗总以本着"腑以通为用"的原则，或清邪热、利气机、散瘀结，或补脾肾、助气化。不可不辨虚实，滥用通利小便之法，要知通之之法，实者利之使通，虚者助之使通，皆通之之法也。取穴皆以俞募配穴为主，中极与膀胱俞相配，施以虚补实泻之手法，并酌情辨证配伍取穴。湿热者，加水道、阴陵泉等；气滞者，加曲泉、三焦俞等；湿热淋，加淋泉；石淋，加委阳；虚者，加关元、气海、复溜、足三里，等等。

🧑 病案 1

夏某，男，52 岁。诉小便不利 3 个月余。患者 3 个月前因醉酒后出现尿频尿急，自服消炎药后，病情缓解，后出现小便点滴不畅，逐渐加重而来诊。现症：小便点滴而下，少腹胀痛，神倦乏力，舌暗淡，苔白，脉沉细。查：腹部膨隆，膀胱上界脐下 3 指。B 超提示前列腺肥大增生。中医诊断：癃闭（浊瘀阻塞证）。西医诊断：前列腺增生。

辨治思路：患者年逾五十，酗酒酿湿生热，湿热下注，膀胱气化不利，日久致浊瘀阻塞膀胱水道，纵观舌脉，证属浊瘀阻塞，膀胱气化不利，法当逐瘀散结，通利水道。针刺取穴：中极、水道、膀胱俞、三焦俞、地机、三阴交、太冲。所选穴位常规消毒，针刺深度以得气为度，得气后中极施以"温针法"，余穴均施以徐疾提插泻法，留针 30 分钟，每日 1 次；并予神灯小腹照射 30 分钟。患者经 5 次治疗后，小腹胀痛明显减轻，小便较前通畅。去水道、地机，加阴陵泉以健脾疏源。患者经 1 个月治疗后，排尿正常，诸症消失而告愈。

精彩点评：《谢映庐医案·癃闭门》云："小便之通与不通，全在气之化与不化。然而"气化"二字难言之矣。有因湿热郁闭而气不化者，……清热导湿而化之；有因上窍吸而下窍之气不化者，……通其上窍而化之；有因阴无阳而阴不生者，……熏蒸而化之；有因无阴而阳无以化者，……壮水制阳光而化之；有因中气下陷而气虚不化，补中益气，升举而化之；有因冷结关元而气凝不化，……开冰解冻，通阳泄浊而化之；有因脾虚而九窍不和者，……扶土利水而化之。"古法森立，难以枚举。总之，"治病必求其本"。

本例水蓄膀胱，小便点滴而下，少腹胀痛，甚是急迫，故急则治其标，浚泻水道。中极开通水道于前，膀胱俞、三焦俞疏利水源于后，配以神灯照射以温助气化，地机化瘀血除其因，三阴交健脾化湿以助运化，太冲调肝疏气以助运化。后病势趋缓，故弃开利温通之法，重在健脾疏源而收功。

病案2

谢某，女，45岁。诉小便灼热刺痛8个月余。患者8个月前房事后出现尿频、尿急，自服消炎药后，病情缓解，后常有发作。近来因尿频、尿急、尿痛加重，经中西药多方治疗未效，影响生活工作，经友人介绍而来诊。现症：小便频数，灼热刺痛，不能安坐，大便干，舌嫩红，苔黄腻，脉弦滑。查：尿常规白细胞（+++）。中医诊断：淋证（湿热淋证）。西医诊断：尿路感染。

辨治思路：纵观患者症舌脉，证属湿热蕴结下焦，膀胱气化不利。法当清热利湿，通淋止痛。针刺取穴：中极、膀胱俞、淋泉、阴陵泉、丰隆、内庭。所选穴位常规消毒，针刺深度以得气为度，得气后诸穴均施以徐疾提插泻法，留针30分钟，每日1次。患者经1周治疗后，尿频、尿急、尿痛明显减轻，灼热感消失，大便正常，继前治疗。又经1周治疗后，唯感小便轻微不适，腰膝酸软，舌红，苔薄，脉弦细。此邪去而阴虚，法以健脾滋阴，针取关元、阴陵泉、足三里、三阴交、太溪、太冲。针治3次后，患者诉病情复重，小便频数，灼热刺痛，坐立不安，舌红，苔黄，脉细数，继以清热利湿、通淋止痛之法治之，针取原穴同前。又经3周治疗，诸症尽除，尿常规示：白细胞（−），以补肾滋阴法调理1周而告愈。

精彩点评：淋证病情复杂多样，或数种淋证并存，或虚实夹杂，临证必当明辨，本着急则治标、缓则治本的原则，使本固标除。该患者病起于湿热，清热利湿是谓正治，然未注意湿热之邪最易伤阴，湿热蕴结，如油裹面难解难分，又最易恋邪。故治疗2周后，湿热虽清但未尽，而急予滋阴养血之法求功，液未充而徒增湿热，使病情复重，此急功近利之害也。湿热伤阴为患，必当邪尽，方可滋补，否则不为不利，反而为害。慎之！慎之！

2. **尿浊** 是指以小便浑浊，白如泔浆，尿时无涩痛不利感为主症的病证。其病机不外乎湿热下注和脾肾气虚，证有虚实之分。治疗总宜固摄下元，或清热利湿，本清而摄固；或培补脾肾，本正而摄固。但不论虚实，均宜取膏肓俞、肾俞、白环俞治之。

病案

张某，女，55岁。诉周身乏力，尿液浑浊1个月。患者7年前查体时确诊为2型糖尿病，近1个月来因工作劳累，饮食无规律而出现周身乏力，尿液浑浊而来诊。现症：尿频量多，尿液浑浊，头晕乏力，心烦口干，舌淡暗，苔白腻，脉沉细。查：空腹血糖13.5mmol/L，24小时尿微量白蛋白定量330.5mg，血肌酐65.36mmol/L，血尿素氮5.79mmol/L，血压140/90mmHg。中医诊断：尿浊（脾虚湿盛证），消渴。西医诊断：糖尿病肾病。

辨治思路：患者久病消渴，脾虚湿盛，脾病及肾，肾不化气，一则水停湿聚，二则精从浊化。法当调理脾胃，补肾固摄。针刺取穴：膏肓俞、肾俞、白环俞、中脘、血海、足三里、阴陵泉、地机、丰隆、三阴交、太冲、太溪。所选穴位常规消毒，针刺深度以得气为度，得气后诸穴均施以平补平泻法，留针30分钟，每日1次。患者经1个多月治疗后，诸症消失。

精彩点评：本病属中医"尿浊"范畴，病虽不久，但虚象已显，此亦肾消之尿浊特点。治疗当补益脾肾，兼以祛湿化瘀，扶正与祛邪兼顾。以膏肓俞、肾俞、白环俞、太溪补肾固摄，治在肾；中脘、阴陵泉、足三里、丰隆、三阴交、太冲调理脾胃，恢复其升降运化之功，治在脾；血海、地机养血活血，祛瘀生新，治在瘀。诸穴合用，脾肾并治，而重在脾，"诚所谓补肾不如补脾，此之谓也"。膏肓俞、肾俞、白环俞相配为治疗尿浊的效验基本方。

3. **遗尿** 遗尿是指小便不能控制，自行排出的病证，有清醒时小便自遗者，有睡寐时小便自遗者。总因肾气不固，膀胱失约所致。法当补肾培元，固本缩尿，临证宜取肾俞、膀胱俞、志室、中极等穴。

病案

陈某，女，10岁。诉睡中遗尿10年。患者每于夜间睡中遗尿，曾多方治疗，效果不显，经友人介绍来诊。现症：睡中遗尿，尿后不醒，饮食、大便正常，舌淡，苔薄白，脉沉细。中医诊断：遗尿（肾虚不固证）。西医诊断：小便失禁。

辨治思路：患者自幼夜间遗尿，舌淡，苔薄白，脉沉细，知其证属肾气未充，下元失固，法当补肾固本，调神缩尿。针刺取穴：肾俞、志室、膀胱俞、中极、三阴交、大陵。所选穴位常规消毒，针刺深度以得气为度，得气后留针30分钟，每日1次。患者经3次治疗后，睡中遗尿后苏醒；继以前法治疗3次后，睡中未发遗尿；继以前法治疗1周后，睡中仍未发遗尿而告愈，后随访未再复发。

精彩点评：婴儿肾气未充，夜间遗尿不属病态，然4岁后仍睡中遗尿者，则责之于肾虚不固。正如《诸病源候论》所云："夫人有于眠睡不觉尿出者，是其禀质阴气偏盛，阳气偏虚者，则膀胱肾气俱冷，不能温制于水则小便多，或不禁而遗尿。"故以肾俞、志室补肾固本，以复封藏之职；中极、膀胱俞疏调膀胱以复约束之职；三阴交既能健脾化湿，补后天之脾以养先天之肾，又能滋阴养血安神，合心之别主大陵，以调神缩尿。诸穴合用，心、脾、肾、膀胱兼顾并治而收效。

4. 痔　痔有内外之分，生于肛外者为外痔，生于肛内者为内痔。内痔多疼痛便血，根据病程的长短分为3期。2期以内者可采用针灸治疗，2期以上者，则非针灸之所宜。关于"痔"，历代医家论述颇多，言其形有五痔七候之说，言其因有饮食不节、起居生活失常以及寒湿燥热等六淫邪气的侵袭等。正如《医宗金鉴》所云："痔疮形名亦多般，不外风湿燥热源。"《丹溪心法》亦云："痔者皆因脏腑本虚，外伤风湿，内蕴热毒，醉饱交接，多欲自戕，以故气血下坠不散，结聚肛门，宿滞不散而冲突为痔也。"总之，痔病因复杂，病情多样。临证时，首先要分清虚实。痔病初起，便血肛痛者，多属实证；日久反复发作者常为虚实并见；虚证多见有肛门重坠、倦怠乏力等气阴两虚之证。针灸治疗本病有体针、灸法、挑治法、耳针及穴位埋线治疗等，均有一定的疗效。足太阳膀胱经之"痔"，是足太阳膀胱经

细说
经络
辨证

经气不利，阴血瘀闭所发之痔疮。《针灸甲乙经》云："肠澼、便血，会阳主之。"《玉龙歌》亦云："九般痔漏最伤人，必刺承山效如神。"《备急千金要方》也记载了飞扬主痔及伤痛，承扶、委中主痔痛等。笔者临证治疗痔疮喜挑刺龈交，针刺二白、会阳，疼痛者加承山，便血者加孔最，脱肛者加百会。

病案

方某，男，39岁。诉便血、肛门痛反复发作半年，加重1个月。患者便血、肛门痛半年，近1个月来因食辛辣而导致便血、肛痛加重，影响行走。曾在外科诊断为内痔，用药效果欠佳，建议手术治疗，因拒绝手术，特来针灸科就诊。现症：肛门疼痛，尤以排便时更甚，伴便下鲜血，大便干燥，3~4日一行，舌红，苔黄腻，脉滑数。查：于肛内3、7点处各有一痔核。中医诊断：痔（湿热下注证）。西医诊断：内痔。

辨治思路：患者痔发作起因为饮食辛辣，观其体壮，便下鲜血，大便干燥，舌红，苔黄腻，脉滑数，证属湿热下注，热盛肉腐。法当清热解毒，凉血止痛。针刺取穴：龈交、会阳、二白、承山、孔最。所选穴位常规消毒，针挑龈交，针刺会阳，针尖刺向肛门，使针感传至肛门，针刺深度以得气为度，得气后二白、承山、孔最施以徐疾提插泻法，均留针30分钟。每隔10分钟行针1次。1次治疗后患者自觉肛门有收缩感，疼痛大减，次日自觉大便质地较前变软。继前治疗，每日1次，连续治疗5次后疼痛消除，大便带血消失。随访1年未复发。

精彩点评：足太阳膀胱经，其经别自腘至尻，别入肛中，承山穴由此与肛相连，故能调理大肠气血，具有理肠疗痔之功，自古以来便是治疗痔疾的要穴，针刺承山穴以通络散瘀，清热利湿，凉血止血，故正如《肘后歌》曰："五痔原因热血作，承山须下病无踪。"又《百症赋》言："刺长强与承山，善主肠风新下血。"二白、龈交为治痔的经验效穴，龈交穴有结节者，此人必有痔，正所谓"有诸内必形诸外"。针取孔最以清热凉血，因肺与大肠相表里，孔最为肺经之郄穴，故可治疗痔及其出血。

5. 脏躁　脏躁多见于青壮年，以妇人为多。《金匮要略·妇人杂病脉证并治》云："妇人脏躁，喜悲伤欲哭，象如神灵所作。"其病机多为肝郁化火，火郁阴伤，心肾阴虚，或气血亏虚致心神失养发为脏躁。临床表现多种多样，但同一患者每次发作的症状是相同的。北京金针王乐亭老先生认为脏躁之"脏"即病在五脏，为其功能失调；"躁"指病机，为其失润。故治以养心阴，安神志，调理五脏为主，辅以疏肝解郁理气为辅，选用"五脏俞加膈俞"调五脏气血之平衡以治疗脏躁，收效颇佳。

🧑 病案

邢某，女，40岁。诉心烦失眠，悲忧欲哭3个月余。患者3个月前因丈夫外遇，情志不遂而致失眠，精神恍惚，经中西药治疗效果不佳，病情日渐加重，而欲求针灸治疗。现症：失眠烦躁，心悸易惊，悲忧欲哭，纳呆，便干，神倦乏力，时有手足抽搐，舌淡嫩，苔薄少津，脉弦细。中医诊断：脏躁（心神失养证）。西医诊断：癔症。

辨治思路：患者病起于情志不遂，纵观症舌脉，证属气郁化火，阴血亏虚，心神失养。法当养心安神，养血柔肝。针刺取穴：五脏俞、膈俞、内关、三阴交、太冲。所选穴位常规消毒，针刺深度以得气为度，得气后内关、太冲施以平补平泻法，余穴均施以徐疾捻转补法，留针30分钟，每日1次。患者经1周治疗后，烦躁欲哭之症明显改善，心悸失眠好转，纳食正常。又继前治疗2周后，诸症明显改善，喜与人交谈。又继前治疗2周后，诸症尽除而告愈。

精彩点评：脏躁之证，当以治肝为主，因肝藏血主疏泄，体阴而用阳。故以五脏俞加膈俞调理五脏，养血补血，以奉心神之用，以养肝血之体；加三阴交直补三阴，合太冲调肝平肝以养血柔肝；内关宁心安神。诸穴合用，共奏养血柔肝、养心安神之效。

6."冲头痛" 头痛一证源于《内经》，《素问·风论》中称"首风""脑风"，提出"新沐中风，则为首风""风气循风府而上，则为脑风"。头为诸阳之会，五脏六腑之精皆上会于头，故无论外邪侵袭，还是脏腑内伤，都能导致头痛。临证时，除了详细问明症因外，还需辨清头痛的部位。大抵太阳头痛，在头后部，下连于项；少阳头痛，在头两侧，可连及耳；阳明头痛，在前额及眉棱骨；厥阴头痛，在巅顶，可连及目系。治疗时，除了针对病因施治外，还需注意辨经遣药施针。正如《丹溪心法·头痛》所言"头痛须用川芎，如不愈，各加引经药：太阳川芎，阳明白芷，少阳柴胡，太阴苍术，少阴细辛，厥阴吴茱萸"。笔者认为药有寒热温凉，穴有升降浮沉，用穴如用药，故治疗头痛也有其"引经穴"。临床治疗头痛，常循经以局部取穴和远端取穴相配合，巅顶痛取百会配太冲，偏头痛取风池配丘墟，前额痛取头维、攒竹配解溪，后头痛取风府配昆仑。

🧑 病案 1

李某，男，50岁。诉头项剧痛，不可触及3日。患者3日前沐浴后外出出现后头部疼痛，查头颅CT未见异常，口服止痛药物疗效均不明显，遂前来我处就诊。现症：后头部放射性疼痛，不可触及头发，夜寐差，纳可，二便调，舌淡红，苔薄黄，脉弦细。中医诊断：头痛（太阳头痛证）。西医诊断：血管性头痛。

辨治思路：患者疼痛位在头后部，故知病在足太阳膀胱经，沐浴外出而引发头痛，痛不可触及头发，则外邪侵犯太阳经可辨。证属风寒外袭足太阳经，经气不利，气血运行不畅，经脉痹阻，法当疏风散寒，通经止痛。针刺取穴：至阴、风府、昆仑。所选穴位常规消毒，针刺深度以得气为度，诸穴均施以平补平泻法，留针30分钟。患者针刺后，疼痛即刻大减，可用手触及头发，继前法治疗4次后，头痛消失，病情告愈。

精彩点评：至阴穴为足太阳膀胱经脉气所出之井金穴，初运升发，其性轻扬，功善宣散。而足太阳经上额交巅，入络脑，布于后项，故针泻本穴能疏风散邪，通络止痛，用于治疗风邪上犯之头面诸疾。若头痛触及头发则发作，而按之头痛不发作者，此头风也，独取至阴，效如桴鼓。本例即属头风，故取至阴为主穴，配以风府加强疏风散邪之功，配足太阳膀胱经经气所行之经穴，以加强通经止痛之效。

🧑 病案 2

刁某，女，45岁。诉后头部及巅顶剧烈疼痛8年，近日加重。患者于

8年前出现后头部及巅顶剧烈疼痛之症，尤以紧张和经期前后为甚，曾查脑电图、脑血流图及头颅CT均正常，口服复方乙酰水杨酸片、谷维素、安神补脑液等药物治疗，疗效均不明显，经友人介绍，前来我处就诊。现症：后头部及巅顶胀痛，情绪激动及经期前后加重，经期前后分泌物多为深紫色黏液，纳可，心烦失眠，大便2日一行，质干，小便调，舌暗淡，苔薄，左脉弦细，右脉沉细。患者半年前行药物流产，月经周期紊乱。中医诊断：头痛（血虚血瘀证）。西医诊断：神经性头痛。

辨治思路：患者后头部及巅顶胀痛，知其病在足太阳膀胱经与足厥阴肝经。依据患者症舌脉，证属血虚肝郁，经气运行不畅，经脉痹阻。法当养血柔肝，疏通经络。针刺取穴：百会、风府、内关、阳陵泉、昆仑、三阴交、太冲。所选穴位常规消毒，针刺深度以得气为度，得气后均施以平补平泻法，留针30分钟，每日1次。患者经3次治疗后，头痛明显减轻，经治1周后，巅顶痛消失，后头部疼痛明显减轻，失眠多梦，舌暗红，苔薄白，脉弦细。原穴加神门以宁心安神，继前治疗。又经半个月治疗后，头痛消失，失眠好转，病情告愈。

精彩点评：后头痛属于足太阳膀胱经，巅顶痛属于足厥阴肝经。该患者病起半年前行药物流产，经期紊乱，肝失所藏，血虚肝郁，经气不畅，经脉不通，发为头痛，故法以养血柔肝、疏通经络。百会可疏通局部及肝经气血，又为督脉之极，可贯通诸阳经，疏通太阳经气，以清头散邪；风府加强局部经气的疏通，以通经止痛；昆仑加强疏通膀胱经经气之力，通经止痛；阳陵泉、三阴交、太冲可养血柔肝，疏肝解郁；内关以调神止痛。诸穴合用，重在养血柔肝，通络止痛。

7. "泪出"　流泪症又称泪溢症，多因风热上扰双目，泪窍固密失藏；或气血不足，肝肾两虚，不能约束其液致冷泪常流；或椒疮邪毒侵及泪窍，使排泪腺阻塞，泪不下渗而外溢。足太阳膀胱经是主所生之"泪出"，乃因邪客太阳经，经气上冲，迫津外出所致。因"膀胱足太阳之脉，起于目内眦"，经脉所过，主治所及，故此证亦可从膀胱经论治。宜取足太阳膀胱经睛明、天柱，胃经承泣治之。

病案

吴某，男，63 岁。诉双目迎风流泪 6 年余。患者 6 年前无明显诱因出现迎风流泪之症，病初晨重昼轻、冬重夏轻，后来日益加重，一年四季泪下无时，泪水清稀无热感。在两年前于当地县医院诊断为沙眼、泪道阻塞，曾做过泪道探通术，并服用中药，均无收效，遂前来就诊。现症：双目泪下无时，恶风，眼睑结膜表面充血，泪囊部无肿胀及脓汁，情绪抑郁，舌淡红，苔薄，脉细数。中医诊断：流泪症（风热证）。西医诊断：沙眼。

辨治思路：患者以迎风多泪为主症，而足太阳膀胱经之"所生病"中即有泪出之症，故可从膀胱经论治。依据患者症舌脉，证属风热上扰双目，泪窍不密，迫泪妄行，法当疏风清热止泪。针刺取穴：睛明、天柱、承泣、风池、合谷。所选穴位常规消毒，针刺深度以得气为度。除睛明、承泣外，余穴均施以平补平泻法；睛明，左手向外推眼球，右手沿眼眶边缘直刺 3 分，小幅度缓慢捻转；承泣，左手向上推眼球，右手沿眶下缘直刺 7 分，小幅度捻转。得气后均留针 30 分钟，每日 1 次，并嘱患者禁食辛辣，注意眼部卫生。患者经治 1 次后，流泪量减少；3 次后症状显著好转，即使流泪也未流出眼眶；10 次后眼睑结膜表面充血症状减轻，除晨起遇冷风时少量溢泪外，基本恢复正常。

精彩点评：足太阳膀胱经为人体一身之藩篱，风热外袭，巨阳受之，邪客太阳，循经上扰于目，风性开泻致泪窍不密，风热上扰，迫液妄行，发为多泪。故法以清热疏风而止泪，针刺膀胱经之睛明、天柱为主，疏风清热以调畅膀胱经经气以止泪。《灵枢·口问》言："泣出，补天柱经侠颈。"承泣功善清热疏风通络，明目止泪，为眼病之要穴，尤长于治疗流泪；风池为风邪停蓄之处，是祛风之要穴，且居于项中，为通达脑、目脉络之重要腧穴，刺之可疏风解表，清利头目；合谷为手阳明大肠经之原穴，其性能升能散，轻清走表，能发表解热，疏散风邪，二穴助主穴以加强祛风之力。诸穴合用，清热疏风，止泪明目，效如桴鼓。

8."项如拔" 项如拔是指颈项强痛、活动受限的一种病证，症因多端，有虚实两类。虚者多因阳气亏虚，筋脉失于温煦；实者多由外邪侵袭，经脉痹阻。足太阳之脉"还出别下项"，当以上原因导致足太阳经脉经气不利时，可出现项强不可回顾、项痛不可俯仰之症。《素问·生气通天论》云："阳气者，精则养神，柔则养筋。"《素问·疟论》云："巨阳虚则腰背头项痛。"《类经·疾病类》则云："腰背头项，皆太阳经也。阳虚则寒邪居之，故为痛。"说明足太阳为巨阳，其阳气旺盛，外可充养于表以抗外邪，虚则邪客于经、经气郁闭而致项痛；内可温煦筋脉，使筋脉柔和，虚则筋脉失养，经气不舒而项强。治疗总以疏通巨阳经气为要，宜取天柱、颈百劳、大杼，酌情加风池、金门、后溪、落枕等穴。

🧑 病案

任某，女，52岁。诉颈项强痛10天。患者自诉10天前受风后出现颈项部疼痛，伴有头痛，于当地医院予肌肉松弛药、中成药、推拿及理疗治疗后症状未见明显好转，故来我处就诊。现症：患者颈项部疼痛，转动不利，伴有头痛，以后头痛为主，偶有左手无名指及小指麻木，头晕，多梦易醒，纳可，小便可，大便不成形，日行1~2次，舌淡红，苔白，脉弦细。查体：C_{3-5}椎旁压痛，左侧臂丛神经牵拉试验（+），左侧桡动脉试验（+），颈项部及肩背部肌肉僵硬。颈部血管B超示：双侧椎动脉狭窄伴流速减低。颈腰椎X线片示：颈椎病。中医诊断：项痹（风邪侵袭证）。西医诊断：颈椎病。

辨治思路：患者以颈项强痛、转动不利为主症，且伴有后头痛，位在足太阳膀胱经之所循，故可从膀胱经论治。依据患者症舌脉，证属足太阳膀胱经经气不利，气血运行不畅，不通则痛。法当疏风行气，通络止痛。针刺取穴：内关、耳神门、风池、天柱、颈百劳、大杼、后溪、金门。所选穴位常规消毒，针刺深度以得气为度，得气后诸穴均施以平补平泻法，留针30分钟，每日1次。患者经治1周后，颈项部疼痛伴手指麻木之症明显好转，2周后颈项部疼痛伴手指麻木及头痛之症消失，颈椎回顾自如。

精彩点评："项如拔"为足太阳膀胱经是主所生病之病候，在临床上足太阳膀胱经之病变及手太阳小肠经之病变均可出现"项痛不可以顾"之表

细说 经络 辨证

现，足太阳膀胱经之病变多为颈背疼痛不可以顾，而手太阳小肠经之病变多为颈肩疼痛不可以顾，二者从症状上可兹鉴别。该患者为外感风邪导致足太阳膀胱经经气不利，气血不通，不通则痛。故法以疏风通经止痛为要，以"调神止痛针法"为基本方调神止痛，配合天柱、后溪、金门循经取穴，调畅太阳经经气，兼取百劳舒筋缓急而止痛，配以风池、大杼疏风散邪。诸穴合用，标本兼治而收效。

9. "腰似折"　腰痛是指因外邪、内伤、扭伤导致腰部气血运行不畅，或失于濡养所引起的腰部疼痛。临床较为常见，故《内经》设专篇讨论了足三阴、足三阳及奇经八脉为病所致的腰痛病证及针灸治疗方法，而尤以足太阳经为主。正如《素问·刺腰痛》所言："足太阳脉令人腰痛，引项脊尻背如重状，刺其郄中……在郄中结络如黍米，刺之血射以黑，见赤血而已。"腰为肾之府，由肾之精气所溉，肾与膀胱相表里，足太阳膀胱经循行背腰部，督、带二脉亦布其间。所以腰痛与肾和足太阳膀胱经、督脉、带脉相关，而尤与足太阳膀胱经最为密切。若腰痛似折，疼痛部位在脊柱两侧，属足太阳膀胱经。痛势较重、时间较短、属实证者，当远端取穴为主以祛邪通经，可取足太阳膀胱经之委中穴，既可针刺以舒筋活络，强壮腰膝，也可刺络放血以活血散瘀，凉血清热，给邪以出路；痛势较缓、时间较久、属虚证者，当局部取穴为主以疏经通络，濡养筋脉，同时注意温通、温补，常用足太阳膀胱经之肾俞、大肠俞、委中、昆仑等穴。

病案

吴某，女，26岁。诉腰部及双下肢后侧疼痛1周。患者于1周前因活动闪腰而致腰痛，当时未予诊治，其后症状加重，腰痛似折，并放射至双下肢后侧，遂就诊于某中医药大学第一附属医院，予针灸、推拿治疗4天，病情未见好转。后又就诊于天津医院，经腰椎CT检查，诊为腰椎间盘突出，而来余处诊治。现症：腰部及双下肢后侧掣痛，活动受限，不能平卧，腰椎两侧压痛、拒按，夜寐差，饮食、二便皆可，舌暗，苔薄白，脉弦紧。查体：双侧直腿抬高试验（+），右西卡德征（+）。既往为运动员，有腰部扭伤史。中医诊断：腰腿痛（血瘀证）。西医诊断：腰椎间盘突出。

辨治思路：患者腰椎两侧疼痛似折，且伴有双下肢后侧疼痛，知其病在足太阳膀胱经；病起扭伤，导致腰痛，足太阳经气血运行不畅，瘀血留着而发生疼痛，故证属瘀血痹阻经脉。法当活血化瘀，通络止痛。针刺取穴：肾俞、大肠俞、环跳、委中、昆仑、腰痛点、手三里。所选穴位常规消毒，针刺深度以得气为度，得气后肾俞、大肠俞、环跳施以意气热补法，委中刺络放血，然后与昆仑均施以平补平泻法，留针20分钟，最后再针刺腰痛点、手三里，并同时活动腰部。针后腰部疼痛大减，已能平卧，略能活动。继以前法治疗10次后，诸症消失，活动自如，正常工作。

精彩点评：该患者系腰部扭伤而致痛，以气血瘀滞，经络闭阻，不通则痛为病机关键。故取委中刺络放血，血变乃止，以逐瘀通络止痛；取膀胱经肾俞、大肠俞及足太阳经与足少阳经之交会穴环跳，施以意气热补法以行气血，温通经络；取善通膀胱经经气之昆仑，以加强通经活络之功，达"通则不痛"之目的；更以针刺腰痛点和手三里，同时活动腰部，互动以助腰部气血之运行，从而达到络通痛止之目的，效如桴鼓。

10. "髀不可以曲，腘如结，踹如裂""腰、尻、腘、踹、脚皆痛，小指不用"　"髀不可以曲，腘如结，踹如裂"属筋痹范畴，主要表现为下肢强直疼痛、屈伸不利，其病在足太阳经，其病证不外虚实两类。实证乃因风寒湿邪侵入足太阳膀胱经，湿胜则重，寒胜则凝，寒湿痹阻，经络拘急，气血不通，故经脉所循之处，疼痛屈伸不利，宜采用温通之法，以"调神止痛针法"为基本方，辅以循经取穴治之。虚证多责之于阳气虚衰，一则不能温养筋脉，筋失柔顺；二则阳不化气，津停血阻，痰湿血瘀痹阻筋脉，筋脉拘挛，肢体屈伸不利，治宜温阳益气，祛湿化瘀，温通经脉，宜采用"项腹针法"以本病治标，温阳柔筋。

病案1

周某，男，51岁。诉左侧肢体活动不利10个月余，近1周加重。患者于10个月前因劳累后出现左侧肢体活动不利，当时神清，就诊于天津市天和医院，头颅CT示右额叶梗死，予奥扎格雷钠等西药静脉滴注，后经针刺等康复治疗，症状有所改善。1周前无明显原因出现左侧肢体活动不利加重，当时神清，无头痛头晕及恶心呕吐之症，就诊于我科，并收入院治疗。现神清，语利，左侧肢体僵直，活动不利，左肩关节半脱位，左腕下垂，左足内翻，急躁易怒，纳可，寐安，大便调，小便频，舌暗淡，苔白，脉沉滑。查体：左侧肢体肌力 3 级，肌张力增高，左侧腱反射亢进，左巴宾斯基征、奥本海姆征、戈登征均阳性。头颅 CT 提示右额叶、基底核、顶叶梗死。既往高血压病史 10 余年，糖尿病、心肌梗死病史 1 年余。中医诊断：中风（痰湿血瘀证），筋痹。西医诊断：脑梗死，偏瘫痉挛状态。

辨治思路：患者左侧肢体僵直，活动不利，属足太阳膀胱经"是动病"病候之"髀不可以曲，腘如结，腨如裂"范畴，故可从膀胱经论治。依据患者症舌脉，证属阳气虚衰，湿阻血瘀，经脉痹阻。法当温阳益气，祛湿化瘀。针刺采用"项腹针法"为主以温阳柔筋，健脾祛湿。针刺取穴：风府、大椎、中脘、关元及双侧风池、天柱、颈百劳、滑肉门、天枢、外陵，再配合患侧臂臑、曲池、手三里、外关、合谷、环跳、伏兔、阳陵泉、足三里、飞扬、绝骨等穴以疏通患侧经络气血。所选穴位常规消毒，针刺深度以得气为度，得气后均施以平补平泻法，留针 30 分钟，每日 2 次。经治 1 个月后，左侧肢体僵直消失，活动不利明显改善，左肩关节半脱位、左腕下垂、左足内翻明显好转，纳可，寐安，二便调，舌淡红，苔白，脉弦，左侧肢体肌力 4^+ 级，好转出院。

精彩点评：《素问·生气通天论》云："阳气者，精则养神，柔则养筋。"而筋痹之证的发生乃因中风日久，又过度锻炼，过度运用平肝潜阳、活血化瘀之品，导致伤阳耗气。一则阳气虚衰不能温养筋脉，筋失温煦；二则阳气虚衰，阳不化气，津停血阻，酿湿生痰，因痰致瘀，痰瘀互结，壅塞脉络，筋失柔养，发为痉挛。故"阳气虚衰，湿阻血瘀"为本病的基本病机。治当温阳益气，祛湿化瘀。笔者依据经络学说之标本根结理论，创立了以项腹部穴位治疗四肢疾患的"项腹针法"。方中风府、大椎位居颈部，隶属督脉，而督脉循行于腰脊正中，上达巅顶，为全身阳脉之主干，十二经脉中手足三阳经皆与之相交会，有"阳脉之海"之称，具有调整和振奋人体阳气的作用，能统摄全身阳气，刺之可使阳气旺盛，则筋有所柔。天柱系足太阳膀胱经脉气所发，而足太阳膀胱经是主导人体气血的重要经脉之一，太阳为巨阳，为诸阳主气，阳气气化可生精微，内可养神，外可柔筋，故太阳膀胱经是主筋所生病，刺之可疏通经络，振奋阳气。风池位居足少阳胆经，其循于身之阳侧，主骨之所生病，其穴以善治骨病著称。颈百劳为经外奇穴，治虚损之要穴，刺之可补虚扶正。足阳明胃经多气多血，滑肉门内应于肠，性善滑利通降，可调理胃肠，利湿降逆，与外陵左右共四穴合称"腹四关"，该四穴具有通调气血使经气上输下达肢体末端，引脏腑之气向全身布散的功用。天枢为胃经的经穴，居人体上下之中，刺之可使气血上输下达，疏通四肢经络。中脘为胃经之募穴，六腑之所会，有健脾胃、助运化、升清降浊之功，关元为温阳益气之要穴，两穴相伍，温阳益气以治本。项针、腹针宜采用重、深、强的刺激手法，针刺手法宜重，可采用提插捻转等强刺激手法，针刺深度宜深，针感宜强，留针中可不停地或间断地施以手法，甚或选用电针以加强针感和感传。

病案 2

孙某，女，50岁。诉腰痛伴右下肢后外侧放射痛10余天。患者10余天前无明显诱因出现腰痛伴右下肢后外侧放射痛，曾予针灸治疗后症状未见明显缓解，今为求进一步治疗，慕名前来就诊。现症：腰痛伴右下肢后外侧放射性冷痛，步履困难，活动受限，纳可，寐差，二便可，舌暗，苔薄白，脉沉滑。查体及辅助检查：L_4~S_1椎体旁压痛，腰椎X线片示腰椎退行性变，骶椎隐形裂。中医诊断：痹证（风寒湿痹）。西医诊断：继发性坐骨神经痛。

辨治思路： 患者以腰痛伴右下肢后外侧放射性冷痛为主症，疼痛部位位于膀胱经及胆经所循之处，故可从膀胱经及胆经论治。依据患者症舌脉，证属风寒湿邪外侵，经脉痹阻。法当温经散寒，化瘀通络。针刺取穴以"调神止痛针法"为主，辅以循经取穴。针刺取穴：内关、耳神门、肾俞、大肠俞、环跳、风市、阳陵泉、飞扬、昆仑。所选穴位常规消毒，针刺深度以得气为度，得气后大肠俞、环跳、阳陵泉施以意气热补法，余穴均施以平补平泻法，留针30分钟，每日1次。针刺治疗1周后，患者腰痛伴右下肢后外侧放射痛明显减轻，行走活动尚可，下蹲及弯腰时症状稍加重，纳可，寐安，小便可，大便稍干，舌淡，苔薄白，脉弦。继续针刺半个月后，诸症尽除而告愈。

精彩点评：笔者认为治疗痛证当以调神为主为先，以通经为辅为用，故取穴以内关、耳穴神门为基础方调神止痛，然后依据疼痛部位循经取穴，如此配合，方能提高临床疗效。

第八节　足少阴肾经经脉辨证论治方法

一、足少阴肾经经脉循行及病候意义辨析

（一）足少阴肾经经脉循行意义辨析

《灵枢·经脉》云："肾足少阴之脉，起于小指之下，邪走足心，出于然骨之下，循内踝之后，别入跟中，以上踹内，出腘内廉，上股内后廉，贯脊，属肾络膀胱；其直者，从肾上贯肝膈，入肺中，循喉咙，挟舌本；其支者，从肺出络心，注胸中。"

1."肾"　经文虽只言一"肾"字，而阅者读此，当知其生理功能，病理变化的特点。

（1）藏精，主生长发育生殖。肾所藏之精，是构成人体的基本物质和人体功能活动的物质基础，它包含了"先天之精"和"后天之精"，有肾阴和肾阳之分。肾阴又称真阴、元阴，肾阳又称真阳、元阳，所以说肾是人体一身阴液之根和一身阳气之根，是脏腑阴阳之本。肾的精气盛衰关系到人体的生长发育和生殖能力，肾藏精功能失常必然影响到人体的生长发育和生殖能力。因肾中阴阳犹如水火一样共寄于肾，故前人又有"肾为水火之宅"的论说。肾阴和肾阳相互依存、相互制约，从而维持人体生理上的动态平衡。

（2）主水。指肾气具有调节全身水液代谢的功能，是人体水液之根。肾的气化正常，则开阖有度。开则代谢水液得以排出，合则需要水液得以潴留，肾的气化作用贯穿于水液代谢全过程。肾气对于水液代谢的调节作

用，主要体现在以下两个方面。一是肾气对参与水液代谢的脏腑的促进作用。水液代谢过程中，胃、小肠、大肠中的水液经脾气的运化转输、肺的宣发肃降到达膀胱，经肾气的蒸化作用，吸收再利用最终形成尿液排出。二是肾气的生尿和排尿作用。水液代谢过程中，脏腑形体官窍代谢产生的浊液，经三焦下输于膀胱，在肾气的蒸化作用下分为清浊，清者上输于肺，浊者化为尿液。所以《素问·水热穴论》说："肾者胃之关也，关闭不利，故聚水而从其类也。上下溢于皮肤，故为胕肿。胕肿者，聚水而生病也。"

（3）主纳气。清·何梦瑶在《医碥·杂症·气》中云："气根于肾，亦归于肾，故曰肾纳气，其息深深。"这是指肾气摄纳肺吸入的自然清气，保持吸气深度，防止呼吸表浅。故《难经·四难》说："呼出心与肺，吸入肾与肝"。肺吸入的清气，必须下纳于肾，使呼吸均匀，以保证体内外清浊气体的交换。肾主纳气是肺主呼吸之保证，是肾气封藏的主要体现。正如清·林珮琴在《类证治裁·喘证》中所言："肺为气之主，肾为气之根，肺主出气，肾主纳气，阴阳相交，呼吸乃和。"

（4）主骨，生髓，充脑。骨赖髓以充养，而肾藏精，精能生髓，髓居骨中，故肾主骨。脑为髓之海，齿为骨之余，所以脑和齿亦有赖于肾精的充养。肾精充盈则骨骼轻劲有力，思维敏锐。

（5）在形、窍、志、液之体现。《素问·六节藏象论》云："肾者，主蛰，封藏之本，精之处也，其华在发，其充在骨，为阴中之少阴，通于冬气。"发为血之余，而精血互根，发的生机根于肾气，故发为肾之外候。耳的听觉有赖于肾精的充养，"肾和则耳能闻五音矣"。又前后二阴的开合有赖于肾的气化，故肾主耳，开窍于二阴，在志为恐，在液为唾。故见发脱、骨软、耳聋、多恐、吞唾之疾，当补肾益精填髓。

综上所述，肾寓元阴元阳，为人体一身阴阳之根、生命活动之本。肾主藏精、主水、主纳气，人体的生长发育和生殖皆赖于肾气的气化。因此，足少阴肾经的生理特点，必是"少血多气之经"，其病理变化不外乎肾气亏虚、封藏失职和肾气不足，以致不能主水、主纳气，而表现出阴虚阳虚和肾不纳气、肾虚水泛等一系列病证。

2. "足少阴之脉，起于小指之下，邪走足心" 足少阴肾经起于小脚趾下面，斜走向足底心。《黄帝内经灵枢注证发微》云："肾足少阴，起于小趾之下，斜趋足心之涌泉。"涌泉穴为足少阴肾经脉气所出之井穴，为全身孔穴最下者、位置最低处，脉气由此向上腾溢，如泉水自地涌出，为回阳九针穴之一。它是治疗厥闭、癫狂脏躁等邪实郁闭所致的多种神志病变之急救穴，相火妄动之头目喉咙口舌诸症之常用穴，亦有开窍醒神、滋阴降火、引火归原之能。

3. "出于然骨之下" 足少阴经转出内踝之前的足舟骨粗隆下方。此处分布有然谷穴。然谷穴为足少阴肾经之荥火穴，犹龙雷之火出于渊，故亦名龙渊，亦如龙雷之火燃于谷间，为水中之真火，燃于深谷之中，取之不尽，用之不竭，生生不息。少火生气，故补之灸之能温补少阴之火，温阳益气；泻之能镇龙雷之火，滋阴泻火，为一双向调节特效穴，是治疗肾阳衰微和相火妄动所致诸疾之要穴。

4. "循内踝之后" 足少阴肾经循内踝与跟腱之间。此处分布有太溪穴。太溪为肾经经气所注之输土穴、肾脏原气所过和留止足少阴经之原穴，为肾脉之根，先天原气之所发，能调节肾脏之元阴元阳，为回阳九针之一。其功专滋阴，为滋阴之要穴，善治一切阴虚精亏之证。

5. "别入跟中" 足少阴肾经沿跟腱内侧缘下循别入跟骨中。此处分布有大钟、水泉、照海三穴。大钟为足少阴肾经肾气盛大、钟聚之处，别注沟通膀胱经之络穴，能补益肾气，调理肾与膀胱气机，治疗肾气不足和膀胱气化失职所致诸疾。水泉为肾经之郄穴，性善疏浚，也善活血调经、通利小便，是治疗月经不调和小便不利之常用穴。照海为足少阴肾经脉气归聚之处，而升发阴跷之脉，位居然谷之后，得其龙雷之火光照，如火之照于海也，故名照海，是八脉交会穴之一，也是阴跷脉气生发之起始穴、调理阴跷脉之主穴，功善滋阴泻火，利咽安神，补肾益精，调理经血，为治疗肾经亏虚所致失眠癫痫、咽喉疾病以及妇科经带诸疾之常用穴。

6. "以上踹内" 足少阴经从内踝下与距骨关节之间，向上循行于胫骨后面，与足太阴脾经交会于三阴交穴。此处分布有复溜、交信、筑宾三穴。复溜为足少阴经经气所行之经穴，功善疏通肾经经气，行气化水，通调水道。水肿癃闭，针之可流；盗汗遗尿，针之可止。交信为肾经之脉交会到脾经三阴交之处，脾属土，其德为信，又穴主月经不调，故名交信，为阴跷脉气血深聚之郄穴，补之能补肾活血而调经，平补平泻能调理冲任而调经，尤长于补肾活血而调经，是治肾虚血瘀所致月经疾病之要穴。筑宾穴为肾经与阴维脉之交会穴，是阴维脉的郄穴，是调理阴维脉之主穴，最善调理肝、脾、肾与阴维脉之经气，善除肾间筑筑动气，有平冲降逆之功，是治疗肝肾之气上逆之奔豚、癫痫大发作（发时呕吐涎沫、摇头弄舌）之要穴。

7."出腘内廉，上股内后廉" 足少阴肾经向上循于腘窝内侧，沿胫骨内踝后方，上达大腿内侧的后方。此处分布有肾经的合水穴阴谷。其为肾经气血输入脏腑之处，补之能温肾阳滋肾阴，平刺可调理肾经之经气、助肾之气化，为补肾之要穴、通调水道之效穴，常用于治疗肾虚或气化不利所致生殖及泌尿系统疾病。

8."贯脊，属肾络膀胱" 足少阴肾经从大腿内侧后缘，至尾骨端，与督脉交会于长强穴后，穿过脊柱统属于肾，联络膀胱。而"属肾"是说足少阴经脉经气变化为最高度精微之气，连属于肾，故针刺足少阴经可调肾脏，填精益髓。五脏与六腑有属络配偶关系，足少阴经属肾络膀胱。肾主水，主气化，水之精为人体所用，而水之浊需排出体外，故其络属之腑，需司水之开合，与外界相通，而膀胱为州都之官，气化则能出矣，故肾与膀胱相络属，共同完成水液代谢。

足少阴肾经一条支脉，沿耻骨联合上缘内侧挟脐上行，与任脉交会于关元、中极。此处分布有横骨、大赫、气穴、四满、中注、肓俞六穴。此六穴皆为肾经与冲脉之交会穴，因位居下焦，都能补益肾气，调理冲任，故善治妇科及生殖泌尿系统疾病。其中大赫穴为赫赫下焦元阳生发之处，水中之火，功善温阳散寒。四满性善疏浚开导，有理气活血、消积利水之功。中注穴为肾水精气集中之处，肾之精气藉本穴注入胸中，而有养阴润燥之功。

9."其直者，从肾上贯肝膈" 足少阴肾经直行者，从肓俞属肾外上行，循商曲、石关、阴都、腹通谷诸穴，贯肝，上循幽门，上膈。此五穴亦与冲脉相交，因其位于中焦，故多善调理脾胃，治疗中焦失常之证。其中商曲为足少阴肾经与冲脉之会穴，内应胃肠之曲，外得商金之气，具秋肃杀之性，功善理气降逆，化积导滞，调理胃肠，为治疗胃肠积滞诸证之要穴。石关位居上腹，内应幽门，为饮食水谷运行之关，肾经冲脉之会，其病为坚，其治为通，是治疗胃肠积滞坚满之常用穴和妇人不孕之经验穴。阴都是治疗胃肠气机逆乱所致腹痛、泄泻、便秘诸疾之常用穴。腹通谷性上通下达，功善健脾消食理气。幽门性善开阖，能升清降浊，治疗中焦升降失常之证。

10. "入肺中" 足少阴肾经历步廊，入肺中，循神封、灵墟、神藏、或中、俞府。此六穴位于上焦，多善理气宽胸疗肺疾，宜浅刺不宜灸。步廊穴当任脉中庭之两旁，因足少阴肾经出腹部之幽门，行至胸部，周于心之两旁，犹如庭堂两侧之走廊，故名步廊。其走而不守，功专善行，常用于治疗上焦气机壅郁不畅。神封当膻中之旁，膻中为心主之宫城，神之居也，足少阴脉至此，已入心神所处之疆域，故得此名。其有通乳之功，可用于治疗上焦气血壅郁所致心肺和乳房疾患。灵墟安神之功逊于理气，对胸痛兼心烦者尤为所宜。神藏为心神之所居，清凉之地，足少阴肾经脉气注入心中之处，刺之可金水相生，清热除烦，为治疗热扰胸膈所致诸症之常用穴。或中位于胸部，内应肺脏，有宽胸理气、化痰止咳平喘之功，所治病证多为痰喘满胸之证，临床要抓住本穴善于开利之性。俞府为足少阴肾经气血转输汇聚之处，刺之能理肾气之源，而有理气降逆、止咳平喘、益肾助肺之功，常用于治疗肺肾同病之咳喘。

11. "循喉咙，挟舌本" 足少阴肾经上循喉咙，并人迎夹舌本而终。故肾精亏虚，咽喉失养不利所致诸症，可取肾经腧穴滋阴以利咽。

12. "其支者，从肺出络心，注胸中" 足少阴肾经另一分支自神藏别出，绕心注胸之膻中，以交于手厥阴心包经也。

足少阴肾经循行示意如图 3-9。

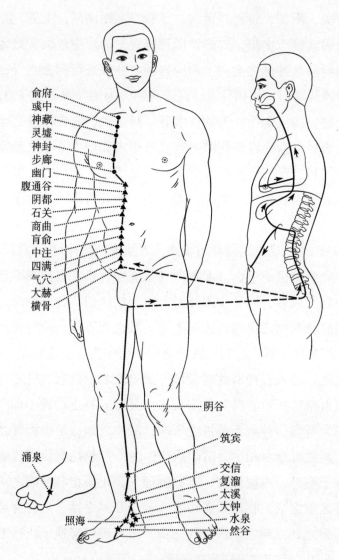

俞府
彧中
神藏
灵墟
神封
步廊
幽门
腹通谷
阴都
石关
商曲
肓俞
中注
四满
气穴
大赫
横骨

涌泉

照海

阴谷
筑宾
交信
复溜
太溪
大钟
水泉
然谷

图 3-9　足少阴肾经循行示意

（二）足少阴肾经经脉病候意义辨析

脏腑组织、经络气血，不论哪一方之营血、卫气所发生之疾病，不外乎"是动"与"所生"两大类。

《灵枢·经脉》云："是动则病饥不欲食，面如漆柴，咳唾则有血，喝喝而喘，坐而欲起，目䀮䀮如无所见，心如悬若饥状，气不足则善恐，心惕惕如人将捕之，是为骨厥。是主肾所生病者，口热舌干，咽肿上气，嗌干及

140

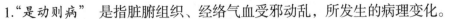

痛，烦心心痛，黄疸，肠澼，脊股内后廉痛，痿厥嗜卧，足下热而痛。"

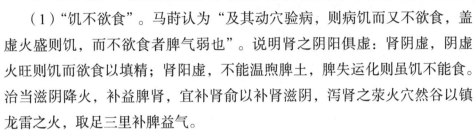

1. **"是动则病"** 是指脏腑组织、经络气血受邪动乱，所发生的病理变化。

（1）"饥不欲食"。马莳认为"及其动穴验病，则病饥而又不欲食，盖虚火盛则饥，而不欲食者脾气弱也"。说明肾之阴阳俱虚：肾阴虚，阴虚火旺则饥而欲食以填精；肾阳虚，不能温煦脾土，脾失运化则虽饥不能食。治当滋阴降火，补益脾肾，宜补肾俞以补肾滋阴，泻肾之荥火穴然谷以镇龙雷之火，取足三里补脾益气。

（2）"面如漆柴"。漆则肾之色黑者形于外也。肾藏精，若精衰，肾失所养，肾之色外露，则面如漆；精衰不能充髓壮骨，则骨瘦如柴。当填精益髓，取肾之原太溪，调补肾之元阴元阳，滋肾填精。

（3）"咳唾则有血"。足少阴肾脉入肺中，若肾阴亏虚，虚火妄动，灼伤肺络则咳唾带血。治当滋阴降火，肃肺宁金，宜取肾经之荥穴然骨、原穴太溪，肺经之荥穴鱼际、郄穴孔最。

（4）"喝喝而喘，坐而欲起"。肾主纳气，若肾虚封藏失司，摄纳失常，肾不纳气则喝喝而喘，甚则端坐呼吸。正如《类证治裁·喘证》所言："肺主出气，肾主纳气，……若出纳升降失常，斯喘作焉。"治当补肾纳气，降逆平喘，宜取俞府、肾俞、筑宾等穴治之。

（5）"目𥉽𥉽如无所见"。五脏六腑之精皆上注于目，以为视觉之用，肾之精为瞳仁，肾虚则阴精不能上注于目，目失所养，故眼花缭乱、视物不清，宜取太溪、三阴交，补益肝肾而明目。

（6）"心如悬若饥状"。足少阴肾脉从肺出络心，肾水必须上济于心，使心火不亢；心火必须下交于肾，使肾水不寒。若肾阴亏虚，不能滋养心神，心肾不交则心中空荡荡，如悬在空中状。可刺太溪配大陵交通心肾。

（7）"气不足则善恐，心惕惕如人将捕之，是为骨厥"。《素问·阴阳应象大论》云："肾在志为恐，恐伤肾。"肾为人体一身阳气之根，在志为恐，肾气虚则易多惊恐，心中怦怦而动，宜取肾俞、志室、大陵。

2. **"是主肾所生病"** 是指肾脏、组织、经脉、气血所自发的病理变化，多表现为在里在内、邪盛正衰的阴、寒、虚证。

（1）"口热舌干，咽肿上气，嗌干及痛"。足少阴经脉循喉咙，挟舌本，若阴虚火旺，灼伤津液，虚火上灼可见口中发热、舌干、咽肿、气息上逆、咽喉干燥而疼痛。当滋阴降火，清利咽喉，可刺足少阴经与阴跷脉之交会穴照海滋阴利咽。

（2）"烦心心痛"。肾脉从肺络心，若肾水亏虚，肾水不能上济于心，心肾不交则烦心心痛，可刺太溪配大陵、内关、三阴交交通心肾，除烦安神。

（3）"黄疸"。《金匮要略》言黄疸分为谷疸、女劳疸、酒疸，马莳认为此处黄疸为女劳疸。《金匮要略》言其可见额上黑，微汗出，手足中热，薄暮即发，膀胱急，小便自利，用硝矾散主之。

（4）"肠澼"。此乃泄泻之意。《素问·气厥论》言："肾移热于脾，传为虚，肠澼死，不可治。"《素问·大奇论》又言："肾脉小搏沉为肠澼下血，血温身热者死。"肾虚不能温养脾土，脾肾俱损，即为肠澼，治当补益脾肾，温养固摄。

（5）"脊股内后廉痛"。因足少阴经脉循行脊股内后廉，故足少阴肾经不荣不通可见此状，当循经取穴以除痛。

（6）"痿厥嗜卧"。此证之痿为骨痿，《素问·痿论》云："肾气热，则腰脊不举，骨枯而髓减，发为骨痿。"《素问·厥论》言："阳气衰于下，则为寒厥，阴气衰于下，则为热厥。"而肾主一身元阴元阳，故肾虚不能主骨则见骨痿，肾阴阳不足则见厥证。肾阴亏虚，髓海不足，精神匮乏，故嗜卧，张志聪言"骨痿则嗜卧"。治当补肾填精，宜取肾俞、太溪、绝骨、阳陵泉等。

（7）"足下热而痛"。足少阴经脉起于足心涌泉，阴虚火旺则足心热，失养则足下痛，可刺涌泉配照海、申脉滋阴泻火，引火归原，治疗足心热。

足少阴肾经为"少血多气"之经，肾为人体脏腑阴阳之根本，人体的一切生命活动都与肾密切相关。一切疾病，凡耗伤精气到一定程度，都可影响及肾，而表现出肾虚的证候。历代医家对足少阴肾经病候亦多从虚论治，或责之阴虚，或责之阳虚，或本虚标实，故治疗多以补肾为主。十二经脉病候中，独肾经言虚不言实，意在强调"肾病多虚"这一病机特点，故所列病候皆为肾气不足、肾阴亏虚、阴虚火旺之证，治当以补虚扶正为

细说 经络 辨证

主，至于肾经的实证应遵循"阴经的实证泻在阳经"的原则而治之。

二、足少阴肾经经脉病候辨证应用举要

（一）临床表现

1. **肾脏失常病候**　肾病的病机特点是肾气亏虚，肾病包括肾的阴阳失衡和肾不纳气及肾虚水泛所致病变。其病证有肾阴虚和肾阳虚之分，以眩晕、健忘、耳鸣耳聋、遗精、阳痿、月经失调、大小便异常、气喘、水肿等为其常见病证。

2. **经脉失调病候**　肾经经脉从足心沿下肢内侧循行至腹，贯腰脊，属肾，其直者，从肾上贯肝膈，循喉咙挟舌本。肾经经气不调，故常表现为腰背疼痛、足痿、口燥咽干、咽喉肿痛、足底痛等。

（二）辨证分析

肾藏精寓元阴元阳，肾精是人体生长发育和生殖的根本物质，肾阳是生命活动的原始动力，故肾为先天之本。肾又主纳气，为气之根，主水，维持体内水液的代谢平衡。若肾精亏虚，髓海不足，则眩晕健忘，耳鸣耳聋；肾虚封藏失职，则遗精、阳痿、小便异常；冲任不固，则经带胎产异常；肾虚不能纳气，则喘，端坐呼吸；肾虚不能制水，则水肿。此外足少阴肾经入肺中，循喉咙，挟舌本。若其阴虚火旺，虚火上炎，则饥不欲食，心若悬；耗伤津液，则口燥咽干，咽肿咽痛；灼伤肺络，则咳唾带血。肾精亏虚，面失濡养则色黑，目失滋养则视物不清，府失所养则腰背酸痛。肾脉从肺脉络心，若肾阴虚，心肾不交则烦心、心痛；肾气不足则善恐易惊；肾阳虚，不能温煦脾土则肠澼，肾虚经脉失于濡养则经脉所过之所，不荣则痛则痿。

（三）辨证应用举要

1. **痴呆**　痴呆是指髓减脑消，神机失用所致的一种神志失常疾病。由阴精、气血亏虚，髓海失充，或气、火、痰、瘀内阻，上扰清窍所致。《类证治裁·健忘》指出："夫人之神宅于心，心之精依于肾，而脑为元神之府，精髓之海，实记性所凭也。"《医方集解·补养之剂》云："人之精与志，皆藏于肾，肾精不足则肾气衰，不能上通于心，故迷惑善忘也。"皆说明了肾

精盛衰与否，关乎记忆脑神。笔者认为五脏六腑之精皆上荣于头，以成七窍之用，脑为髓海，赖肾精以发育形成，并受肾所藏之先天之精和五脏六腑之精的濡养。若肾精亏虚，无以上充髓海，神明失养，则呆滞善忘，法当养精益髓，调神益智，治以"滋阴调神益智针法"。

病案

周某，男，65 岁。诉反应迟钝，伴右侧肢体活动不利 1 个月。患者 1 个月前饮酒后突发神昏，查头颅 CT 提示左基底核血肿，经 1 个月治疗后，遗有右侧肢体活动不利、反应迟钝、失语之症而来诊。现症：反应迟钝，舌强失语，右侧肢体活动不利，纳呆，失眠，大便 3~4 日一行，小便失禁，舌红无苔，脉沉细。查体：计算力差，记忆力减退，血压为 140/90mmHg，肌力右上肢 2⁻ 级，右下肢 2⁺ 级，右侧巴宾斯基征、夏道克征、霍夫曼征均阳性。中医诊断：中风，呆证（髓海不足证）。西医诊断：脑出血恢复期，血管性痴呆。

辨治思路：患者年近古稀，肾阴已亏，复因饮酒助热伤阴，阴虚风动发为中风，纵观症舌脉，证属肝肾亏虚，髓海不足，脑神失养。法当养精益髓，调神益智，针刺以"滋阴调神益智针法"为主，针刺取穴：四神聪、神庭、人中、内关、神门、然谷、太溪、血海、三阴交、太冲，配以中脘、关元、患侧臂臑、曲池、支沟、合谷、环跳、伏兔、足三里、阳陵泉、承山、飞扬、绝骨。所选穴位常规消毒，针刺深度以得气为度，得气后中脘、关元、血海、足三里、太溪、三阴交施以徐疾提插补法，余穴均施以平补平泻法，留针 30 分钟，每日 2 次。患者经半个月治疗后，神志改善，失语较前好转，可简单问答，肢体肌力 4 级，大便每日一行。又继前治疗半个月后，记忆力和计算力明显改善，问答正常，右侧肢体肌力 5 级，病情好转出院。

精彩点评：血管性痴呆的基本病机是脑髓空虚，痰瘀痹阻，元神受损，神机失用，以阴虚为本、痰瘀为标，虚实可相互影响，相兼为病。临证当根据患者不同表现，结合病理发展的不同阶段，或补肾滋阴，或豁痰祛湿，或滋阴豁痰攻补兼施，总以调神益智为首务。该患者阴虚风动，髓海不足，神机失用，故采用"滋阴调神益智针法"，以滋阴养血，填精益髓。针刺加中脘补后天以养先天，且能升清降浊；加关元温阳则阴得阳助，生化无穷；加患侧肢体穴，意在通经活络。

2. **遗精**　遗精中因梦而遗的称为"梦遗"；无梦而遗，甚至清醒时自遗的谓"滑精"，总由肾失封藏、精关不固所致，有虚实之别。因君相之火妄动和湿热下注，扰动精室，精关不固而遗者多属实；因肾虚封藏失职，精关不固而泄者多属虚。因邪念妄想梦遗者，多责之于心；无梦滑泄者，多责之于肾。"肾病者当禁固之""心病者当安宁之"。但临证往往心肾并治。常取大陵、太溪、志室、白环俞、肾俞治之。

病案

陈某，男，34岁。诉梦中遗精5年，近来加重。患者5年前新婚，房事过度而致时有梦遗，无不适症状，未引起注意，近半年来遗精频作，2~3天1次，经中药治疗未见明显变化，常感头晕乏力，精神萎靡而欲求针灸治疗。现症：失眠多梦，梦则遗精，头晕乏力，腰膝酸软，阳痿早泄，舌嫩红，少苔，脉沉细。中医诊断：遗精（心肾不交证）。西医诊断：勃起功能障碍。

辨治思路：患者纵欲太过，耗伤肾精，阴虚不能上济于心，心火亢盛则失眠多梦；肾虚精关不固，虚火扰动精室则梦遗。纵观症舌脉一派肾虚之象。法当补肾填精，交通心肾。针刺取穴：大陵、太溪、中注、关元、志室、白环俞、肾俞、三阴交、太冲。所选穴位常规消毒，针刺深度以得气为度，得气后太溪、中注、关元、肾俞、三阴交施以徐疾提插补法，余穴均施以平补平泻法，留针30分钟，每日1次。患者经1周治疗后，遗精次数大减，夜寐梦少、头晕乏力改善。又继前治疗2周后，梦遗未发，阳痿早泄明显好转。复治疗1周后，诸症消失而告愈。

精彩点评：《折肱漫录·遗精》云："梦遗之症……大半起于心肾不交。"《济生方·白浊赤浊遗精论治》指出："肾病者，当禁固之；心病者，当安宁之。"故针补太溪、三阴交、中注、肾俞以补肾填精；补关元既能补肾气以固摄，又能阳中求阴；配刺大陵、太冲平君相之火，以交于肾水，使水火既济，心肾相交。七穴相配治在本。刺志室、白环俞意在收敛固摄，治在标。诸穴合用，攻补兼施，标本并治而收效。

3. 水肿　水肿是体内水液潴留，泛溢于肌肤，以头面、眼睑、四肢、腹背浮肿为特征的一类病证，是全身气化功能障碍的一种表现。其病机变化为肺失通调，脾失转输，肾失开阖，三焦气化不利，病位在肺、脾、肾，而关键在肾。正如《景岳全书·肿胀》所云："凡水肿等证，乃肺、脾、肾三脏相干之病。盖水为至阴，故其本在肾；水化于气，故其标在肺；水唯畏土，故其制在脾。"《医门法律·水肿门》指出："是则脾肺之权，可不伸耶。然其权尤重于肾，肾者，胃之关也。肾司开阖，肾气从阳则开，阳太盛则关门大开，水直下而为消。肾气从阴则阖，阴太盛则关门常阖，水不通而为肿。"所以水肿一证，重在治肾，尤其久病阴水者，更宜从肾论治。宜取肾俞、复溜、水分、阴陵泉针灸并用。

病案

于某，女，46岁。诉双下肢水肿，伴尿浊6年。患者10年前因感冒后出现颜面浮肿，诊为急性肾炎，经治肿退病愈，未再治疗。6年前出现浮肿，以下肢为甚，伴有尿浊，经治水肿明显好转，但尿浊仍在，今经友人介绍来诊。现症：双下肢水肿，尿频尿浊，腰肢酸重，神疲乏力，面色㿠白，五更泄，舌淡胖，苔白，脉沉细。尿常规：尿蛋白（+++），24小时尿蛋白定量1400mg，血肌酐120mmol/L，血尿素氮8.7mmol/L。中医诊断：水肿（脾肾阳虚证），尿浊。西医诊断：肾病综合征。

辨治思路：患者水肿以下肢为甚，且伴有五更泄、尿频、尿浊、神疲乏力、舌淡胖、苔白、脉沉细等表现，故证属脾肾阳虚，法当温肾利水。针刺取穴：水分、中极、关元、肾俞、白环俞、膏肓俞、阴陵泉、复溜。所选穴位常规消毒，针刺深度以得气为度，得气后诸穴均施以平补平泻法，中极、关元针后加灸，留针30分钟，每日1次。患者经3次治疗后，小便增多，水肿渐消。继前治疗半个月后，下肢水肿明显减轻，小便清澈，身体轻健，尿常规显示尿蛋白微量。又继前治疗半个月后，水肿消失，二便调，血尿检查正常而告愈。

精彩点评：水肿一证多责之于肺、脾、肾三脏，或单一而发，或相兼为病。若水肿突起，伴有外感表证者，多责之于肺；水肿伴神疲便溏、食少腹胀者，多责之于脾；久肿不消、腰膝酸软、畏寒肢凉、五更泄者，多属命门火衰，气化无权。本例乃脾肾阳衰，气化无权，开阖失司，聚水以从其类也，故水肿与尿浊并见。法当温阳利水。故温补关元，温阳以化水；肾俞、复溜补肾以行水；阴陵泉健脾以运水；水分、中极开通水道以利水；白环俞、膏肓俞补肾固摄以治尿浊，又肾俞、白环俞、膏肓俞为治疗蛋白尿的效验组方。

4. **"喝喝而喘，坐而欲起"**　肾主纳气是肾气封藏的主要体现，《医碥·杂症·气》云："气根于肾，亦归于肾，故曰肾纳气，其息深深。"若肾失封藏，纳气无权，宣降失司则可见喘证。《素问·脏气法时论》谓："肾病者……喘咳身重，寝汗出。"喘而端坐呼吸是肾虚不能纳气的典型特征。临床常取肾俞、俞府、肺俞、太渊、定喘等穴治疗。

🧑‍⚕️ 病案

Sering Tukonglu，女，50 岁。诉间断性哮喘发作 23 年。患者于 23 年前患哮喘，对花粉、尘埃、螨虫等物过敏，曾经脱敏治疗后病情有所好转，但哮喘常反复发作，以气喘气雾剂控制病情，为求进一步治疗，前来我处就诊。现症：胸闷憋气，心悸烦热，咽干口渴，喘证时发，发则呼吸困难，喉中哮鸣，气短息促，颧红唇紫，纳可，寐尚可，二便调，舌红，苔薄黄，脉沉细。中医诊断：哮病（虚哮证）。西医诊断：支气管哮喘（缓解期）。

辨治思路：该患者喘证时发，气短息促，与足少阴肾经"是动病"中"喝喝而喘"之症相似，且考虑患者哮喘日久，久病及肾，故可从足少阴肾经论治。依据患者症舌脉，证属肺肾两虚、摄纳失常。法当补益肺肾，纳气定喘。针刺取穴：肾俞、肺俞、俞府、太渊、足三里、阴陵泉、三阴交、丰隆、支沟、太冲、定喘、鱼际。所选穴位常规消毒，针刺深度以得气为度，得气后诸穴均施以平补平泻法，留针 30 分钟，每日 1 次。患者经治 2 周后，症状明显减轻，舌淡红，苔薄，脉沉细，继前治疗。续治 1 个月后，述哮喘未发，停用平喘药，前穴去定喘、鱼际、支沟、丰隆，加中注、关元、膏肓以增加补益肺肾之力。经治一个半月后，诸症尽除而告愈。

精彩点评：哮病发作，缠绵难愈，虚实错杂，其发作主要为内有伏痰，复感外邪所致，因而"调气豁痰"贯穿本病各证型治疗中。该患者哮病发作日久，病损肺肾，肺肾气虚，摄纳无权，宣降失司。故治疗重在补益肺肾，治其本。肾俞、肺俞、俞府、太渊以补益肺肾；阴陵泉、三阴交、足三里以培土生金，补后天以养先天；丰隆化体中之伏痰；支沟、太冲调气以助肺气宣降；定喘、鱼际以平喘。诸穴标本同治，而重在扶正治本也。

5."烦心" 烦心之症多为阴虚不能制阳所致，阳胜则出现躁动不宁、坐卧不安、心烦的表现，治当滋阴降火以润燥，针刺可取然谷、太冲、太溪、三阴交、照海、内关等穴。

病案

李某，男，55岁。诉心烦失眠8天。患者于4个月前患脑梗死，于家休养。8天前无明显诱因出现心烦、坐卧不安、失眠，曾服用地西泮（安定）及中药控制，未见明显好转，现为求进一步诊治，前来我处就诊。现症：心烦，坐卧不安，急躁易怒，纳可，失眠，入睡困难，大便干，小便可，舌红少苔，脉弦细。查体：四肢肌力5级，右侧掌颌反射（+），右侧巴宾斯基征（+）。头颅CT示：左额叶、基底核梗死。中医诊断：郁证（阴虚火旺证）。西医诊断：卒中后抑郁。

辨治思路：患者以心烦失眠、坐卧不安为主症，其与足少阴肾经是动病之"坐而欲起"、所生病之"烦心"之症相似，故可从肾经论治。依据患者症舌脉，证属阴虚火旺，心肾不交而兼有肝郁化火之征象。治当滋阴泻火，交通心肾，疏肝解郁。针刺以"养血柔肝针法"为基本方，针刺取穴：支沟、阳陵泉、血海、足三里、阴陵泉、三阴交、太冲、太溪，配以内关、大陵。所选穴位常规消毒，针刺深度以得气为度，得气后诸穴均施以平补平泻法，留针30分钟，每日1次。患者经治1周后，心烦、坐卧不安、失眠之症明显好转，又治10次后，病情告愈。

精彩点评：该患者虽为肾阴亏虚，心肾不交之证，但存肝郁之象，故治疗之时，断不可一味滋阴降火，养心安神，还需兼顾治肝，疏肝解郁。

正如朱丹溪所言："治郁之法，顺气为先"。故以"养血柔肝针法"为基础方以疏肝理气；太溪补肾阴，配大陵泻心火，以交通心肾；内关清心安神。

6. "肠澼"　足少阴肾经所主治的肠澼即为泄泻，《幼幼集成·泄泻证治》曰："泄泻之本，无不由于脾胃。盖胃为水谷之海，而脾主运化，使脾健胃和，则水谷腐化，而为气血以行荣卫。若饮食失节，寒温不调，以致脾胃受伤，则水反为湿，谷反为滞，精华之气，不能输化，乃致合污下降，而泄泻作矣。"说明泄泻病机关键是脾不健运，升降失常。而肾主命门之火，能暖脾助运，是脾运之根。因此，若肾阳虚衰，脾土失于温煦，脾胃运化失常，则可引起泄泻。

病案

　　徐某，女，45岁。诉大便溏泄半年余。患者于半个月前开始出现泄泻之症，遇寒加重，未予系统服药，因症状逐渐加重而前来我处就诊。现症：每日五更泄泻，遇寒则下利清谷，泻时伴腹部隐痛，喜温喜按，四肢不温，腰酸膝软，食少，寐安，小便可，舌淡，苔薄白，脉沉细。中医诊断：泄泻（脾肾阳虚证）。西医诊断：慢性肠炎。

　　辨治思路：患者大便溏泄以五更泄为特征，与足少阴肾经"所生病"之"肠澼"相符，且依据患者症舌脉，证属脾肾阳虚，脾胃运化失司。法当温肾健脾，升清降浊。针刺取穴：中脘、天枢、关元、足三里、下巨虚。关元使用温和灸，每次灸治半小时，其余腧穴均为针刺。所选穴位常规消毒，针刺深度以得气为度，得气后诸穴均施以平补平泻法，留针30分钟，每日1次。经治1周后泄泻次数减少，1个月后诸症消失，病情告愈。

　　精彩点评：泄泻病位本应在肠，但久泻不止，则责之于脾肾阳虚，正如《景岳全书·泄泻》云："盖肾为胃关，开窍于二阴，所以二便之开闭，皆肾脏之所主。今肾中阳气不足，则命门火衰，……阴气盛极之时，则令人洞泄不止也。"该患者为肾阳虚衰，无以温煦脾阳，脾失健运，脾气不升，小肠不能分清别浊而致泄泻。治当温肾健脾。《备急千金要方》云："关元、太溪，主泄痢不止。"故灸关元以温补元阳，元阳充则上以温养脾阳，乃釜底添薪之法也；中脘、足三里以健脾助运化；天枢、下巨虚以调理肠胃，泌别清浊。

7. "心如悬若饥状""饥不欲食" 心主血脉、藏神，心火下煦于肾，肾水上济于心，心肾相交则水火既济，心肾不交则肾水不能上济于心，心火独亢于上，心神煎耗，故心如悬；心火不能下煦于肾水，水中无火，孤阴不生，肾阴亏虚，胃失濡润，胃阴亏耗，不能腐熟水谷，故常若饥状，而饥不欲食。治当滋阴降火，可泻肾之荥火穴然谷，以镇龙雷之火，刺三阴交以直补三阴之精，养阴益肾。

病案

胡某，男，45岁。诉心下胃脘部发空，心如悬吊感3年余。患者于3年前无明显诱因出现心如悬吊、时感饥饿但不欲饮食之症。曾到多家医院就诊，查胃镜示"胃窦炎""浅表性胃炎"，查心电图无明显异常，并予中西医结合治疗，经治未见明显好转，现为求进一步治疗，前来我处求诊。现症：胃脘部隐痛，心如悬吊，饥不欲食，心悸，失眠多梦，时有梦遗，大便每日一行，质软，小便调，舌红，少苔，脉沉细。中医诊断：胃痛（胃阴亏耗证）。西医诊断：胃窦炎、浅表性胃炎。

辨治思路：该患者之症，与肾经是动病中"饥不欲食""心如悬若饥状"之症相似，故可从足少阴肾经论治。依据患者症舌脉，证属心肾不交，胃阴亏虚。治疗当以滋阴降火，养阴益胃为主。针刺取穴：中脘、阴陵泉、三阴交、足三里、太冲、然谷、太溪、肾俞、内关、神门。所选穴位常规消毒，针刺深度以得气为度，得气后中脘、阴陵泉、足三里、三阴交、肾俞、太溪施以徐疾提插补法，余穴均施以平补平泻法，留针30分钟，每日1次。患者经3次治疗后，胃痛消失，心如悬、心悸症状改善，又继前治疗10次后症状完全消失，而告愈。

精彩点评：本证为心肾不交之证，而以肾阴亏虚为主，故当滋肾降火，再兼以补益心脾。太溪为肾经经气所注之输土穴，肾脏原气所过和留止足少阴经之原穴，为肾脉之根，先天原气之所发，能调节肾脏之元阴元阳，为滋阴之要穴；然谷为足少阴肾经之荥火穴，泻之能镇龙雷之火，滋阴泻火。二穴重在滋补肾阴，"壮水之主，以制阳光"。中脘、足三里、阴陵泉、三阴交益气血生化之源，补后天以养先天。内关、神门以养心安神。诸穴合用，滋阴降火而收效。

8. "善恐，心惕惕如人将捕之" 《素问·阴阳应象大论》云："肾在志为恐，恐伤肾。"肾精亏虚，心失所养，心无所依，神无所归，虑无所定，则见心中恐慌、畏怯不安，患者不敢独处一地，或有将被抓捕之感。正如《医学正传·惊悸怔忡健忘证》所云："夫所谓怔忡者，心中惕惕然动摇而不得安静，无时而作者是也。"皆乃阴虚劳损所致，治在滋补肾阴，因其以心中动悸不安为特点，故应酌情配以安神之穴，如大陵、印堂等。

病案

刘某，女，55岁。诉心悸易恐3个月余。患者于3个月前无明显诱因出现心悸、易恐之症，曾服用西药治疗，症状无明显改善，现为求进一步治疗，前来我处就诊。现症：心悸，善惊易恐，坐卧不安，腰膝酸软，周身乏力，纳可，失眠，舌暗淡，少苔，脉沉细。中医诊断：心悸（心血亏虚证）。西医诊断：自主神经功能紊乱。

辨治思路：患者以心悸易恐为主症，其与足少阴肾经是动病之"善恐，心惕惕如人将捕之"之症相似，故可从肾经论治。依据患者症舌脉，证属肾精亏虚，心肾不交。治当补肾养阴，交通心肾。针刺取穴：太溪、中注、三阴交、内关、大陵、印堂。所选穴位常规消毒，针刺深度以得气为度，得气后太溪、中注、三阴交施以徐疾提插补法，余穴均施以平补平泻法，留针30分钟，每日1次。患者经治2周后，心悸易恐、坐卧不安、失眠之症明显好转，腰膝酸软、周身乏力之症消失，又治2周后，病情告愈。

精彩点评：该患者为肾精亏虚，阴不制阳，阳盛则坐卧不安，失眠；心肾不交，心神浮越则易恐，心悸。故治当滋肾养心。笔者临床滋养肾阴常用太溪、中注二穴。太溪为足少阴肾经之原穴，原气所过之处，为肾脉之根，刺之可滋阴降火、益肾补虚；中注为足少阴肾经与冲脉之会穴，肾水精气集中之处，刺之可使精气内注，通润四周脏器之燥；加三阴交直补三阴经脉，加强滋阴之力；配合内关、大陵宁心安神，交通心肾；印堂镇静而安神。

9. "嗌干及痛"　足少阴肾经"循喉咙，挟舌本"，若肾阴亏虚，阴虚火旺，咽喉失于阴液濡养，则可见嗌干及痛之症，治当滋阴利咽。笔者临床常选用照海、太溪以滋阴利咽。

 病案

吴某，男，32岁。诉咽喉干燥疼痛半个月余。患者半个月前头痛发热，咽痛咳嗽，经服复方盐酸伪麻黄碱缓释胶囊等感冒药后好转，但仍遗有咽干、咽痛之症，现为求进一步治疗，前来我处就诊。现症：咽痛，咽干，平素喜用开水润喉，无咳嗽咳痰之症，纳可，寐安，二便调，舌红苔薄，脉细。中医诊断：咽痛（邪热伤津证）。西医诊断：慢性咽炎。

辨治思路：该患者以咽痛、咽干为主症，与足少阴肾经"所生病"之"嗌干及痛"之病候相符，且足少阴肾经"循喉咙，挟舌本"，故可从足少阴肾经论治。依据患者症舌脉，证属病后邪热伤津，咽失滋养。法当养阴生津，利咽止痛。针刺取穴：照海、太溪、廉泉。所选穴位常规消毒，针刺深度以得气为度，得气后诸穴均施以平补平泻法，留针30分钟，每日1次。经治1次后咽干之症改善，5次后嗌干、咽痛诸症消失。

精彩点评：本病为病后邪热伤津，津液无以上承，咽喉失养所致，治当滋阴利咽。肾肺之经脉，均在肺系流注，充养咽喉。而肾阴通过经络之气化为津液，上承于肺系包括咽喉，因此肺脏之津亏，源于真阴不足。所以阴虚所致咽喉之疾，重在滋补肾阴。故取肾经原穴太溪以滋补肾阴，以达滋阴生津之目的；配合通于阴跷脉之照海，滋阴泻火，利咽止痛，使咽喉得以润养，则咽痛自愈。

10. "股内后廉痛，痿厥"，足心痛　足少阴肾经循行"起于小指之下，邪走足心""出腘内廉，上股内后廉"。当外邪侵袭，阻滞经脉或气血亏虚，经脉失于濡养，均可导致足少阴肾经循行部位之疼痛，治当以调神为主为先，以通经为辅为用。

 病案

刘某，女，56岁。诉双下肢麻木冷痛1年。患者于1年前出现双下肢麻木冷痛之症，足心尤甚，于某医院诊断为糖尿病周围神经病变，除服降

细说
经络
辨证

血糖西药外，间断肌内注射维生素 B_1 及维生素 B_{12} 等治疗，疗效不显，现为求进一步诊治，遂来我院就诊。现症：双下肢内后侧麻木冷痛，足心尤甚，入夜及遇冷痛剧，得热则舒，纳可，寐安，大便溏薄，小便调，舌暗淡，苔白，脉沉细。既往有 2 型糖尿病病史 12 年，血糖控制不稳定，时高时低。中医诊断：消渴（脾肾阳虚证），血痹。西医诊断：糖尿病周围神经病变。

辨治思路：患者以双下肢内后侧麻木冷痛为主症，其疼痛部位与足少阴肾经循行相符，且足少阴肾经之"所生病"中有"股内后廉痛""痿厥""足下热而痛"等症，故可从足少阴肾经论治。依据患者症舌脉，证属消渴日久，阴阳两虚，命门火衰，温煦无力，阳气不达四末。治当温阳散寒，活血通络。针刺取穴：关元、肾俞、命门、环跳、阳陵泉、阴谷、承山、飞扬、申脉、照海。所选穴位常规消毒，针刺深度以得气为度，得气后关元、命门、肾俞采用意气热补法，余穴均施以平补平泻法，留针 30 分钟，每日 1 次。患者经治 15 次后，双下肢麻木疼痛明显好转，大便基本正常，但仍形寒肢冷。继以前法治疗，又治 10 余日后，患者症状基本消失。

精彩点评：本病为脾肾阳虚，寒凝络脉。治当温肾助阳，温通经络，故在取关元、命门、肾俞温阳益气之基础上，尚需借温针之力，祛除寒邪，补益阳气，使寒得火则散。申脉、照海调和阴跷、阳跷，以调和一身之阴阳。余穴意在通经活络以止痛。

第九节　手厥阴心包经经脉辨证论治方法

一、手厥阴心包经经脉循行及病候意义辨析

（一）手厥阴心包经经脉循行意义辨析

《灵枢·经脉》云："心主手厥阴心包络之脉，起于胸中，出属心包络，下膈，历络三焦；其支者，循胸出胁，下腋三寸，上抵腋下，循臑内，行太阴少阴之间，入肘中，下臂，行两筋之间，入掌中，循中指出其端；其支者，别掌中，循小指次指出其端。"

1. "心包" "心包"是心主的宫城，只是心的外围，无自主的功能，于五脏六腑中，位卑言轻，只有代心行令和代心受邪之用，故于经脉循行之中，未首言"心包"以强调其重要性，而只是说附属于心主之后的包络。

（1）代心行令。心包亦称"膻中"。《素问·灵兰秘典论》言："膻中者，臣使之官，喜乐出焉。"说明心包不但有保卫心主之功用，还能传达心主的意志，将心脏产生的喜乐情绪变化向外发出，故各种神志病变皆可用心包络腧穴治疗。如《针灸甲乙经·邪在心胆及诸藏府发悲恐太息口苦不乐及惊》云："心憺憺而善惊恐，心悲，内关主之。"

（2）代心受邪。心包是心脏外面的包膜，犹如心脏的屏障，有保护心脏的作用。心为人身之君主，不得受邪，所以若外邪侵心，则心包络当先受病，故心包有"代心受邪"之功用。正如《灵枢·邪客》所言："心者，五脏六腑之大主也，精神之所舍也，其脏坚固，邪弗能容也，容之则心伤，心伤则神去，神去则死矣。故诸邪之在于心者，皆在于心之包络。"后世明清温病学派受"心不受邪"思想的影响，在温病学说中，将外感热病中出现的神昏谵语等心神功能失常的病理变化，称为"热入心包"或"痰热蒙蔽心包"。

综上所述，心包是心主的臣使之官，而心主血脉，故作为代心行令、代心受邪的心包经，其生理特点必是"多血少气之经"，其病理变化多关乎血。

2. "起于胸中，出属心包络" 手厥阴心包经之脉起于胸中，因心包代心受邪，心居于胸中，故心包经由此而起，出属心下之包络，受足少阴肾经之交也。

3. "下膈，历络三焦" 手厥阴心包经向下通过横膈历络三焦。"历"者，谓三焦各有部署，在胃脘上中下之间，其脉分络于三焦也。

4. "其支者，循胸出胁，下腋三寸，上抵腋下" 手厥阴心包经分支沿胸部浅出分布于胁肋，向上到达腋窝。此处是经脉在体表循行路线有腧穴点的起始处，分布有天池。天池穴为手足厥阴经、手足少阳经之交会穴，其位像天，其用似地，有清凉解热之性，功善理气散瘀，清热通乳，常用于治疗胸部瘀热性疾病。

5. **"循臑内，行太阴少阴之间"** 手厥阴心包经下循上臂内侧，行于手太阴肺经、手少阴心经两经之中间。此处分布有天泉。天泉上接天池，位于臂之上端，为手厥阴心包经脉气内通心包、外达手厥阴经脉之气之处，刺之可理气宽胸，疗心胸疾患，又可通经活络，治经脉所过处之痛。

6. **"入肘中"** 手厥阴心包经循行入肘内。本经合水穴曲泽位于此。刺此穴能清泻三焦之火，而清热凉血解毒，为治疗热毒炽盛所致实热证和神志病之常用穴。临床上常与委中刺络放血同施，以增强其清热泻火、凉血解毒、化瘀开闭之功效。

7. **"下臂，行两筋之间"** 心包经由肘中向下循于前臂两筋之间，历循郄门、间使、内关、大陵四穴。郄门为手厥阴心包经气血深聚之郄穴，有祛瘀止痛之功，而心包代君行令，心主血脉，故又能治血证。其功善通脉宁心，凉血止血，是治疗心脉痹阻之心痛和心火亢盛迫血妄行之出血诸证的常用穴。间使为手厥阴心包经之经金穴，功善疏理厥阴经气，理气通络，解郁截疟，宁心安神，是治疗厥阴气机不畅所致心胸神志病变之常用穴、解郁截疟之经验效穴。内关为心包经经别络于三焦经之络穴，与冲脉合于胃心胸，通阴维脉而主一身之阴络，内关五脏，联络涉及范围甚广，上可宽胸理气，宁心安神，中可和胃降逆，下可理气活血，外可疏通经络，是治疗脏腑阴络气机失调所致诸疾之常用穴，尤长于治疗胃心胸气机失调诸疾和邪犯心包之神志病变。大陵为手厥阴心包经脉气所注之输土穴、原气所过而留止之原穴、本经子穴。其既能祛邪扶正，宁心安神，为治疗心悸失眠之主穴而别称心主；又能清心泻火，祛邪安神，治疗心经实热之癫狂舌疮而别称鬼心，为十三鬼穴之一。临床常用于治疗心神疾患，宜泻不宜补，更不宜灸，补之则助邪，灸之则助火亡阴。

8. **"入掌中"** 手厥阴心包经入掌中循行于第3、4掌骨之间。此处分布有劳宫穴。本穴为手厥阴心包经之荥火穴，性清善降，既能泻心火，又能醒神开窍，为回阳九针之一。常与肾经涌泉相配以心肾相交，与足三里相伍能升能降、能开能闭。

9. **"循中指出其端"** 手厥阴心包经在手指分布有本经经气所出之井穴中冲，亦为该经之母穴，功善清心开窍，为昏迷急救之常用穴。

10.“其支者，别掌中，循小指次指出其端” 手厥阴心包经另一分支从掌中循无名指出其端，而交于手少阳三焦经也。其主要沟通心包与三焦两经经脉，亦加强十二经脉循环传注。

手厥阴心包经循行示意如图3-10。

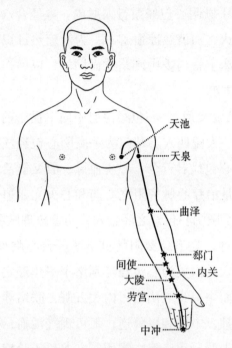

图3-10 手厥阴心包经循行示意

（二）手厥阴心包经经脉病候意义辨析

脏腑组织、经络气血，不论哪一方发生病变，不外乎“是动”与“所生”两大类。

《灵枢·经脉》云：“是动则病手心热，臂肘挛急，腋肿，甚则胸胁支满，心中憺憺大动，面赤目黄，喜笑不休。是主脉所生病者，烦心心痛，掌中热。”

1.“是动则病” 是指脏腑组织、经络气血受邪动乱，所发生的病理变化，多表现为在外在表、邪盛正实的阳、热、实证。

（1）“手心热，臂肘挛急，腋肿”。此皆因手厥阴心包经入掌中，循臑内，行太阴、少阴之间，沿腋而行。手厥阴心包经多血少气，若邪犯其经，经气动乱，经脉气盛血涌，营气不从逆于肉理，则经脉所循之处，可见发热、拘急、红肿、疼痛之症，是为经气之病于外也，可取劳宫、曲泽、郄门治之。

（2）"甚则胸胁支满，心中憺憺大动"。心包代君受邪，心为邪扰则可见胸胁胀满、心动过速之症。心包起于胸中，循胸出胁，故可取手厥阴经穴以治之，取内关、大陵两穴治之效果尤佳。

（3）"面赤目黄，喜笑不休"。心其华在面，主神明，心气实则笑不休。若邪犯心主，心包代受，心火亢盛，则见面赤、眼睛昏黄、喜笑不止，可取本经之荥火穴劳宫和原穴大陵治之。

以上仅举外邪动经触犯心包、心包经气为邪所困而表现出的"阳、实、表、热"之证，治应以"祛邪"为主。

2. **"是主脉所生病"** 是指心包、组织、经脉、气血所自发的病理变化，多表现为在里在内，邪盛正衰的阴、寒、虚证。

（1）"烦心心痛"。心主血脉，心主神明，心包代君行事，若邪扰心神，神为邪扰，则心烦，可泻其臣使之官心包经的经穴间使，以宁心安神。心受外邪，主血脉失职，血液运行不畅，不通而痛，可取手厥阴心包经气血深聚之郄穴郄门和内关以宽胸理气，祛瘀止痛。

（2）"掌中热"。手厥阴心包经入掌中，支脉亦别掌中。若手厥阴经经气不畅，瘀而生热，掌中热者，可取心包经之劳宫以清心泻火，祛掌中之热。

以上所举诸症，说明心包病证与其经脉循行所过之处气血之盈亏皆联系密切，所患之疾皆由此治之。

二、手厥阴心包经经脉病候辨证应用举要

（一）临床表现

1. **心包失常病候**　心包病的证候特点是传达心主之志意失常，病变包括喜乐失常和心动失常，以神志异常、心悸、心烦为其临床常见表现。

2. **经脉失调病候**　手厥阴心包经，起于胸中，循胸出胁，行前臂内侧，入于掌中，心包经经气不调则病见胸胁支满、臂肘挛急、掌中热。

（二）辨证分析

心主神明，心包为臣使之官，喜乐出焉，代心行令。若邪扰心神，心无所主则心悸心烦；神无所附则喜笑不休。心主血脉，心包代心受邪，外邪侵犯心主，心包代之经气运行不畅，"营气不从，逆于肉理，乃生痈肿"，故手厥阴经所过之处可因经气不畅而发病，如胸胁胀痛，心痛，臂肘挛急，掌中热。

（三）辨证应用举要

1．"喜笑不休" 喜笑不休是精神不能自控、近似狂笑的神志失常表现，是外邪扰心，心包代受，臣使之官失职，喜乐出焉而无所主。《灵枢·本神》云："心藏脉，脉舍神，心气虚则悲，实则笑不休。"说明外邪扰心，心包代之，心包经气变动，其气盛实则喜笑不休，宜取心包经的大陵、内关镇静安神。

病案

于某，女，34岁。诉常自发笑，不能自控4个月余，近来加重。患者4个月前经期中与人争吵获胜而乐，后常自发笑，不能自控，而就诊于天津医科大学总医院，诊为癔症，予中西药治疗，疗效不显，因逐渐加重，而寻求针灸治疗。现症：喜笑不休，休则如常人，失眠多梦，多疑，神疲，饮食、二便正常，月经愆期，舌淡，苔薄，脉沉细。中医诊断：脏躁（肝气上逆证）。西医诊断：癔症。

辨治思路：患者病起于经期，情志紊乱，喜乐太过，血之与气并走于上，使心气实于上，而阴血亏于下。法当镇逆宁心，养血安神。针刺取穴：内关、大陵、印堂、三阴交、太冲。所选穴位常规消毒，针刺深度以得气为度，得气后大陵、内关施以徐疾提插泻法，三阴交施以徐疾提插补法，余穴均施以平补平泻法，留针30分钟，每日1次。患者经1周治疗后，睡眠正常，喜笑不休改善。前穴加阳陵泉以疏肝解郁，加足三里以益气养血，又治疗一个半月，诸症尽除而告愈。

精彩点评：患者经期血亏，复动情耗血伤神，使心神外越，故法当养血安神。补刺足三里益气养血；配太冲以养血柔肝；配内关、大陵泻心火，使神归于舍；配阳陵泉疏肝解郁，以调理情志；印堂镇静以安神。诸穴合

细说
经络
辨证

用，总以神有所附、神归于舍为要。

2."手心热，臂肘挛急，腋肿"　手厥阴心包经循胸出胁，抵腋下，行前臂内侧手太阴与手少阴之间。若手厥阴心包经受邪，气血运行不畅，则其循行经过之处肿胀疼痛。病有寒证和热证之分：若外感寒邪，客于手厥阴经脉，寒性收引凝滞，气滞血瘀则臂肘挛急，腋肿；若热邪客经，或瘀而生热，热盛血涌，则手臂红肿热痛。均宜取手厥阴心包经之合穴曲泽和郄穴郄门治之，寒者温补之，热者凉泻之。

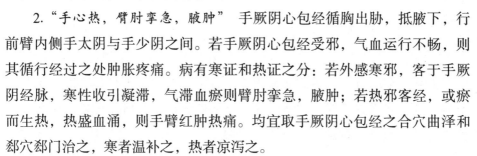 **病案**

徐某，男，40岁。诉右上臂肿痛2天。患者2天前因用力过猛，扭伤肘关节而致上臂肿痛，遂就诊于天津市人民医院，查X线片未见异常，考虑软组织损伤，予以外用药外敷，疼痛有所缓解，但肿胀依旧，臂肘挛急，经友人介绍来诊。现症：右上臂肿胀，肤色略暗，活动受限，触之微热，余无不适，舌暗红，苔薄，脉弦细。中医诊断：痹证（血痹）。西医诊断：软组织损伤。

辨治思路：患者因抻拉上臂过力，而致瘀血伤筋，气血运行不畅；其肿以内侧为甚，当手厥阴心包经所循之处，符合《灵枢·经脉》所云："（手厥阴经）是动则病手心热，臂肘挛急，腋肿。"故可从心包经论治，证属瘀血痹阻手厥阴经脉。法以活血化瘀，通经活络。针刺取穴：曲泽、郄门。所选穴位常规消毒，曲泽施以刺络放血，血变乃止，针刺深度以得气为度，得气后郄门施以徐疾提插泻法，留针20分钟，每日1次。患者当日针刺治疗后，疼痛大减，活动度改善，继以前法治疗3次后肿痛消失，活动自如。

精彩点评：《医学纲目》云："心主手厥阴心包络之脉是动，则病于心热，肘腕挛急，腋肿，甚则胸胁支满，……甚则泻之，虚则补之，热则疾之，寒则留之，陷下则灸之，不盛不虚，以经取之。"该患者病由瘀血伤筋，故法当以祛瘀通经为要。故急取曲泽刺络放血，逐瘀开闭，通经活络；复针心包经气血深聚之郄穴郄门，祛瘀止痛，通经活络。皆在于"祛瘀"，使瘀去肿消、络通痛止。

3."胸胁支满"　手厥阴心包经"起于胸中""循胸出胁"，若邪犯心包，心包经气机不畅，则可见胸胁胀满。临床治疗此证可选用天泉、内关以宽胸理气。

🧑 病案

孟某，女，50岁。诉胸胁胀满1个月余。患者于1个月前因感寒及饮食不节后出现胃脘不舒、胸胁胀满，于外院就诊未见明显好转，遂就诊于我科门诊。现症：胸胁及腹部胀满不适，食后尤甚，双下肢乏力，纳呆，寐欠安，小便调，大便时秘结时溏，舌淡暗，苔白，脉沉滑。查：心电图正常，肝、胆、脾B超未见异常，胃镜提示慢性浅表性胃炎。中医诊断：痞证（脾虚湿盛证）。西医诊断：慢性胃炎。

辨治思路：患者胸胁、腹部胀满以食后尤甚，乃脾虚不运之证，伴有纳呆乏力更佐证脾虚无疑。依据患者症舌脉，证属脾虚湿盛，运化失常，气机不畅。法当健脾祛湿，调畅气机。针刺当以"调理脾胃针法"为基础方，针刺取穴：中脘、曲池、合谷、阴陵泉、地机、三阴交、足三里、丰隆、太冲，配以内关。所选穴位常规消毒，针刺深度以得气为度，得气后诸穴均施以平补平泻法，留针30分钟，每日1次。患者经1周治疗后，胸胁、腹部胀满较前明显好转，双下肢乏力较前好转，纳食较前改善。继前治疗2周后，诸症尽除而告愈。

精彩点评：该患者因感寒及饮食不节损伤脾胃，脾胃健运失司，水液运化失常，湿阻中焦，气机不畅，发为本病。故选用"调理脾胃针法"为基础方，以调理脾胃升降，恢复脾胃运化功能。加内关宽胸理气，以其为心包经经别别走三焦经之络穴，又与冲脉合于胃心胸，故刺之能疏浚三焦之气血：上可宽胸理气，主治上焦气机不畅；中可和胃降逆，主治中焦气机失调之胃痛胁痛呕逆；下可理气活血，主治下焦气血失和之腹痛泄泻，为治疗胸腹气机失常之要穴。

4. "心中憺憺大动" "心中憺憺大动"即心悸之症，为临床常见病证，证型复杂多样，其病发乎于心，但五脏六腑疾病均可引发。或脾胃亏虚，气血乏源，心失所养；或脾失健运，痰湿内生，扰动心神；或肾阳虚衰，心失温煦；或肾阴不足，心肾不交；或肝失疏泄，心气失畅；或气郁化火，上扰心神；或肺失宣降，血运失常；或心虚胆怯，心神动摇等。证有虚实之分，或虚实夹杂。治疗上，其虚者当益气，温阳，滋阴，养血；实者当清火，祛痰，化饮，行瘀；或虚实兼顾，但总不离乎宁心安神。故以大陵、内关为主穴，再依据舌脉症，辨证配穴。

🧑‍⚕️ 病案

Mediha Lsik，女，35岁。诉心悸易恐1个月余。患者一个半月前因密友患重病，加之亲属家发生火灾而致心悸易恐，时恐有大事发生。曾服用药物治疗，症状无明显改善，闻知中国医生来土耳其工作而来诊。现症：心悸，善惊易恐，坐卧不安，失眠多梦，舌淡红，苔薄黄，脉沉细。中医诊断：心悸（心虚胆怯证）。西医诊断：自主神经功能紊乱。

辨治思路：患者心悸起于情志刺激，气病及血，心虚胆怯，心神失养，依据患者症舌脉，证属心虚胆怯。法当养血柔肝，安神定悸。针刺取穴：印堂、大陵、内关、阳陵泉、三阴交、太冲。所选穴位常规消毒，针刺深度以得气为度，得气后三阴交施以徐疾提插补法，余穴均施以平补平泻法，留针30分钟，每日1次。患者经10次治疗后，坐卧不安症状消失，心悸改善，睡眠好转，嘱停服西药，又继前治疗10次后，诸症消失而告愈。

精彩点评：《医学正传·怔忡惊悸健忘证》云："夫怔忡惊悸之候，……或因惊气入胆，……又或遇事繁冗，思想无穷，则心君亦为之不宁，故神明不安而怔忡惊悸之证作矣。"治之之法"或镇固之或化散之，皆须定其气浮也"（《伤寒明理论》）。故针取阳陵泉、三阴交、太冲养血平肝，肝平则心亦平；印堂、大陵、内关镇惊安神，养心定悸，心肝同治。在镇惊安神基础上，重视调肝平肝，此心悸获效之验也。

5. "烦心" 烦心即胸中烦闷、心内热而不安之症，多因邪热扰心，心神不安所致。病因复杂，或为温邪逆传心包，上扰心神；或余热未净，上扰胸膈；或气郁化火，肝火上扰；或虚火妄动，上扰心神等。治疗重在"清""养"，宜取大陵、间使清心安神。

🧑‍⚕️ 病案

马某，女，46岁。诉心烦易怒伴心悸半年余。患者于半年前因阴道出血于天津市宁河区医院诊治，诊为子宫内膜增厚、阴道炎，遂行刮宫术，术后予药物口服和输液以消炎治疗。其后出现心烦易怒、心悸之症，遂复诊，予越鞠保和丸、奥美拉唑等药物治疗后症状无明显缓解，故来我院就诊。现症：心烦易怒，胸闷憋气，心悸多汗，劳累及饱食后明显，神疲乏力，胃脘胀满，嗳气频作，矢气少，纳差，寐差易醒，小便频，大便干，每日1次，月经经期正常，量少，色红，舌淡，苔白略滑，脉沉细。既往有慢性胃炎病史1年，阴道炎病史1个月。查体：血压100/65mmHg；子宫彩超示子宫肌瘤；子宫内膜病理示分泌期子宫内膜；腹部B超示肝右叶囊肿，0.7cm×0.6cm，囊性无回声区。中医诊断：绝经前后诸证（血虚肝旺证）。西医诊断：更年期综合征。

辨治思路：患者以心烦易怒、心悸为主症，而手厥阴心包经之"所生病"中即有"烦心""心中憺憺大动"之症，故可从心包经论治。依据患者症舌脉，证属血虚肝旺。法当养血柔肝。针刺用"养血柔肝针法"为基本方，针刺取穴：支沟、阳陵泉、血海、足三里、阴陵泉、三阴交、太冲，配以大陵、间使。所选穴位常规消毒，针刺深度以得气为度，得气后诸穴均施以平补平泻法，留针30分钟，每日1次。患者经治1周后，心烦易怒、乏力、汗出之症消失，胸闷憋气、心悸多汗、头晕、头胀痛较前明显减轻。治疗2周后，诸症消失而告愈。

精彩点评：目前对于绝经前后诸证，多从心、肝、脾、肺、肾五脏论治。而笔者认为"女子以血为事，而肝藏血，故治妇科病当以治肝为先"。该患者失血于前，情志不舒于后。血虚心失所养，肝失所藏，情志不舒则肝失疏泄，遂酿成血虚肝旺之体，肝火上扰心神，心神不安则心烦、心悸作矣。故以"养血柔肝针法"治之，支沟、阳陵泉、太冲疏肝平肝；足三里、阴陵泉培土荣木；血海、三阴交滋阴养血；加大陵、间使以清心宁心而安神。

6."心痛" 此心痛之病位在心，以心血瘀阻为病机关键，属本虚标实。本虚以脏腑气血阴阳亏损，功能失调为主；标实则以痰浊、血瘀、寒凝、气滞等痹遏胸阳，阻滞心脉为主。心脉不通或心脉失荣，则胸部疼痛，临床治疗此病常取内关、大陵、至阳等穴。

武某，女，58岁。诉阵发性心前区疼痛半年余。患者半年前无明显原因出现心前区疼痛，曾就诊于天津中医药大学第二附属医院，予中西药治疗，症状有所缓解，但仍时发胸痛而来诊。于我处求中药调理，服药后自觉更年期诸症好转，仍感心前区绞痛时作，遂寻求针灸治疗。现症：神清，心前区疼痛时作，心悸，失眠，纳可，夜尿每夜3次，大便调，舌淡，苔白，脉弦细。查：心电图示心肌缺血；心脏B超示符合冠心病改变。中医诊断：胸痹（气血两亏证）。西医诊断：冠心病。

辨治思路：患者以心前区绞痛为主症，而手厥阴心包经之"所生病"中即有心痛之症，故可从心包经论治。依据患者症舌脉，证属心气不足，阴血亏耗，血脉痹阻。法当益气养血，活血通脉。针刺取穴：至阳、内关、大陵、血海、足三里、三阴交。所选穴位常规消毒，针刺深度以得气为度，得气后至阳穴施以"深刺纳阳针法"，余穴均施以平补平泻法，留针30分钟，每日1次。患者经治1周后，心前区疼痛、心悸明显好转，又治疗1个月后，心前区疼痛之症消失，夜寐安。

精彩点评：胸痹治疗应以通为要，通补结合。《圣济总录·心痛门》云："心痛者，心包络脉受邪也，包络者，心之别脉，邪气客之，则厥气上逆，痞而不散，故发为心痛。"故主以至阳穴振奋心阳，温通心脉；配内关、大陵宽胸理气，调神止痛；血海、足三里、三阴交养血活血而止痛。诸穴合用，气血并治，重在温通而收效。

第十节 手少阳三焦经经脉辨证论治方法

一、手少阳三焦经经脉循行及病候意义辨析

（一）手少阳三焦经经脉循行意义辨析

《灵枢·经脉》云："三焦手少阳之脉，起于小指次指之端，上出两指之间，循手表腕，出臂外两骨之间，上贯肘，循臑外上肩，而交出足少阳之后，入缺盆，布膻中，散络心包，下膈，遍属三焦；其支者，从膻中上出

缺盆，上项，系耳后，直上出耳上角，以屈下颊至䪼；其支者，从耳后入耳中，出走耳前，过客主人，前交颊，至目锐眦。"

1. "三焦" 经文虽只言"三焦"两字，而阅者读此，当知其生理功能、病理变化的特点。

（1）部位之三焦。三焦作为人体上、中、下部位的划分，源于《灵枢·营卫生会》"上焦如雾，中焦如沤，下焦如渎"之论。上焦为膈以上的胸部，包括心、肺两脏，以及头面部，"上焦开发，宣五谷味，熏肤、充身、泽毛，若雾露之溉，是谓气"。中焦为膈以下、脐以上的腹部，包括脾胃和肝胆等脏腑，"中焦……此所受气者，泌糟粕，蒸津液，化其精微，上注于肺脉，乃化而为血，以奉生身，莫贵于此"。下焦指脐以下的部位，主排泄糟粕与尿液。在人体五脏六腑中，唯三焦最大，故有"孤府"之称，正如《类经》所云："盖即脏腑之外，躯体之内，包罗诸脏，一腔之大腑也。"

（2）通调水道。三焦作为六腑之一，功善疏通水道，运行水液，如《素问·灵兰秘典论》所言："三焦者，决渎之官，水道出焉。"三焦填充于胃肠道与膀胱之间，引导胃肠水液渗入膀胱，是水液下输膀胱之通路，为尿液生成之源。《灵枢·本输》亦云："三焦者，中渎之腑也，水道出焉，属膀胱，是孤之腑也。"说明人体的水液代谢是以三焦为通道，水液的输布排泄取决于三焦的气化功能。若三焦水道通调不利，则肺、脾、肾等脏水液输布失调。正如《类经·藏象类》所说："上焦不治则水泛高原，中焦不治则水留中脘，下焦不治则水乱二便。"

（3）通行诸气。《难经》曰："三焦者，水谷之道路，气之所终始也。""所以府有六者，谓三焦也。有原气之别焉，主持诸气。""三焦者，原气之别使也，主通行三气，经历五脏六腑。"三焦是人体原气升降出入的道路，原气是生命活动的原动力，发源于肾，但须借三焦才能敷布全身，以激发、推动各个脏腑组织器官的功能活动。所以三焦能够总管全身气机和气化，亦是气化的场所，若三焦通道运行不畅，就会导致全身气机失调，甚至气虚。

综上所述，三焦为一腔之大府，总司人体的气化，是人体水谷精微，特别是水液消化、吸收、输布与排泄的场所，这就决定了手少阳三焦经的生理特点，必是"少血多气之经"。其病理变化不外乎三焦气化失司，水液代谢失常，而表现出精微失濡、水液潴留诸症。

2."手少阳之脉，起于小指次指之端" 阳经接阴经在手，手少阳三焦经起始于无名指靠小指一侧的末端，于此续接于手厥阴心包经。在此分布有手少阳三焦经经气所出之井穴关冲。井穴具有启闭开窍之性，功善清热利窍，开窍醒神，关冲是治疗少阳风热郁火上冲所致五官疾患和郁火痰热闭阻清窍所致中暑中风昏迷之常用穴。

3."上出两指之间" 手少阳三焦经向上循行于手第4掌骨和第5掌骨之间，历液门、中渚二穴。液门为手少阳三焦经脉气所溜之荥水穴，水能克火，性善清实热，有清三焦郁火、消肿止痛之功，是治疗三焦少阳郁火上攻所致头面五官肿痛之常用穴。中渚为三焦经之输木穴，性善通调，刺之能通调三焦气血，通经活络而治疗三焦少阳经脉循行通路上之疾；泻之能清三焦之火，尤长于治疗火热亢盛之耳疾。

4."循手表腕" 三焦经沿手与腕关节的背面外侧而行。此处分布有手少阳经原气所过留止之阳池，其善和解少阳，舒筋活络，常用于治疗少阳枢机不利之寒热往来、疼痛等证，尤长于治疗腕关节疼痛、抬举无力。

5."出臂外两骨之间" 手少阳三焦经行于前臂外侧尺、桡骨之间，历外关、支沟、会宗、三阳络、四渎五穴。外关为手少阳三焦经之络穴、八脉交会穴之一，通于阳维脉，主一身之表，为治疗外感表证之主穴要穴，功善疏风清热解表，对于风热袭表证和少阳郁火上攻所致发热、头面五官疾病尤为所宜。支沟为三焦经经气所循行之经穴，走而不守，能调理本经之经气，而三焦内连脏腑、外通皮毛，贯身之上下内外，为气机运行之通道，凡有关气机不调所致之证，本穴皆能治之。会宗为手少阳三焦经气血深聚之郄穴，善清本经之瘀热，常用于上肢疼痛、耳聋、癫痫而属手少阳经气血瘀滞者。三阳络为手三阳经络脉相交之处，其与四渎穴皆是治疗三焦经猝然闭阻所致暴暗暴聋、风火牙痛之常用穴。

6."上贯肘" 手少阳三焦经向上到达肘尖，穿过肘后的鹰嘴窝。此处为手少阳三焦经之合土穴天井，为本经子穴，泻之能清泄三焦之火，灸之能助三焦气化，有治瘰疬之功。清冷渊为古法预防天花之处，功善清热泻火，通经止痛。

7. "循臑外上肩，而交出足少阳之后"　手少阳三焦经上行于上臂外侧，历消泺、臑会抵达肩胛骨肩峰的后下缘，经过肩关节的后方，上肩，交手太阳于秉风穴，并与督脉会于大椎穴，从足少阳胆经的后面，交会于肩井穴。此处共分布有消泺、臑会、肩髎、天髎四穴。消泺为三焦经脉气历经渚、池、沟、渎、井、渊后流注之处，性善清解，有清热泻火、通经止痛之功。臑会为三臑之会，系手少阳与阳维脉之会，功善通经散结，为治疗瘰疬、瘿气之常用穴。肩髎位于肩端骨之空隙处、风邪易袭之地，功善疏风通络，舒筋利节，常与肩髃、肩贞相配，合称"肩三针"，用以治疗肩痛不能举等肩关节周围病变。天髎穴位于足少阳肩井穴之后，为治疗肩胛、项部疼痛拘急，筋脉不舒等症之常用穴。

8. "入缺盆，布膻中，散络心包"　手少阳经入缺盆，布于两乳之间的膻中，与心包联络。手少阳三焦经与手厥阴心包经互为表里，交接于无名指末端，若三焦经经气不利可采用表里经配穴法取心包经相应腧穴以治之。

9. "下膈，遍属三焦"　三焦经脉下膈膜，依次联属于上、中、下三焦。三焦"如雾、如沤、如渎""为原气之别使也"，三焦通利则气水通调，三焦不畅则气结水阻。

10. "其支者，从膻中上出缺盆，上项"　手少阳三焦经其支行者复从膻中上出于缺盆，循颈部胸锁乳突肌后缘。此处分布有天牖穴。天牖穴为头目之穴窍，功善清头窍，疗风眩头痛，治暴聋喉痹。

11. "系耳后，直上出耳上角"　手少阳三焦经经过耳垂之后，沿乳突直上走出于耳上角。此处依次分布有翳风、瘈脉、颅息、角孙四穴。翳风为手足少阳经之交会穴，可祛风通络聪耳，亦是治疗痄腮、呃逆之经验穴。瘈脉、颅息可治小儿惊痫瘛疭，近治作用可用于治疗耳疾。角孙为灯火灸治疗痄腮之经验效穴，为手足少阳经与手阳明经之交会穴，还常用于治疗三焦毒热炽盛所致头面五官肿痛等症。

12. "以屈下颊至䪼"　"䪼"为上颌骨与颧骨构成眼眶的下侧部分。手少阳三焦经由耳郭根上缘，耳上肌中，与足少阳胆经交会于悬厘、颔厌，又环曲下行，绕颊部至眼眶下和手太阳经交会于颧髎。此处为手足少阳经

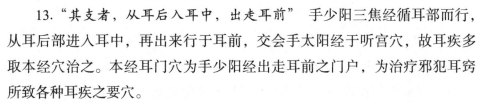

与足阳明经、足太阳经相会之处。

13."其支者，从耳后入耳中，出走耳前" 手少阳三焦经循耳部而行，从耳后部进入耳中，再出来行于耳前，交会手太阳经于听宫穴，故耳疾多取本经穴治之。本经耳门穴为手少阳经出走耳前之门户，为治疗邪犯耳窍所致各种耳疾之要穴。

14."过客主人，前交颊，至目锐眦""客主人"为上关穴别名。手少阳经穿过颧弓历上关穴，过耳和髎，与前一条支脉交于面颊部，抵达眼睛外眦角部位，与足少阳经相接。此处分布有耳和髎、丝竹空二穴。耳和髎为手足少阳与手太阳之会，能疏通三阳经经络，善治头面疾患及耳鸣耳聋。丝竹空居于眉梢外凹陷中，可调手足少阳之气，理三焦，和少阳，治三焦枢机不利所致诸疾。

手少阳三焦经循行示意如图 3-11。

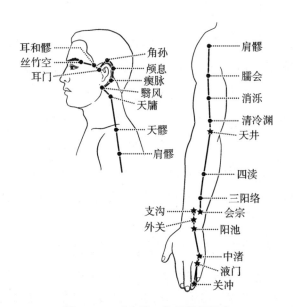

图 3-11 手少阳三焦经循行示意

（二）手少阳三焦经经脉病候意义辨析

脏腑组织、经络气血，不论哪一方发生病变，不外乎"是动"与"所生"两大类。

《灵枢·经脉》云："是动则病耳聋浑浑焞焞，嗌肿喉痹。是主气所生病者，汗出，目锐眦痛，颊痛，耳后、肩、臑、肘、臂外皆痛，小指次指不用。"

1. **"是动则病"** 是指脏腑组织、经络气血受邪动乱，所发生的病理变化，多表现为在外在表、邪盛正实的阳、热、实证。

（1）"耳聋浑浑焞焞"。"浑浑焞焞"乃听觉模糊不清，耳中出现轰轰响声之意。手少阳经循耳而行进入耳中，若外邪侵袭所致耳鸣耳聋，宜取手少阳三焦经耳周腧穴如翳风、瘈脉、耳门、耳和髎治之。

（2）"嗌肿喉痹"。"嗌肿喉痹"为咽喉肿痛之症，少阳之火相火主之，相火之有余于上也，即见喉咙肿痛之症，可取本经天牖穴治之。

以上病候乃因邪犯三焦、三焦气乱、经气不通，而表现出"阳、实、热"之证，治之当以"祛邪"为主。

2. **"是主气所生病"** 是指三焦、组织、经脉所自发的病理变化，多表现为在本经循行所过之处的病证。

（1）"汗出"。即多汗之症。三焦历经上、中、下三焦，上焦宣发卫气以温肌肉，肥腠理，司开合。若三焦宣发卫气失常，腠理疏松则汗出，宜取其络穴外关以疏风解表，调和营卫。

（2）"目锐眦痛"。即外眼角痛。因三焦经行至目锐眦，故手少阳经不通不荣而见此症状，可取本经丝竹空穴疏利三焦而止痛。

（3）"颊痛"。乃腮颊肿痛之症。手少阳三焦经过客主人前交于腮颊，故面颊肿痛可取本经腧穴以通络止痛。临床常将角孙作为治疗腮颊肿痛之经验穴。

（4）"耳后、肩、臑、肘、臂外皆痛"。此皆因手少阳三焦经循行于此，若其为外邪所困或本经气血亏虚失于濡养，可见本经所过之处疼痛，可循经取穴，如取翳风、肩髎、臑会、天井、支沟、外关以通经活络而止痛。

（5）"小指次指不用"。小指次指即指无名指，因三焦经经气源于此，故无名指不能运动当取手少阳经井金穴关冲治之，亦可点刺液门、中渚消肿止痛以治手背红肿、小指次指不用。

以上所举诸症，说明体内在脏腑，体表在经脉、在筋络，经脉所生之病与本经所行之处气血皆息息相关，故当从整体治之。

二、手少阳三焦经经脉病候辨证应用举要

（一）临床表现

1.**三焦失常病候**　三焦病的证候特点是三焦气化失司，病变包括了三焦气机不畅和水液代谢障碍。临床主要以腹胀、便秘、汗出、小便不利、水肿为多见。

2.**经脉失调病候**　三焦经自无名指小指之端，沿臂外侧向上循行、抵肩，上颈循耳入耳中，交颊，至目锐眦。若邪犯手少阳经，经气不利，可见耳鸣耳聋、经脉所过之处肿痛等。

（二）辨证分析

三焦为"原气之别使"也，主运水液，主持诸气，经历于五脏六腑。若三焦气机升降出入失常，气机不畅则腹胀，便秘；气化失畅，上焦不能宣发卫气，腠理疏松，开阖失司则汗出；三焦水道不利，水液潴留则小便不利，水肿。手少阳三焦经循行"从耳后入耳中，出走耳前"，与耳窍关系密切，若三焦经气机不通，气血运行不畅，耳失濡养，则可见耳鸣耳聋。三焦经"从膻中上出缺盆，上项"，若外邪侵袭经脉，邪滞于咽则咽部红肿疼痛；若气虚，则自汗出；若气机不畅，经脉滞涩，则见目锐眦、面颊、耳后、肩、臑、肘、臂外皆痛，小指次指不用。

（三）辨证应用举要

1.**腹满**　腹满是指自觉腹中胀满不舒而外无胀急之形的一种临床常见病证。病证有虚实之分，或因中气不足，或因寒邪内阻，或因实热内结，影响三焦气机不畅，故腹满常常与脘痞、胸闷同时出现。治疗总以调理三焦气机为要，宜取三焦经的标穴丝竹空治之，病在本取之标故也。

🧑 病案

李某，男，61岁。诉自觉腹中寒冷、胀满不舒半个月余。患者1年前发现双下肢厥冷，经艾灸和针刺多方治疗，症状未见明显好转，半个月前又出现腹胀畏寒而来诊。现症：腹中寒冷，胀满不舒，纳可，二便正常，双下肢厥冷，舌暗，苔白，脉沉缓。查体：腹平软无拘急之形，未及癥瘕痞块，无压痛、反跳痛。中医诊断：腹满（阳虚阴盛证）。西医诊断：神经症。

辨治思路：患者腹部胀满，但外无拘急之形，内无癥瘕痞块，是乃气机不畅之故，伴见腹中寒冷、双下肢厥冷是为阳气失于温煦之象。纵观症舌脉，证属阳虚生寒，气机不畅。法当温阳散寒。针刺取穴：关元、足三里、绝骨。所选穴位常规消毒，针刺深度以得气为度，得气后诸穴均施以意气热补法，留针40分钟，每日1次。患者经5次治疗后，双下肢厥冷有所减轻，但腹中冷满如故。遂思上述辨证大法，取穴刺法都相吻合，而连针5次未效者，恐是三焦气机未得疏调，而下焦阴寒之气无从疏散之故。遂在原穴基础上，加刺丝竹空，进针得气后，持针逼气，患者自觉腹中有气下行，几分钟后顿觉腹中冷满全消，腹中与双下肢温热，留针40分钟，每日1次，连续治疗3次以巩固疗效，随访未发。

精彩点评：本证既有阳虚寒盛的一面，又有气机不调的一面。初针时，只温补关元、足三里、绝骨，虽起到了温经散寒之功，但未注意疏调三焦气机，以振奋三焦阳气，故下肢厥冷虽缓而腹中冷满如故。故考虑于此，加刺丝竹空调理三焦气机，以三焦者乃阳气之父，三焦气机不调，阳气所生所行不畅。本病取标，故刺三焦经之标穴丝竹空而告愈。丝竹空为治疗功能性腹胀的经验效穴。

2. **奔豚气**　奔豚气是指气从少腹上冲心胸，而心胸烦闷不适的一种症状，多因心阳虚衰不能制阴于下、肾水乘之逆动上冲所致。但临证亦多无阳虚之象而见奔豚者，单属气机不调所致，属冲脉为病者，可取气冲、内关、公孙治之；属三焦气机不畅者，宜取丝竹空、支沟治之。

🧑 病案

吴某，女，63岁。诉时有气从下腹上冲、心胸烦闷半年余。患者半年前因邻里相骂出现腹部胀满，继而自觉有气从少腹上冲心胸，经中西医多方治疗未效而来诊。现症：时有气从少腹上冲心胸，烦闷不已，恶心纳呆，气还如常人，舌淡，苔白，脉弦。查体：腹平软，无压痛、反跳痛，未触及肿块。中医诊断：奔豚气（肝郁气滞证）。西医诊断：癔症。

辨治思路：该患者病起于情志不遂，肝失疏泄，进而影响三焦气机失调，下焦气机上逆而致奔豚。法当调气降逆。针刺取穴：丝竹空、支沟。

所选穴位常规消毒，针刺深度以得气为度，得气后先平补平泻支沟，然后再刺丝竹空，手持针柄不动，意守针尖，待患者自觉腹中之气下行后，留针30分钟，每日1次。连续治疗6次后而告愈。

精彩点评：奔豚气乃三焦气机失调，下焦之寒气上逆所致。《难经·六十六难》云："三焦者，原气之别使也，主通行三气，经历于五脏六腑。"丝竹空为手少阳三焦经之标，刺之可调理三焦气机，使气机归于平和，刺标以治本也；更合善于调理气机之手少阳三焦经所行之经穴支沟，以加强调理三焦气机之功。《针灸甲乙经》有云："心痛胸满，逆气……支沟主之。"

3. **便秘** 便秘是临床常见之病，可由多种原因引起，证型复杂，但不外虚实两大类。虚者有气虚、血虚、阳虚、阴虚，实者有气滞、热结、寒积，总由大肠传导失常而成。治当以调气通腑为要，随证施治，或益气运肠，或养血润下，或增水行舟，或温阳通便，或行气导滞，或泻热通便，或散寒通里。笔者临证常以支沟配天枢作为治疗便秘基础方。

病案

刘某，女，40岁。诉便秘2年余。患者平素性情急躁，2年前因所欲不遂而渐至大便困难，曾服中西药治疗未愈。现症：大便秘结，嗳气频作，腹胀，纳呆，舌淡，苔薄，脉沉弦。中医诊断：便秘（气秘）。西医诊断：便秘。

辨治思路：患者病起情志不舒，肝郁气滞，通降失常，传导失职，证属气秘。法当调气通腑。针刺取穴：支沟、天枢。所选穴位常规消毒，针刺深度以得气为度，得气后天枢施以徐疾提插泻法，支沟施以平补平泻法，留针30分钟，每日1次。患者经3次治疗后便秘改善，嗳气消失，纳可。又继前治疗2周后，大便正常。

精彩点评：《针灸神书》云："大便闭塞不能通，气上支沟阳有功。"便秘病机关键是腑气不通，而支沟功善调气，能调理三焦气机，降逆除滞，使气机复于调畅，传化有序则大便通矣，犹如承气汤类之用枳实、厚朴。配大肠募穴天枢，开闭通塞，疏通腑气，二穴相配，使中焦气机上通下达，胃肠功能和调，而能分利水谷和糟粕，疏导一切浊滞，故为治疗便秘之基础方。本例属单纯气秘，故用此二穴足矣。

4.耳聋耳鸣　耳聋是听力下降，耳鸣是耳内有声鸣响，两者都属于听觉异常，常常同时出现。病证有虚实之分，虚者肾虚不能充耳，实者气火上逆郁闭于耳。《灵枢·经脉》所载手少阳三焦经"是动则病耳聋浑浑焞焞"，多属实证，乃气火循手少阳经郁于耳中而为鸣，郁甚则壅闭矣。因其循行"从耳后入耳中，出走耳前"，根据"经脉所过，主治所及"，此证可首从三焦经论治，选取耳门、中渚等穴，随证施治。

病案

李某，女，40岁。诉耳聋耳鸣1周。患者平素性情急躁，于1周前晨起大怒之后，突然感觉两耳胀闷、闭塞，不能听见外界任何声音，且两耳内鸣响，如闻"呼呼"之声，病发后未予系统诊治，现为求进一步治疗，前来我科就诊。现症：患者双耳闷胀闭塞，不能听见外界之声，耳内鸣响如海潮声，烦躁不宁，胁下胀满，纳可，寐欠安，入睡困难，二便调，舌红，苔黄，脉弦。中医诊断：耳聋（肝火上扰证）。西医诊断：突发性耳聋。

辨治思路：患者以耳聋、耳鸣为主症，手少阳三焦经循行过耳，其"是动病"病候中有耳聋耳鸣之症，故可从三焦经论治。依据患者症舌脉，证属肝火上扰。治当清肝泻火，通窍启闭。针刺取穴：支沟、阳陵泉、太冲、耳门、听宫、翳风、聋中、三阳络、中渚、侠溪。所选穴位常规消毒，针刺深度以得气为度，得气后诸穴均施以平补平泻法，留针30分钟，每日1次。患者针后耳鸣明显减轻，又继前治疗10次后，患者病情痊愈，耳聪如初。

精彩点评：该患者因大怒之后突发耳聋，肝火上扰致少阳经气闭阻可知，治当清肝泻火，疏通少阳经气。故刺支沟、阳陵泉、太冲疏肝平肝；配三阳络、中渚、侠溪清泻少阳亢盛之火；耳门、听宫、翳风清热开窍，通经开闭，为治疗耳病之效穴。聋中位于阳陵泉下一寸处，为足少阳胆经循行所过之处，故可调节少阳经气，为治疗耳聋等耳部疾患的常用穴。如此上下局部及远端取穴相配，辨经与辨证相合而收效。正如《灵枢·厥病》所云："耳聋无闻，取耳中。耳鸣，取耳前动脉。……耳聋，取手足小指次指爪甲上与肉交者，先取手，后取足。"

5."嗌肿喉痹"《素问·厥论》云："手阳明、少阳厥逆，发喉痹嗌肿痉。"嗌肿、喉痹之证病在咽喉，实为阴阳升降之机失常所致。若风热毒邪结聚于三焦经脉，气滞血瘀，经脉痹阻，或脏腑亏损，虚火循三焦经上炎均可引起此症。治当以通调三焦气机为主，可取关冲、天牖、三阳络、四渎等穴。

病案

刘某，女，45岁。诉咽部肿痛1周。患者于1周前出现咽部肿痛、喑哑之症，于当地医院五官科诊断为咽喉炎，并予抗生素治疗，经治症状时轻时重，因症状加重而前来我院就诊。现症：咽部红肿疼痛，声音嘶哑，口干，纳可，大便干，小便调，舌红，苔薄，脉弦数。中医诊断：喉痹（热邪郁闭证）。西医诊断：咽喉炎。

辨治思路：该患者为教师，授课过用，郁火损伤咽喉，正所谓"生病起于过用"，火热循经上炎，咽部气血不畅，则发为咽部肿痛。依据患者症舌脉，证属火热循经上灼咽喉。治当清热降火。针刺取穴：天牖、三阳络、关冲、商阳。所选穴位常规消毒，关冲、商阳点刺放血，余穴针刺深度以得气为度，得气后均施以徐疾提插泻法，留针30分钟，每日1次。患者经1次治疗后咽痛大减，又继前治疗3次而告愈。

精彩点评：《灵枢·热病》云："喉痹舌卷，口中干，……取手小指次指爪甲下去端如韭叶。"本例患者火热郁闭于咽喉，故急取关冲、商阳点刺放血，以泻热消肿；配三阳络以加强泻热开闭之效；天牖为头目之穴窍，性善疏泄，既可清热，又可疏通局部气血，具有利咽消肿之功。

6."汗出" 汗证病证复杂，有以发汗时间不同的自汗、盗汗；有以发汗方式不同的战汗；有以汗色区分的黄汗、黑汗；有以汗出部位不同的但头汗出、半身汗出、手足汗出等。但病机总属阴阳失调，腠理不固，营卫失和，病证有虚实之分。手少阳三焦经主气所生病之汗出，乃因外邪客经，三焦气化失常，不能宣发卫气，腠理疏松所致。宜取手少阳三焦经之外关为主穴，配合合谷、复溜治之。

病案

郎某，男，30岁。诉汗出不断1年余。患者1年前时发汗出频频，未引起重视，近来汗出淋漓不止，颇感苦恼而来诊。现症：汗出恶风，淋漓不断，汗出以项背部为甚，体倦乏力，舌淡红，苔薄白，脉沉细。中医诊断：自汗（营卫失和证）。西医诊断：自主神经功能紊乱。

辨治思路：患者汗出伴恶风体倦，说明汗出乃腠理疏松，卫气不固所致。纵观症舌脉，证属卫表不固。法当调和营卫，固表止汗。针刺取穴：外关、合谷、复溜、风池。所选穴位常规消毒，针刺深度以得气为度，得气后诸穴均施以平补平泻法，留针30分钟，每日1次。患者经1周治疗后，汗出减少，继前治疗2周后体倦改善，汗出明显减少。前穴加足三里以益气固表，加内关以清心安神，又治疗1周后，诸症消失而告愈。

精彩点评：本例汗出证属腠理疏松，卫表不固，故以善于祛风之风池疏风解肌；以八脉交会穴之通于阳维脉之外关固表止汗；以手阳明大肠经之原穴合谷，配以足少阴肾经的经穴复溜，益阴和卫；加足三里益气和卫；加内关意在安神调神，因"汗为心之液"故尔。

7."目锐眦痛，颊痛" 手少阳三焦经循行"过客主人，前交颊，至目锐眦"，若因寒邪凝滞，热邪壅遏，湿邪阻遏，湿热熏蒸致三焦经经脉气血运行不畅或脏腑虚弱，精亏血少，经脉失于濡养，则可见面颊部及目锐眦疼痛不适。治当以"调神止痛针法"为基本方，采用循经取穴配合辨证取穴。

病案

李某，女，40岁。诉左颜面疼痛2个月余。患者2个月前因锻炼致大汗淋漓后即入空调房间避暑纳凉，继而左侧面颊部及目锐眦部短暂电击样剧痛，曾就诊于附近医院，诊断为三叉神经痛，予卡马西平以控制病情，疼痛缓解，但病情易反复发作，遂来我院就诊。现症：左侧面颊部及目锐

细说 经络 辨证

眦部短暂电击样剧痛，可自行缓解，反复发作，纳尚可，寐欠安，夜间常因剧痛而惊醒，后再难入眠，二便调，舌淡，苔薄白，脉弦紧。中医诊断：面痛（风寒阻络证）。西医诊断：三叉神经痛。

辨治思路：患者以左颜面疼痛为主症，手少阳三焦经循行"过客主人，前交颊，至目锐眦"，依据"经脉所过，主治所及"之原则，当从三焦经论治。依据患者症舌脉，证属风寒阻络。治当祛风散寒，通络止痛。针刺以"调神止痛针法"为主，针刺取穴：内关、耳神门，配以至阴、丝竹空、听宫、合谷。所选穴位常规消毒，针刺深度以得气为度，得气后诸穴均施以平补平泻法，留针30分钟，每日1次。患者经治2个月后痊愈。

精彩点评：该患者乃因风寒侵袭经脉，手少阳三焦经经气不利所致。治当祛风散寒，通络止痛。依据患者疼痛部位，应属于三叉神经之眼支疼痛，笔者临床常选用丝竹空、至阴、听宫治疗。听宫深居耳轮之内，为手太阳经结之所在、手足少阳经脉之所过、三经之会穴，刺一穴而通三经，面部经络之气皆可调，因其近三叉神经之源，故取之以止面痛。丝竹空居于眉梢外凹陷中，位于三叉神经眼支附近，近端取穴，疏通经络。至阴为足太阳经脉气所出之井穴，亦为足太阳经气根之所在，初运升发，其性轻扬，功善宣散，足太阳经脉从头循行至足，所谓"病在头者取之足"，故可针刺而治之。合谷为手阳明大肠经之原穴，其性升而能散，上通头面诸窍，疏风散邪。因疼痛是人的心理活动反应，所谓"所以任物者，谓之心"，故止痛当以调神为主为先，取内关、耳神门以调神止痛。

8."**耳后、肩、臑、肘、臂外皆痛，小指次指不用**" "三焦手少阳之脉，起于小指次指之端，上出两指之间，循手表腕，出臂外两骨之间，上贯肘，循臑外上肩。"若手少阳三焦经为外邪所困，或本经气血亏虚失于濡养，可见其所过之处疼痛。治当和解少阳，调畅气机，疏通经络，可取外关、支沟、臑会、肩髎等穴。

病案

吴某，女，40岁。诉颈肩部疼痛伴左上肢麻木疼痛3个月。患者于3个月前无明显诱因出现颈肩部疼痛不适、伴左上肢麻木疼痛，曾于本地医院行针灸、骨伤推拿治疗，经治略见好转，现为求进一步治疗，前来我院就诊。现症：颈肩部疼痛不适，伴左上肢麻木疼痛，以小指和无名指尤甚，无头晕恶心，纳可，寐安，二便可，舌淡暗，苔薄白，脉弦细。查体：叩顶试验（+），椎间孔挤压试验（－），桡动脉搏动试验（－），左臂丛神经牵拉试验（+）；颈椎CT示颈椎病；颈部磁共振示颈椎生理曲度略变直，C_{3-4}，C_{4-5}，C_{5-6}，C_{6-7}间盘突出。中医诊断：项痹（血虚血瘀证）。西医诊断：颈椎病。

辨治思路：患者以颈肩部疼痛伴左上肢麻木疼痛为主症，其疼痛部位与手少阳三焦经之循行部位相符，故可从三焦经论治。依据患者症舌脉，证属血虚血瘀。法当养血活血，通络止痛。针刺以"调神止痛针法"为基本方，针刺取穴：内关、耳神门、中渚、支沟、曲池、臑会、颈夹脊、血海、足三里、三阴交、阳陵泉。所选穴位常规消毒，针刺深度以得气为度，得气后诸穴均施以平补平泻法，留针30分钟，每日1次。患者经1周治疗后颈肩部及左上肢疼痛之症明显减轻；继治半个月后，颈肩部及左上肢疼痛之症已基本消失，左手小指、无名指麻木之感明显减轻；巩固治疗10次后，患者痊愈。

精彩点评：《内经》云："荣气虚则不仁，卫气虚则不用，荣卫俱虚则不仁且不用。"该患者疼痛麻木俱在，舌淡暗，脉弦细。气血亏虚，气虚无以行血，血瘀阻络，则疼痛；少阳枢机不利，营卫不和则发为麻木。故法当养血活血，疏通经络，和解少阳。所谓"调气以和血，调血以和气，通也"，而少阳主调和，故"麻取少阳"，麻木之证重取少阳经穴。是以在内关、耳神门调神止痛基础上，重取中渚、支沟、臑会、阳陵泉以调和少阳经气；血海、足三里、三阴交益气养血，活血化瘀；颈夹脊、曲池意在加强疏通上肢气血经络之功。

第十一节　足少阳胆经经脉辨证论治方法

一、足少阳胆经经脉循行及病候意义辨析

（一）足少阳胆经经脉循行意义辨析

《灵枢·经脉》云："胆足少阳之脉，起于目锐眦，上抵头角，下耳后，循颈，行手少阳之前，至肩上，却交出手少阳之后，入缺盆；其支者，从耳后入耳中，出走耳前，至目锐眦后；其支者，别锐眦，下大迎，合于手少阳，抵于𫫇，下加颊车，下颈，合缺盆，以下胸中，贯膈，络肝属胆，循胁里，出气街，绕毛际，横入髀厌中；其直者，从缺盆下腋，循胸过季胁，下合髀厌中，以下循髀阳，出膝外廉，下外辅骨之前，直下抵绝骨之端，下出外踝之前，循足跗上，入小指次指之间；其支者，别跗上，入大指之间，循大指歧骨内出其端，还贯爪甲，出三毛。"

1."胆"　经文虽只言一"胆"字，而阅者读此，当知其生理功能、病理变化的特点。

（1）贮藏和排泄胆汁。《灵枢·本输》云："胆者，中精之腑。"这是说胆是贮藏胆汁的脏器，六腑中除了胆以外，都能贮藏或转输浊物，只有胆中的汁，清而不浊，故胆为中精之府。《东医宝鉴》亦言："肝之余气，泄于胆，聚而成精。"胆汁由肝脏形成和分泌出来，然后进入胆腑贮藏、浓缩，并通过胆的疏泄作用而入于小肠。贮藏于胆腑的胆汁，由于肝的疏泄作用，注入肠中，以促进饮食物的消化。若肝胆的功能失常，胆的分泌与排泄受阻，就会影响脾胃的消化功能，而出现厌食、腹胀、腹泻等消化不良症状。若湿热蕴结肝胆，以致肝失疏泄，胆汁外溢，浸渍肌肤，则发为黄疸，以目黄、身黄、小便黄为特征。胆气以下降为顺，若胆气不利，气机上逆，则可出现口苦、呕吐黄绿苦水等。

（2）主决断。《素问·灵兰秘典论》云："胆者，中正之官，决断出焉。"胆在精神意识思维活动过程中，具有判断事物、做出决定的作用，能助肝

之疏泄以调畅情志。肝胆相济，则情志和调稳定。胆气豪壮者，剧烈的精神刺激对其所造成的影响不大，且自身恢复也较快。所以说，气以胆壮，邪不可干。胆气虚弱的人，在受到精神刺激的不良影响时，则易于形成疾病，表现为胆怯易惊、善恐、失眠、多梦等精神情志病变，常可从胆论治而获效。故《类经·藏象类》曰："胆附于肝，相为表里，肝气虽强，非胆不断。肝胆相济，勇敢乃成。"

（3）主调和升发。胆合于肝，助肝之疏泄，以调畅气机，从而维持脏腑之间的协调平衡。胆的功能正常，则诸脏易安，故《素问·六节藏象论》中有"凡十一脏取决于胆"之说。因胆主于春，为少阳，有阳气初生的性质。这种初运升发的阳气，是维持人体生命活动不断进行且欣欣向荣的力量，十一脏功能活动都赖于胆的少阳升发之气。

综上所述，胆为少阳中精之府，主决断、主调和，其气升发，以维持脏腑功能生生不息。所以其生理特点必是"少血多气之经"，其病理变化主要是气机的失和。

2."足少阳之脉，起于目锐眦" 足少阳胆经经脉起始于眼睛的外眦角，与手少阳三焦经衔接于瞳子髎。瞳子髎穴为手足少阳经与太阳经交会穴，故刺之能疏通三阳经之经气，宣通眼部之气血，而有通络明目之功，用于治疗各种病因所致或虚或实之目疾。

3."上抵头角" 足少阳胆经经脉向上行至额角，与足阳明胃经交于头维穴，与手少阳三焦经交于耳和髎、角孙穴。本经在此处分布有颔厌、悬颅、悬厘、曲鬓四穴。颔厌为手足少阳、足阳明脉之所会，刺之能清热散风，治疗风热上攻头面之疾，又有镇静止痉之功，可抑制不自主点头。临床取本穴常治偏头痛、目眩。悬颅为手足少阳、足阳明经交会之所，有疏风清热、息风镇静之功，用于治疗风热胆火上攻所致头晕目眩和头面之疾。悬厘为手足少阳、足阳明三经之会，能疏通头部侧面经络之气，而有通络止痛之功，用于治疗头部侧面肿痛之疾。曲鬓为足少阳和足太阳经之交会穴，针刺本穴能驱散头侧部之风邪，调和头侧部之经气而祛风清热，通络开噤，常用于头痛连齿、口噤、颊肿齿痛之症。

4."下耳后" 足少阳胆经从侧头颞部下行至耳上前方鬓发后，环耳至耳尖上沿，绕行耳后至乳突后下缘，再回转绕行上头，挟头正中线上行至额，直对瞳孔，下至眉弓上方，又从眉上1寸阳白处，再次上额循头，挟头正中，由前向后绕头下行，抵达乳突后方与枕骨粗隆之间。此处分布有率谷、天冲、浮白、头窍阴、完骨、本神、阳白、头临泣、目窗、正营、承灵、脑空、风池，共十三穴。率谷为足少阳经和足太阳经之交会穴，刺之能疏调少阳、太阳之经气，外散风热，内利胸膈，常用于治疗偏头痛和酒醉后头痛、烦满、呕吐不能食。天冲位于头部冲渠之要道，上应天星，为足少阳、太阳之会，功善祛风定惊，长于治疗癫痫小发作之头痛。浮白为足少阴与足太阳之交会穴，刺之能疏调二经之经气，祛邪达表，而有解表宣肺、化痰散结之功，常用于肺卫外感风热之疾。头窍阴为手足少阳经与足太阳经之交会穴，通于头之诸窍，功善清热散风，宣通头窍，常用于治疗目、鼻、舌、耳诸窍不利之病。完骨为足少阳经和足太阳经之交会穴，功善疏风清热，通络止痛，常用于治疗风热之邪循经上犯头面、颈项、五官之疾，临床尤常用于口眼㖞斜，对眼睑闭合不全有特效。本神为足少阳经与阳维脉之交会穴，善于统领旁近之穴，治疗有关神志病变，有疏风清热、镇静安神之功，临床常取之治疗目眩、头痛、癫痫之病。阳白为足少阳经与阳维脉之会，刺之能疏通二经经气，驱散眼部之风邪而明目，为风邪为患所致各种目疾之常用穴。头临泣为足少阳经、足太阳经和阳维脉之会，功善疏散头目在表之风邪，清解头目半表半里之郁热，而疏风清热，通络明目，常用于治疗鼻目之疾，尤长于治疗多泪。目窗为足少阳经与阳维脉之会，目气之孔窍，有助目复明之功，刺之能疏散风热，通络明目，为治疗风热所致头痛、目疾之常用穴。正营为足少阳经与阳维脉之会，如少阳春气在头，性升发易疏泄，有疏风清热之功，可用于治疗风热上犯所致头痛、眩晕、齿痛、唇吻强急之症。承灵位于头顶，唯风可到之处，为足少阳经与阳维脉之会，承神灵而有灵运之性，刺之能祛风清热，通络利窍，可用于治疗风热上犯头目、壅遏鼻窍之疾。脑空位于头后部，为通脑之孔窍、风邪易袭之处，刺之能祛头风、通头窍、安脑神，可用于治疗风邪上犯脑窍之头风目眩、癫痫等病。风池为手足少阳经、阳维脉、阳跷脉之所会，为风邪停蓄之处、祛风之要穴，无论外感风邪，还是肝风内动，皆可取之。

5. "循颈，行手少阳之前，至肩上，却交出手少阳之后，入缺盆" 足少阳经脉从耳后，沿颈侧部，行手少阳三焦经之前，与手太阳小肠经会于天容穴，至肩上退后，交出手少阳经之后，与督脉会于大椎穴，行至肩上，经过肩井穴，与手太阳小肠经交会于秉风穴，再进入锁骨上窝。肩井穴为手足少阳经与阳维脉之交会穴，性善通降，刺之能疏通手足少阳与阳维脉之经气，而理气通络，催产通乳，为治疗肩胛部痹痛和足痿之要穴、胎产乳疾之常用穴。

6. "其支者，从耳后入耳中，出走耳前，至目锐眦后" 足少阳胆经的另一条支脉，从耳后进入耳中，与手少阳三焦经会于翳风穴，循行于耳前，经过听会、上关二穴，会于手太阳小肠经之听宫穴及足阳明胃经之下关穴，行至外眼角会合于本经瞳子髎。听会为足少阳胆经脉气所发之标穴，根据标本根结理论，本病取标，故泻本穴可疏泄少阳胆经风火而治疗牙齿、面部实热诸疾，尤长于治耳疾。上关为手足少阳、足阳明之会，有疏风清热之功，是治疗头面诸疾之常用穴，又因其位于牙关之上，故善于通关开窍，为治疗口噤不开、上齿痛之要穴。

7. "其支者，别锐眦，下大迎，合于手少阳，抵于颛，下加颊车，下颈，合缺盆" 足少阳胆经的另外一条支脉，从外眼角分出，向下到达大迎，与手少阳三焦经会合至眼眶下面，再向下经过颊车，沿颈部下行，与上一条支脉会合，进入缺盆。在此有两条支脉分出，分别为向下的体内路线和向下的体表路线。

8. "以下胸中，贯膈" 足少阳经从缺盆处，向下进入胸中，从而进入无腧穴的体内路线，通过横膈。

9. "络肝属胆" 这是说联络于肝经（脏），入属于胆经（腑），是从阳交阴，在体内脏与腑密切"络""属"表里关系的联系。肝主疏泄，分泌胆汁，胆附于肝，贮藏、排泄胆汁，共同合作使胆汁疏泄到肠道，以帮助脾胃消化食物；肝主疏泄，调节精神情志，胆主决断，与人之勇怯有关，肝胆两者相互配合，相互为用，人的精神意识、思维活动才能正常进行，故《类经·藏象类》曰："胆附于肝，相为表里，肝气虽强，非胆不断，肝胆相济，勇敢乃成。"

10. "循胁里，出气街，绕毛际，横入髀厌中" 足少阳胆经沿着胁肋里面，出于腹股沟动脉处，绕阴部毛际，横向进入髋关节。髀厌为气血流注之大关节，易受阻滞而发局部疼痛，治宜局部刺之。

11."其直者，从缺盆下腋，循胸过季胁" 此为足少阳胆经其外行直线从缺盆处分出，连接有腧穴的体表路线，向下到腋部，沿着胸侧与手厥阴心包经会于天池穴，过第11、12肋中，与足厥阴肝经交会于章门穴。此处分布有渊腋、辄筋、日月、京门四穴。渊腋位于腋下季胁之间，为足少阳脉气所发，刺之可疏通胸胁部经气，理气化瘀，治疗胸胁部经气郁滞所致胸满胁痛等证。辄筋为足少阳胆经和足太阳膀胱经之交会穴，有理气宽胸、和胃降逆之功，可用于治疗肺气不宣和肝胆气郁所致喘满胁痛之疾。日月为胆腑经气汇聚之募穴，足少阳经与足太阴经交会之穴，刺之可疏肝利胆，理气降逆，凡肝气郁滞、肝胆湿热所致诸疾皆可治之。京门为肾气汇聚之所，故针补京门能补益肾气，通利水道，治疗肾气不化之膀胱腑病，为下焦水液代谢障碍所致诸疾之常用穴。

12."下合髀厌中" 本经向下经过带脉、五枢、维道、居髎四穴后，又与足太阳膀胱经上髎、下髎相交下行，会合于髋关节部的环跳穴。带脉穴为足少阳胆经与带脉之会，有维系妇女经带之功，功善调经止带，虚补实泻，随因而施，用于治疗各种带下病和其他妇科疾患，为治疗妇人经带之疾之常用穴。五枢位于人身之中、身躯扭转腰部转折之处，故常作为治疗腰胯疼痛、不能转动之主穴，又因其为足少阳胆经和带脉之交会穴，位居侧腰部，故刺之能调理下焦气机，调经止带，而用于治疗男子疝气、妇人经带之疾。维道为足少阳胆经与带脉之交会穴，居诸经之要道，故刺之能疏通冲任诸经，而有调经止带、通利水道之功，为治疗气滞血瘀或寒凝经脉所致冲任不畅、水道不利所致诸疾之常用穴。居髎位于髂部，下肢运动之枢，为足少阳经与阳跷脉之交会穴，功善疏通下肢经络，长于治疗下肢痿痹不遂之疾。环跳以其善治腿疾，能使人跳跃如常而得名，为足少阳经与足太阳经之交会穴，善于疏通二经经气，而有通经活络之功，止痛强筋之效，为治疗下肢痿痹不遂之要穴、主穴。

13."以下循髀阳，出膝外廉" 由髋关节向下，沿大腿外侧，经过风市、中渎二穴，出膝外侧的膝阳关穴。风市位居大腿外侧中部，乃游行不定之风邪，或聚或散之集市，泻之可祛风通络，为治疗下肢风痹疼痛之要穴。中渎为足少阳脉气所行之沟渎，刺之可疏通足少阳经之经气，常作为局部邻近取穴，辅以他穴通经活络可治疗下肢痿痹不遂诸疾。膝阳关位于膝关节之外侧，具枢运之力，关乎膝关节之屈伸运动，功善舒筋利节，为治疗膝关节肿痛、屈伸不利诸疾之常用穴。

14.“下外辅骨之前，直下抵绝骨之端” 下行至腓骨小头前面，一直向下循腓骨旁，达腓骨下端。此处分布有阳陵泉、阳交、外丘、光明、阳辅、绝骨六穴。阳陵泉居于筋之府——膝中，为筋气聚会之筋会、足少阳经脉气所入之合土穴，功善疏肝解郁，清肝利胆，舒筋活络，通利关节，为疏肝解郁之要穴，也是筋病之主穴。凡病欲疏肝解郁者，其为首选；病之有关于筋者，其必为主，乃一身之大穴。阳交为足少阳经与阳维脉之会、阳维脉气血深聚之郄穴，功善疏肝利胆，定惊安神，可用于治疗胁痛、足胫疼痛以及惊狂之疾。外丘为足少阳胆经气血深聚之郄穴，性善清利，有清利肝胆、通经活络之功，为治疗胆经急证、痛证之要穴。光明为足少阳胆经别走足厥阴肝经之络穴，能沟通表里二经之经气，而足少阳经经别系目系，足厥阴经连目系，二经主眼，故刺其络穴能通络明目，治疗各种原因所致目疾，而尤以肝胆热邪和肝血不足为佳。阳辅为足少阳胆经经气所行之经穴，性善疏通，有理气通络之功，为治疗足少阳经经气郁滞所致诸疾之要穴、主穴。绝骨为八会穴之髓会、足三阳之大络，功善充髓壮骨，舒筋活络，是治疗髓病骨痿之要穴、颈项强直不能左右回顾之常用穴。

15.“下出外踝之前，循足跗上，入小指次指之间” 足少阳胆经向下经过外踝之前的凹陷中——丘墟穴，沿足背进入第4和第5跖骨的趾缝间。此处分布有丘墟、足临泣、地五会、侠溪、足窍阴五穴。丘墟为足少阳胆经之原穴，功善疏肝利胆，通经活络，为治疗肝胆气郁、实热、湿热所致诸疾之要穴，也是本经经脉所过部位病变之常用穴，尤其合透刺照海对治疗心绞痛、胆绞痛、肾绞痛疗效显著。足临泣为足少阳胆经之气所输注之输木穴，而"输主体重节痛"，故其通经活络之力甚强，性善条达，功善疏泄，为治疗胆经经气郁滞或气郁化火所致经脉循行部位病变之常用穴、要穴。地五会位于足跗部，为足少阳脉气之所发，刺本穴可清肝泻胆，通经

细说 经络 辨证

活络，用于治疗肝胆郁热、风火上攻所致头面五官之疾。侠溪为足少阳胆经经气所溜之荥水穴，是处经气尚微，其火易亢，故主身热，且为水穴，寒凉润下克火，故刺之能清肝、泻肝胆实火，为治疗肝胆火热循经上扰五官清窍之要穴。足窍阴为足少阳胆经经气所出之井穴，有启闭开窍之力，又五行属金，故能克制少阳经太盛之相火，有清泻肝胆实热、通利五官清窍之功，为治疗肝胆火热上扰五官清窍所致诸疾之常用穴。

16."其支者，别跗上，入大指之间，循大指歧骨内出其端，还贯爪甲，出三毛" 足少阳胆经的另一分支脉从足背分出，进入大趾趾缝间，沿第1、2跖骨间，走出于大趾的末端，回转过来通过爪甲，出于趾背汗毛部，与足厥阴肝经的大敦穴相衔接。"阳交阴在足"，即由阳经转化为阴经。

足少阳胆经循行示意如图3-12。

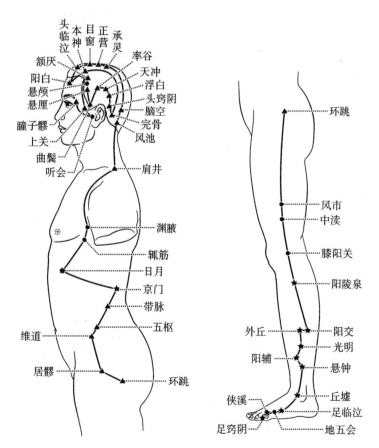

图3-12 足少阳胆经循行示意

（二）足少阳胆经经脉病候意义辨析

脏腑组织、经络气血，不论哪一方发生病变，不外乎"是动"与"所生"两大类。

《灵枢·经脉》云："是动则病口苦，善太息，心胁痛不能转侧，甚则面微有尘，体无膏泽，足外反热，是为阳厥。是主骨所生病者，头痛颔痛，目锐眦痛，缺盆中肿痛，腋下肿，马刀侠瘿，汗出振寒，疟，胸、胁、肋、髀、膝外至胫、绝骨、外踝前及诸节皆痛，小指次指不用。"

1."是动则病" 是指脏腑组织、经络气血受邪动乱，所发生的病理变化。

（1）"口苦"。因胆汁味苦，若邪气侵犯胆经，胆气上逆则胆汁外泄上溢于胃，胃气上逆，胆汁从咽入口，故口苦。此多因肝胆实热所致，针刺可取侠溪以清泻肝胆实热。

（2）"善太息，心胁痛不能转侧"。由于暴怒伤肝或情志抑郁导致肝失疏泄，肝气郁滞，故好叹气。且肝胆所居之处在胁下，其经脉布于胸胁，肝胆气机阻滞不通，郁于其经，则成胁痛不能转侧之症。可针刺足厥阴经之太冲与本经之阳陵泉及手少阳经之支沟以解肝胆之郁，行气通经。

（3）"甚则面微有尘，体无膏泽，足外反热，是为阳厥"。《内经》有云："夫精明五色者，气之华也。"人体全身气血的盛衰，都可以由面部的色泽变化显露出来。《伤寒论·平脉法》曰："缓则阳气长，其色鲜，其颜光，其声商，毛发长。"少阳经气厥逆不升，面失濡养，故面色晦暗，似有尘土，肌肤腠理失于温润，则身体没有脂润光泽。胆郁化火，逆于足下，则足外反热，此皆为少阳之气逆乱所致，治宜调理少阳枢机，取手足少阳经穴治之。

2."是主骨所生病" 是指胆腑、经脉、筋骨所自发的病理变化。胆味为苦，苦味入骨，苦能坚阴，骨赖精养，所谓"肾欲坚，急食苦以坚之，用苦补之"。又"骨为干"，其质刚，胆为中正之官，其气亦刚，故胆经主骨所生病。

（1）"头痛颔痛，目锐眦痛，缺盆中肿痛，腋下肿，马刀侠瘿"。此皆足少阳胆经循行所过之处之病。经脉气血不畅，失荣失养，则见头、颔、目锐眦、缺盆中痛；局部痰凝气滞血瘀，则见缺盆中、腋下肿，如马刀、侠瘿之症。此当循经取穴以活血通经，行气止痛。

（2）"汗出振寒，疟"。《内经知要》云："少阳居三阳之中，半表半里，故阳胜则汗出，风胜则振寒而为疟也。"少阳热盛，阳加于阴则汗出，阳气厥逆于下，风寒之邪乘虚而入，则振寒，发为疟病。治宜调理少阳枢机，取手足少阳经腧穴，如风池、外关、阳陵泉等穴治之。

（3）"胸、胁、肋、髀、膝外至胫、绝骨、外踝前及诸节皆痛，小指次指不用"。此皆为足少阳胆经循行所过之处，局部经脉气血不通，所发之痛症，治宜循行取穴，随证施针。如足少阳经脉气血深聚之郄穴外丘，乃治疗本经经气郁滞所致急性痛证之要穴。亦可取足临泣，即足少阳胆经之输穴，主体重节痛等外经病变，是治疗外邪侵袭经脉所致肌肉关节疼痛之常用穴。

以上所举诸症，说明体内在胆，体表在经脉、在筋骨，胆经所主之病与其经脉循行所过之处关系密切。

二、足少阳胆经经脉病候辨证应用举要

（一）临床表现

1. 胆腑失常病候　胆病的证候特点是胆的疏泄决断失常，病变包括了胆汁的分泌和排泄障碍，临床以厌食、腹胀、黄疸、口苦、情志抑郁为其常见病候。

2. 经脉失调病候　足少阳胆经位于身体侧面，属少阳主调和，其经脉自头的侧面，沿身体外侧循行至小趾次趾。若邪犯胆经，经气不利，则经脉所过之处疼痛麻木痿痹。

（二）辨证分析

胆为刚腑，主决断，合之于刚脏肝，助肝之疏泄以调畅情志，疏理气机，内蕴胆汁，以助消化。若邪犯肝胆，胆气上逆则纳呆、腹胀、口苦；气机不畅，肝失疏泄，情志抑郁，则善太息。肝胆位居胁下，胆经循行"循胸过季胁"。若肝胆气机阻滞不通，郁于其经，则胁痛不能转侧；少阳经气厥逆不升，面失濡养，故面色晦暗，似有尘土；肌肤腠理失于温润，则身体没有脂润光泽；胆郁化火，循经逆于足下，则足外反热；足少阳胆

经"起于目锐眦，上抵头角，下耳后，循颈，行手少阳之前，至肩上，却交出手少阳之后，入缺盆"，若其经脉气血不畅，失荣失养，则见头、颔、目锐眦、缺盆中痛；胆经"从缺盆下腋"，若局部痰凝气滞血瘀，则见缺盆中、腋下肿，如马刀、侠瘿之症；若少阳热盛，阳加于阴则汗出，阳气厥逆于下，风寒之邪乘虚而入，则振寒，发为疟病；足少阳胆经经脉气血不通，则发为痛证，如其循行所过之胸胁、肋、髀、膝外至胫、绝骨、外踝前及诸节皆痛。

（三）辨证应用举要

1.“口苦，善太息，心胁痛不能转侧” 此皆肝胆气郁化火之症，肝失条达，胆失疏泄，气郁化火，胆气上逆，属郁证之实证范畴。治当首先理气开郁，然后根据是否兼有血瘀、痰湿、食积、郁火而配以活血、化痰、祛湿、消食、降火之法。正如《证治汇补·郁证》所言：“郁病虽多，皆因气不周流，法当顺气为先，开提为次，至于降火、化痰、消积，犹当分多少治之。”理气解郁常取支沟、阳陵泉、三阴交、太冲。本着“阴经的实证泻在阳经”“肝欲散，急食辛以散之”，故取善于疏肝解郁之阳陵泉；“用辛补之”，所以取善于调理气机之支沟；“用酸泻之”，所以取善于滋补三阴之三阴交；“用甘缓之”，所以取善于平肝调肝之太冲。此四穴功同四逆散，为疏肝解郁之基础方。

病案

余某，女，51岁。诉胁肋胀痛1年余。患者于1年前无明显诱因出现胁肋胀痛之症，未予系统治疗，症状逐渐加重，心烦易怒而来我院就诊。现症：急躁易怒，晨起口苦，善太息，胁肋部胀痛，转侧不利，时有烘热汗出，纳可，失眠多梦，二便调，月经已半年未行，舌红，苔薄黄，脉弦细。中医诊断：绝经前后诸证（气郁化火证）。西医诊断：更年期综合征。

辨治思路：患者年逾五十，天癸已竭，水不涵木之体，若将息失宜，则肝郁肝旺。依据患者症舌脉，证属气郁化火。法当疏肝解郁，清肝泻火。针刺取穴：支沟、阳陵泉、三阴交、太冲、足临泣、侠溪。所选穴位常规消毒，针刺深度以得气为度，得气后诸穴均施以平补平泻法，留针30分钟，每日1次。经3次针刺治疗后，其胁肋胀痛消失，情绪好转，再经1周治疗后，口苦、烘热汗出、失眠明显改善。遂改为"养血柔肝针法"调理半个月，诸症痊愈。

精彩点评：该患者乃因绝经前后，肾阴亏虚，水不涵木，肝失濡养，肝气郁滞，气郁化火所致。虽天癸已竭，但虚证不显，而以肝火旺盛为主，故以支沟、阳陵泉、三阴交、太冲疏肝解郁为主，合足临泣、侠溪加强疏泄肝胆、清泻肝胆之力。后期诸症改善，故以养血柔肝善后，取足三里、阴陵泉、血海、三阴交以健脾养血，培土荣木；支沟、阳陵泉、太冲调肝疏肝以复肝之条达，治在遂肝之所喜，虑在肝脏体阴而用阳之性。对于绝经前后诸症等妇科病，应遵循以治肝为先，因为女子以血为事，而肝藏血，故对绝经前后诸症，笔者常以"养血柔肝针法"为基础方，随证加减，疗效甚佳。

2."头痛颔痛，目锐眦痛" 头为"诸阳之会""清阳之府"，凡五脏之精，六腑清阳之气，皆上注于头。若外邪侵袭，阻遏清阳，或内伤诸疾，导致气血逆乱，或气机不畅，瘀血阻络，都可影响头部而发生头痛。少阳经头痛多见于头两侧，可延及目锐眦及耳部，或伴有寒热往来、目眩、口苦之症。治当行气活血，通经止痛，常取风池、丘墟循经取穴配合面部取穴治之。

病案

贾某，女，35岁。诉左侧头部胀痛2天。患者反复发作性左侧偏头痛2年余，尤以紧张后为甚，曾用激素治疗，疗效不显。此次发作源于情绪激动，发作时头痛剧烈，曾于某医院做脑电图检查为正常，颅内多普勒血流图（TCD）示左侧脑血管呈痉挛状态，为求针灸治疗而来诊。现症：左侧偏头胀痛，疼痛剧烈，伴恶心呕吐，心烦失眠，急躁易怒，舌红，苔薄白，脉弦数。查：血压120/70mmHg。中医诊断：头痛（少阳郁滞证）。西医诊断：紧张性偏头痛。

辨治思路：足少阳胆经循行于侧头部，依据患者头痛部位，当属足少阳经之症，故当从足少阳胆经论治。依据患者症舌脉，证属少阳经气不畅，经脉痹阻。法当疏通经络。针刺取穴：丝竹空、风池、丘墟、内关。所选穴位常规消毒，针刺深度以得气为度，得气后诸穴均施以徐疾提插泻法，留针30分钟，每日1次。经治3次后，患者头痛明显减轻，发作频次减少，时伴恶心，但不呕吐，舌淡红，苔薄白，脉弦细。又继前治疗半个月后，诸症消失。3个月后随访，未见复发。

精彩点评：《灵枢·经脉》云："胆足少阳之脉，起于目锐眦，上抵头角，下耳后……出走耳前……"头侧部为少阳经脉循行之处，故偏头痛多责之于足少阳经，其病因虽多，但多与肝胆风火上扰有关，正如《黄帝内经灵枢集注·厥病》所言："少阳之上，相火主之，火气上逆，故头痛甚，而耳前后脉涌有热，先泻出其血，而后取其气焉。"少阳胆经受邪，多从火化，其症多为实热证。本着"病在头者，取之足"和"标病取本""本病取标"的原则，多循经取少阳经丝竹空、风池、丘墟等穴，以疏调少阳经气血，通则不痛而收立竿见影之效。

3.目疾 足少阳胆经是动所生病虽未言主耳目之疾，但其经脉多循行于耳目周围，或"下耳后"，或"从耳后入耳中，出走耳前"，或"起于目锐眦"，或"至目锐眦后"，或"别锐眦"等。其所属腧穴，亦有多治耳目之疾的主穴、要穴。如善治耳疾命名的听会，善治目疾命名的瞳子髎、目窗、阳白、光明以及风池等。古书亦多有耳目之疾取少阳治之的记载。如《素问·厥论》言："少阳之厥，则暴聋。"《灵枢·杂病》云："聋而不痛者，取足少阳。"《银海精微》云："人之患眼，遇风痒极者何也？答曰：此因肝虚，合畜风热，胆经风毒上充入眼，遂遇风受痒。"《医学纲目·目疾门》曰："灸刺白眼痛，有四法：……其三取足少阳。经云：'目痛赤脉从外走内者，少阳病'，又手足少阳之脉，所生病者，皆目锐眦病，故知取之。"《循经考穴编》曰："阳白主赤脉贯睛，胬肉攀珠。"诸多记载不胜枚举，皆说明耳目之疾是足少阳经之常见病。若胆经气逆或胆经火热上扰于耳目可致耳目之病，临床多属于实证、热证。

病案

王某，男，28岁。诉左眼睑下垂，复视3个月余。患者3个月前因感冒后出现左眼睑下垂，复视。曾经头颅CT和磁共振等检查未见明显异常，经中西药和针刺多方治疗未效，经友人介绍来诊。现症：左眼睑下垂，目闭不开，强睁复视，余无不适，寐安，大便干，舌红，苔黄，脉弦细。中医诊断：视歧（胆热上扰证）。西医诊断：复视，眼睑下垂。

辨治思路：患者因外感后出现复视，眼睑下垂，余无不适，其舌红，苔黄，脉弦细，可知为太阳受邪，传入少阳，胆经火热上扰而致。法当疏理少阳，平肝泻胆。针刺取穴：阳白、攒竹、瞳子髎、风池、外关、合谷、阳陵泉、光明、三阴交、太冲。所选穴位常规消毒，针刺深度以得气为度，得气后诸穴均施以平补平泻法，留针30分钟，每日1次。患者经2周治疗后，左眼睑能开阖，复视减轻，效不更方，继前治疗2个月，诸疾尽除而告愈。

精彩点评：《灵枢·大惑论》云："五脏六腑之精气，皆上注于目而为之精。精之窠为眼，……裹撷筋、骨、血、气之精而与脉并为系，上属于脑，后出于项中。故邪中于项，因逢其身之虚，其入深，则随眼系以入于脑，入于脑则脑转，脑转则引目系急，目系急则目眩以转矣。邪中其精，其精所中不相比也，则精散，精散则视歧，视歧见两物。"风池位于项中，入属于脑，系目系，是脑之窗、目之窗，为治疗目疾之要穴、主穴；光明为足少阳经别走足厥阴经之络穴，沟通两经经气，通络明目；阳白、攒竹、瞳子髎疏通面部三阳经经气，宣通眼部之气血，治在目；外关、合谷疏散外邪，治在因；阳陵泉清利肝胆，舒筋活络，治在筋；三阴交、太冲养血柔肝治在体。诸穴合用，标本兼治而收效。

4. "缺盆中肿痛""侠瘿"《诸病源候论·瘿候》言："瘿者由忧恚气结所生。"《针灸甲乙经》亦指出："气有所结发瘤瘿。"由此可见，瘿病之病机与气机之间有着密切的关系。若气机失调，气之升降出入失常，则水失运化，水聚为湿，湿聚成痰，或有因痰致瘀，痰瘀互结，气滞、痰凝、血瘀相互搏结，结于颈部而成瘿，故瘿之治疗应注重调畅气机。瘿病位于少阳之位，而少阳为枢，为气机升降出入之枢纽，故应从少阳论治。

纪某，男，56岁。诉颈部肿块2年。患者2年前发现颈部肿物，未曾注意，后颈部肿物逐渐加大，就诊于天津医科大学总医院、天津医科大学肿瘤医院，诊为甲状腺腺瘤，予以中药及西药治疗，病情未见好转，建议手术治疗。其因惧手术，为求进一步治疗而来我院就诊。现症：颈前两侧椭圆形肿物，随吞咽而上下移动，无压痛，肤色如常，纳可，寐安，大便干，舌暗，苔白腻，脉弦滑。查体：右颈部有一约4cm×3cm大小的肿物，左颈部有一约3cm×3cm大小的肿物，质不硬，无压痛，边界清楚。甲状腺超声示：甲状腺囊肿。颈部X线片示：带状钙化。甲状腺吸^{131}I率试验：（－）。中医诊断：瘿病（郁瘀痰结证）。西医诊断：甲状腺腺瘤。

辨治思路：患者以颈部肿块为主症，其与足少阳胆经"所生病"中"缺盆中肿痛""侠瘿"之症相符，故可从足少阳胆经论治。依据患者症舌脉，证属气滞痰凝血瘀，交阻于颈部。法当理气化痰，祛瘀散结。针刺取穴：肘髎、手三里、支沟、阳陵泉、足三里、阴陵泉、血海、地机、丰隆、三阴交、太冲、肿物围刺。所选穴位常规消毒，针刺深度以得气为度，得气后手三里透刺肘髎，余穴均施以平补平泻法，留针30分钟，每日1次。患者经治1个月后，肿物明显缩小，舌暗红，苔薄白，脉弦滑，继前治疗。又治1个月后，肿物进一步缩小，右颈部肿物2cm×1.5cm，左颈部肿物2cm×1cm，舌淡红，苔薄白，脉弦滑。患者经半年治疗后，肿物消失，颈部X线片示：有一点状钙化斑，病情告愈。

精彩点评：瘿病主要由情志内伤、饮食水土失宜引起，气滞、痰凝、血瘀是瘿病的基本病机，关键为气、痰、瘀，病位主要涉及肝、胆、脾。肝主疏泄，肝气不舒则气滞；脾主运化，脾失健运则湿聚痰凝；胆经痰凝气滞，血行受阻，则发为瘿病。治当以理气化痰、消瘿散结为主。故针刺取支沟、阳陵泉、太冲以调畅气机，除气滞；足三里、阴陵泉、丰隆、三阴交健脾化湿以祛痰凝；血海、地机活血化瘀以逐瘀；肘髎、手三里以散结消瘿；肿物围刺以软坚散结。方随法出，穴证相符，俾瘿消结散而病愈。

5."汗出振寒，疟"　疟疾多因感染疫疠之气，兼受风寒暑湿等邪，伏于半表半里，营卫相搏，正邪交争而发病。疟疾的病位总属少阳，故有"疟不离少阳"之说，其病理性质以邪实为主，但若不及时救治，反复发作将使患者气血耗伤，脏腑气机失调，气滞痰瘀，经络痹阻，而生疼痛。治当调理少阳枢机为主，祛邪截疟。

病案

杨某，女，30岁。诉周期性寒战发热2年余。患者患疟疾2年余，每年夏秋两季必发，发病时服西药可暂时控制，但病情易反复发作，现为求进一步治疗，前来我院就诊。现症：寒热往来，发作时先冷后热，冷时寒战，热时面红耳赤，发汗后热退身凉，每日发作1次，多在下午3时左右发作，周身乏力，纳呆，寐尚可，便溏，小便调，舌红，苔薄黄，脉弦细。查血液涂片镜检发现疟原虫。中医诊断：疟疾（正疟）。西医诊断：疟疾。

辨治思路：患者以周期性寒战发热为主症，其与足少阳胆经"所生病"中"汗出振寒，疟"之症相符，故可从足少阳胆经论治。依据患者症舌脉，证属外感疟邪伏于少阳，与营卫相搏，正邪交争，致少阳枢机不利。法当驱邪截疟，和解少阳。针刺取穴：支沟、间使、阳陵泉、陶道、大椎、合谷。所选穴位常规消毒，针刺深度以得气为度，得气后除大椎穴采用温针灸外，余穴均施以平补平泻法，留针30分钟，每日1次，于发作前2小时治疗。患者经治3次后症状明显改善，自觉寒热减轻，食欲正常，又继前治疗半个月，诸症尽除而痊愈，随访1年未再复发。

精彩点评：疟疾乃因感受疟邪、瘴毒所致，病位多在少阳半表半里，故治当调理少阳枢机。穴取手少阳三焦经之支沟，足少阳胆经之阳陵泉，手厥阴心包经之间使，督脉之陶道以宣阳达表，和解少阳。《通玄指要赋》言："疟生寒热兮，仗间使以扶持。"间使为治疟之要穴；大椎为督脉与手足三阳经之会，总督全身之阳气，施用温针灸，更可振奋阳气，以助驱邪截疟；合谷善治急性热病，取之可清热透表。诸穴相配，共奏良效。

6."髀、膝外至胫、绝骨、外踝前及诸节皆痛" "髀、膝外至胫、绝骨、外踝前及诸节皆痛"之症多由风、寒、湿等外邪侵袭足少阳胆经，导致经脉受阻，经气逆乱，气血阻滞或腰部闪挫、劳损、外伤等损伤筋脉，导致气血瘀滞，不通则痛；也可因气血亏虚，经脉失于濡养，不荣则痛。治疗在辨证归经的基础上，还需辨明病性之寒热虚实，随证选穴方可提高疗效。

病案

刘某，男，36岁。诉左下肢后外侧疼痛2天。患者有先天性骶椎裂史，2天前因搬重物而致左臀疼痛，后牵致左下肢后外侧疼痛，现为求进一步治疗前来我院就诊。现症：左下肢后外侧持续性疼痛，行走困难，臀部压痛明显，饮食、二便可，舌暗，苔白，脉沉细。查体：左直腿抬高试验（+），内里氏征（+）。中医诊断：痹证（血瘀证）。西医诊断：坐骨神经痛。

辨治思路：患者以左下肢后外侧持续性疼痛为主症，其疼痛部位与足少阳胆经循行部位相符，故可从足少阳胆经论治。依据患者症舌脉，证属瘀血痹阻经脉，法当活血通络，温经止痛。针刺取穴：耳神门、风池、环跳、风市、阳陵泉、飞扬、昆仑。所选穴位常规消毒，针刺深度以得气为度，得气后环跳、阳陵泉施以意气热补法，余穴均施以平补平泻法，留针30分钟，每日1次。治疗3次后，患者疼痛减轻，继以原法治疗10次后，诸症消失。

精彩点评：本例之痛乃因瘀而生，法当祛瘀通经。环跳为足少阳胆经与足太阳膀胱经之交会穴，功善疏通二经之经气，施以热补法能温通经脉，而通经活络，为治疗下肢痿痹不遂之要穴。阳陵泉为足少阳胆经之合穴，为八会穴之筋会，是治疗筋病之要穴，有舒筋强筋之力，凡一切筋病皆能治之，施以热补法可温阳柔筋，舒筋活络，缓急止痛。风池善祛一身之风邪，风市长于祛散下肢游走之风邪，二穴上下相配，驱散周身之风邪。飞扬、昆仑疏通局部之经气。要知痛证当以调神为主为先，以通经为辅为用，故取耳神门调神止痛。诸穴合用，祛瘀散邪，温通止痛。

细说 **经络** 辨证

第十二节　足厥阴肝经经脉辨证论治方法

一、足厥阴肝经经脉循行及病候意义辨析

（一）足厥阴肝经经脉循行意义辨析

《灵枢·经脉》云："肝足厥阴之脉，起于大指丛毛之际，上循足跗上廉，去内踝一寸，上踝八寸，交出太阴之后，上腘内廉，循股阴，入毛中，环阴器，抵小腹，挟胃，属肝络胆，上贯膈，布胁肋，循喉咙之后，上入颃颡，连目系，上出额，与督脉会于巅；其支者，从目系下颊里，环唇内；其支者，复从肝别贯膈，上注肺。"

1."肝"　经文虽只言一"肝"字，而阅者读此，当知其生理功能、病理变化的特点。

（1）肝主疏泄。肝喜条达，柔和舒畅，既非抑郁，也不亢奋，具有疏散宣泄、舒畅条达气机的作用，以保持全身气机畅达、通而不滞、散而不郁。元·朱丹溪的《格致余论·阳有余阴不足论》中首次明确地提出了"司疏泄者，肝也"的观点。肝主疏泄是保证机体多种生理功能正常发挥的重要条件。

调畅气机。人体脏腑经络、气血津液、营卫阴阳，无不赖气机升降出入而相互联系。而肝的疏泄，对全身各脏腑组织的气机升降出入之间的平衡协调，起着重要的疏通调节作用。《读医随笔·卷四》言："凡脏腑十二经之气化，皆必藉肝胆之气化以鼓舞之，始能调畅而不病。"因此，肝的疏泄功能正常，则气机调畅，气血和调，经络通利，脏腑组织的活动也就正常协调。

调节精神情志。《素问·灵兰秘典论》曰："肝者，将军之官，谋虑出焉。"肝可辅佐心神调节思维、情绪等精神活动。在正常生理情况下，肝的疏泄功能正常，肝气升发，舒畅条达，则能较好地协调自身的精神情志活动，表现为精神愉快、心情舒畅、理智清朗、思维灵敏。若肝失疏泄，则

易于引起人的精神情志活动异常，表现为抑郁寡欢、多愁善虑等。疏泄太过，则表现为烦躁易怒、头胀头痛、面红目赤等。故《柳州医话》曰："七惰之病，必由肝起。"

促进消化吸收。《血证论·脏腑病机论》言："木之性主于疏泄，食气入胃，全赖肝木之气以疏泄之，而水谷乃化。设肝之清阳不升，则不能疏泄水谷，渗泻中满之证在所不免。"可见，饮食的消化吸收与肝的疏泄功能有密切关系，肝的疏泄功能正常，则可助脾之运化，使清阳之气升发，水谷精微上归于肺，又能助胃之受纳腐熟，促进浊阴之气下降，使食糜下达于小肠。若肝失疏泄，犯脾克胃，必致脾胃升降失常，临床上可出现胃气不降的嗳气脘痞、呕恶纳减等肝胃不和症状，或脾气不升的腹胀、便溏等肝脾不调的症状。故《知医必辨·论肝气》曰："肝气一动，即乘脾土，作痛作胀，甚则作泻。又或上犯胃土，气逆作呕，两胁痛胀。"

调节水液代谢。肝主疏泄，能调畅三焦的气机，促进上、中、下三焦，肺、脾、肾三脏，调节水液代谢的功能。肝的疏泄正常，气机调畅，则三焦气治，水道通利，气顺则一身之津液亦随之而顺，故《血证论·阴阳水火气血论》曰："气行水亦行。"若肝失疏泄，三焦气机阻滞，气滞则水停，从而导致痰、饮、水肿或水臌等。故《医经溯洄集·小便原委论》言："水者气之子，气者水之母。气行则水行，气滞则水滞。"

（2）肝藏血生血。

肝藏血。肝藏血是指肝脏具有贮藏血液、防止出血和调节血量的功能。

贮藏血液。血液来源于水谷精微，生化于脾而藏受于肝。肝内贮存一定的血液，既可以濡养自身，以制约肝的阳气而维持肝的阴阳平衡，气血和调，勿使阳亢而升腾，又可以防止出血。因此，肝不藏血，不仅可以出现肝血不足，阳气升腾太过，还可以导致出血。

调节血量。在正常生理情况下，人体各部分的血液量是相对恒定的。但是，人体各部分的血液，常随着不同的生理情况而改变其血量。当机体活动剧烈或情绪激动时，人体各部分的血液需要量也就相应地增加，于是肝脏所贮藏的血液向机体的外周输布，以供机体活动的需要。当人们在安静休息及情绪稳定时，由于全身各部分的活动量减少，机体外周的血液需要量也相应减少，部分血液便归藏于肝。正如王冰所言："肝藏血，心行之，人动则血运于诸经，人静则血归于肝脏。"

肝藏血功能发生障碍时，可出现两种情况。一是血液亏虚。肝血不足，则分布到全身各处的血液不能满足生理活动的需要，可出现血虚失养的病理变化：目失血养，则两目干涩昏花，或为夜盲；筋失所养，则筋脉拘急，肢体麻木，屈伸不利；妇女月经量少，甚至闭经等。二是血液妄行。肝不藏血可发生出血倾向的病理变化，如吐血、衄血、月经过多、崩漏。

肝主生血。肝主生血是指肝参与血液生成的作用。肝不仅藏血，还能生血。"肝……其充在筋，以生血气"（《素问·六节藏象论》）。"气不耗，归精于肾而为精。精不泄，则归精于肝而化清血"（《张氏医通·诸血门》）。可见，肝参与血液的生成。

（3）肝主筋，藏魂。《素问·六节藏象论》云："肝者，罢极之本，魂之居也，其华在爪，其充在筋，以生血气。"说明肝藏血，筋脉有赖肝血的濡养，以成关节、筋脉的屈伸活动。肝血虚则筋病，故筋与肝密切相关。魂以血为物质基础，肝藏血，血舍魂，肝血不足，则魂不守舍，从而发生惊骇多梦、梦中惊呼之症。

综上所述，肝为刚脏，喜条达而恶抑郁，体阴而用阳，其阴易虚，其阳易亢，非柔不克，非顺不调，主疏泄，主藏血生血，故其生理特点必是多血少气之经。其病理变化不外乎肝失疏泄，阴虚阳亢，肝风内动，血虚肝旺所致诸疾。

2. "足厥阴之脉，起于大指丛毛之际"　足厥阴肝经经脉起始于足大趾背毫毛部的大敦穴，大敦为足厥阴肝经经气所出之井木穴、足厥阴经脉根之所在，此处续接于足少阳胆经，泻之能疏理下焦、调理冲任，灸之能暖肝而温下元，为治疗前阴疾病和妇科病的常用穴、治疝之要穴。凡寒凝肝脉或肝郁气滞、血瘀血热所致的前阴病、妇科病，皆为所宜，宜泻不宜补。

3. "上循足跗上廉"　足厥阴肝经经脉向上沿第1、2趾骨间循行。此处分布有行间、太冲二穴。行间为足厥阴肝经脉气所溜之荥火穴、本经子穴，性善清泻，长于清肝泻火，为治疗肝经实热证之要穴。太冲为足厥阴脉所注之输土穴，又是足厥阴肝经之原穴，其性下降，善于疏浚开导，既能平肝息风，清热降逆，又能养血柔肝，和肝敛阴，为治疗肝之脏病、经病之要穴。此二穴均能清泻肝火，息风潜阳，但行间长于清泻，偏于治疗肝火上炎、肝阳上亢的肝实证；太冲长于平肝调肝，不仅可治肝实证，亦可治疗肝之虚证和肝病累及其他脏腑的病证。

4. "去内踝一寸" 足厥阴肝经行至足内踝前一寸舟状结节的上方。此处为中封穴。中封为足厥阴肝经脉气所行之经金穴，金能克木，故泻之能疏肝理气，清热利湿，为治疗肝经经脉瘀滞不畅和肝经湿热下注所致诸疾之常用穴。

5. "上踝八寸，交出太阴之后" 足厥阴肝经上循小腿内侧，与足太阴脾经和足少阴肾经会于三阴交，经蠡沟、中都二穴，在内踝上八寸处，交出足太阴脾经之后。蠡沟为足厥阴肝经别走足少阳经之络穴，能通调二经之经气，以其经别分支经胫骨上结于阴部，故善治前阴病变。其泻之能清利肝胆湿热，补之能滋养肝血，为治疗肝胆湿热和肝血不足所致前阴病变之要穴。中都为足厥阴肝经气血深聚之郄穴，功善疏通肝经之气血，而疏肝理气，活血调经，用于治疗肝郁血瘀所致妇科病和少腹疼痛等。

6. "上腘内廉" 足厥阴肝经上循膝腘内侧，胫骨内侧髁后缘与半膜肌腱之间。此处分布有膝关、曲泉二穴。膝关位居膝关节屈伸之要所，功善通利关节，为治疗膝关节病变之常用穴，尤长于治疗屈伸不利。曲泉为足厥阴肝经经气所入之合水穴、本经之母穴，而合治内腑，功如闸门，故能调肝经之气血，有疏肝、清肝、补肝、养肝之功，功善疏肝活血，清肝凉血，清肝利胆，补肝养血。无论肝之虚证、实证，其皆能治之，尤长于治疗与肝有关的妇科病和前阴病变。

7. "循股阴，入毛中，环阴器" 肝经循大腿内侧，通过股内肌与缝匠肌之间，上抵腹股沟部，进入阴毛中，环绕阴部。此处分布有阴包、足五里、阴廉三穴。阴包为足厥阴肝经脉气之所发，功善理气活血，疏理下焦，用于治疗膀胱病和胞宫病，有报道称单纯深刺此穴，治疗妇人癥症效佳。足五里为足厥阴肝经脉气之所发，功善清利肝胆湿热，用于肝经湿热下注所致癃闭、阴痒之证。阴廉位于阴器之旁，为足厥阴肝经脉气之所发，长于活血调经，是治疗不孕之要穴，也是治疗前阴病和妇科病之常用穴。

8. "抵小腹，挟胃" 足厥阴肝经从阴器上抵小腹内，过急脉穴，折交足太阴脾经于冲门、府舍，与任脉交会于曲骨、中极、关元，沿腹上挟胃两旁上行。急脉穴位于肝经环绕阴器入小腹之起点，功善疏通肝经之气血，通络止痛，是治疗前阴病的常用穴、疝气之要穴。

9. "属肝络胆" 足厥阴肝经行于腹内，联属于肝脏，络于相表里的胆腑。肝胆同主疏泄，共同协助脾胃运化水谷，转输精微。胆主决断，而决断又源于肝之谋虑，肝胆配合，人之情志正常，遇事方能做出决断。

10. "上贯膈，布胁肋" 足厥阴肝经向上通过膈肌，分布于胁肋部，历循章门、期门二穴。章门为五脏之气出入交经之门户、五脏精气汇聚之处，又为脾脏阴精尽藏之穴，故与五脏六腑息息相关。其既能补五脏之虚损，益气养血，调和气血，又能平五脏之气乱，使肝气条达，脾胃平和，五脏协调，六腑通畅，故为治疗五脏虚衰、中焦失和诸证之要穴，尤以肝脾病见长。期门为足厥阴肝经经气汇聚之募穴，是足厥阴经、足太阴经与阴维脉之会，性善疏肝、清肝、泻肝，有疏肝理气、活血化瘀、消痞散结之功，为治疗肝气不舒所致诸疾之常用穴，治血证之要穴，治血臌之经验效穴。此二穴虽均能疏肝理气，调和气血，治疗胁痛积聚、胃痛呕吐等，但章门偏于疏肝健脾和中，治疗中焦失和诸证，尚能补五脏之虚损；而期门偏于疏肝化瘀散结，治疗血证血臌诸疾，纯泻无补之性。

11. "循喉咙之后，上入颃颡" 足厥阴肝经，沿喉咙之后，通过咽峡向上进入腭骨上窝的鼻咽部。张志聪《黄帝内经灵枢集注》云："颃颡者，腭之上窍，口鼻之气，及涕唾从此相通。"肝经气血通畅，则口鼻为之通畅，反之则口鼻气机不利，易发鼻部疾患。若因情志不调，肝失疏泄，可致气滞血瘀痰凝，结聚咽喉，形成咽喉病证或瘿瘤。

12. "连目系" 足厥阴肝经由鼻咽部上行，连接目系（眼球连于脑的部位）。肝开窍于目，肝的疏泄功能正常，肝经气血调和，精血才能上注于目，反之则目不得养，视物不明，可致多种眼病。

13. "上出额，与督脉会于巅" 肝经由目系向上，经前额到达巅顶与督脉交会。肝寒上逆或肝阳上亢引起的头痛多见于巅顶部，故巅顶头痛可取足厥阴肝经的太冲穴和督脉的百会穴。

14. "其支者，从目系下颊里，环唇内" 足厥阴肝经的一条体内分支从目系走向面颊的深层，下行环绕口唇之内。故某些肝郁的患者可因肝郁蕴热，郁热循经上炎而引起口腔溃疡，在肝郁证改善的同时，口腔溃疡也可随之减轻。

15. "其支者，复从肝别贯膈，上注肺" 足厥阴肝经的另一分支从肝分出，穿过横膈，向上流注于肺，与手太阴肺经相接。肝与肺以经脉相连，故肝脏功能失调也可引起肺系病变。如肝经郁火，上熏于肺；肝血不足，木燥伤金；水不涵木，肝火上炎，均可引起肺失清肃。

足厥阴肝经循行示意如图 3-13。

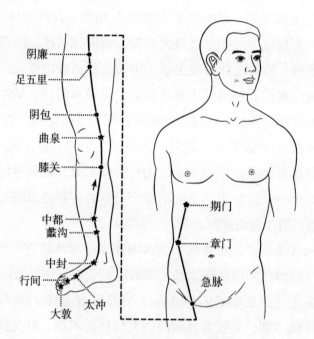

阴廉
足五里
阴包
曲泉
膝关

中都
蠡沟
中封
行间
太冲
大敦

期门
章门
急脉

图 3-13 足厥阴肝经循行示意

（二）足厥阴肝经经脉病候意义辨析

脏腑组织、经络气血，不论哪一方发生病变，不外乎"是动"与"所生"两大类。

《灵枢·经脉》云："是动则病腰痛不可以俯仰，丈夫㿉疝，妇人少腹肿，甚则嗌干，面尘脱色。是主肝所生病者，胸满，呕逆，飧泄，狐疝，遗溺，闭癃。"

细说
经络
辨证

198

1.“是动则病”　指脏腑组织、经络气血受邪动乱，所发生的病理变化，多表现为在外在表、邪盛正实的阳、热、实证。

（1）“腰痛不可以俯仰”。此言因腰部疼痛而不能前俯后仰之症。足厥阴经支脉和足太阳经、足少阳经同结于腰骶的中髎、下髎。肝藏血，主筋，肝血亏虚则筋脉失养，拘急挛痛，屈伸不利，故腰痛不可俯仰；若郁怒伤肝，木失条达，则肝气郁结，经脉不通，亦可见腰痛，正如《景岳全书·腰痛》所言：“腰痛证，……郁怒而痛者，气之滞也”；带脉起于肝经章门穴，肝经失调，可影响带脉经气运行而致腰痛，肝经之腰痛，主要以腰骶部为甚，针刺可取中都、蠡沟治之。

（2）“丈夫癥疝，妇人少腹肿”。“癥疝”乃小肠下坠于阴囊或腹股沟之症。肝经环绕阴部，上抵小腹。若寒邪凝滞肝脉，经脉不通，则男子可出现小肠疝气，女子可出现小腹肿胀。正如张介宾所言：“足厥阴气逆则为睾肿卒疝，妇人少腹肿，即疝病也。”宜针刺阴廉、急脉，艾灸大敦，以疏通肝经局部气血，消肿止痛。

（3）“甚则嗌干，面尘脱色”。“嗌干”为咽干。肝经循喉咙之后，若肝经热盛，耗伤阴液，津液无以上承于咽，则可出现嗌干；面失濡养，则出现面垢如尘、神色晦暗之症。治疗可取太冲、曲泉、章门养肝平肝调肝。

以上所举病证乃为外邪动经犯肝，肝气动乱，疏泄失常，经气不通，而表现出的阳、实、热证，其治疗以“祛邪”为主。

2.“是主肝所生病”　是指肝脏、组织、经脉、气血所自发的病理变化，多表现为在里在内，邪盛正衰的阴、寒、虚证。

（1）“胸满，呕逆”。肝失疏泄，气机逆乱于胸则胸满；肝气犯胃，胃失和降，胃气上逆，则呕逆。针刺可取太冲、章门以疏肝理气，健脾和胃；取内关以降逆止呕。

（2）“飧泄，狐疝，遗溺，闭癃”。“飧泄”为大便稀薄，完谷不化；“狐疝”为阴囊疝气时上时下，如狐之出入无常之证；“闭癃”泛指尿不通或淋漓不畅。张志聪云：“肝主疏泄，肝气虚则飧泄遗溺，实则闭癃狐疝。”肝气虚则水谷精微运化失常，清气不升，而生飧泄，针刺宜取中脘、太冲、足三里以调理脾胃升降，养肝调肝；肝肾同源，肝气亏虚则肾失固摄，发为遗尿，针刺宜取曲泉、中极、肾俞以调补肝肾，收涩止遗；肝气郁滞，致膀胱气化不利，发为癃闭，针刺宜取膀胱俞、中极、太冲以调理膀胱气机；肝失疏泄，气血不通，筋脉不利，发为狐疝，宜针刺阴廉，艾灸大敦以疏肝行气，活血通经。

以上所举为肝气亏虚，气血失和之证，治疗以"扶正"为主。

二、足厥阴肝经经脉病候辨证应用举要

（一）临床表现

1. 肝脏失常病变　肝病的证候特点为肝失疏泄和肝血亏虚，病变包括了肝郁气滞、气郁化火，以及肝血不足、肝风内动所致病证。临床多见情志抑郁，急躁易怒，胸胁胀痛，头痛眩晕，呕吐泄泻，震颤抽搐，中风偏瘫等等。病证非常广泛，有"肝为五脏之贼"之说。

2. 经脉失调病候　肝经经脉自足大趾，沿下肢内侧向上循行，入毛中，环阴器，经过胸腹，循喉咙，连目系，上额交巅上。若邪犯肝经，经气不利，则经脉所过之处疼痛或发狐疝阴肿等。

（二）辨证分析

肝经经气不利或肝血亏虚，不荣不通则腰痛筋急挛痛，肝经环绕阴部，上抵小腹，若肝气郁结，经脉不通，则男子可出现小肠疝气，女子可出现小腹肿胀；肝经热盛，耗伤阴液，津液无以上承于咽，则可出现嗌干；面失濡养，则出现面垢如尘，神色晦暗之症；肝失疏泄，气机逆乱于胸则胸满；肝气厥逆，则胃失和降，胃气上逆，发为呕逆；肝气虚则水谷精微运化失常，清气不升，则生飧泄；肝气亏虚则肾失固摄，发为遗尿；肝气郁滞致膀胱气化不利，发为癃闭；肝失疏泄，气血不通，筋脉不利发为狐疝。

（三）辨证应用举要

1. "腰痛不可以俯仰"　腰痛是一种多病因疾病，基本病机是筋脉痹阻，腰府失养，证有虚实之分。正如《七松岩集·腰痛》所云："然痛有虚实之分，所谓虚者，是两肾之精神气血虚也，凡言虚症，皆两肾自病耳。所谓实者，非肾家自实，是两腰经络血脉之中，为风寒湿热之所侵，闪肭锉气之所碍，腰内空腔之中，为湿痰瘀血凝滞不通而为痛。"当依据脉证辨悉而

分治之。本经所治之腰痛多为实证，且偏于腰骶部。《素问·刺腰痛论》云：
"厥阴之脉令人腰痛，腰中如张弓弩弦，刺厥阴之脉，在腨踵鱼腹之外，循
之累累然，乃刺之。"凡寒湿、湿热、血瘀等阻滞肝经经脉，或肝血亏虚，
筋失濡养所致之腰痛，均可从肝论治。

病案

李某，男，50岁。诉腰痛2年余，加重1周。患者于2年前出现腰部
隐痛，时作时休，久坐或固定姿势时尤甚，1周前因拎提重物后出现腰痛加
剧，局部僵硬，不能俯仰，未系统治疗，为求进一步治疗，前来我院就诊。
现症：腰部僵硬疼痛，尤以腰骶部为甚，不能俯仰，时有头晕、周身乏力
之感，纳可，寐尚可，大便每日一行，质干，小便可，舌暗淡，苔薄白，
脉弦细。查：腰骶部X线片提示隐性骶椎裂。中医诊断：腰痛（血虚血瘀
证）。西医诊断：隐性骶椎裂。

辨治思路：患者腰部疼痛，不能俯仰，尤以腰骶部疼痛为甚，与足厥
阴肝经"是动病"之"腰痛不可以俯仰"之症相符，故可从足厥阴肝经论
治。依据患者症舌脉，证属血虚血瘀。法当养血活血，通经止痛。针刺取
穴：肾俞、大肠俞、曲泉、蠡沟、内关、耳神门。所选穴位常规消毒，针
刺深度以得气为度，得气后诸穴均施以平补平泻法，留针30分钟，每日1
次。患者经1次治疗后疼痛大减，可轻微俯仰，又继前治疗1周后，诸症
消失。

精彩点评：足厥阴经和足太阳经、足少阳经同结于腰骶的中髎、下髎，
肝主筋，故腰骶部疼痛多责之于肝。该患者腰痛初为肝血不足，肝经所循
之腰部筋脉失于濡养，不荣则痛；后因于劳动过程中突然用力过猛，使腰
部闪挫，引起局部筋脉受损，致经络阻滞不通，不通则痛。法当养血活血，
通经止痛。故取肝经合穴曲泉补肝养血；蠡沟为足厥阴肝经别走足少阳胆
经之络穴，善于沟通二经经气，且可滋补肝阴而养血，为治疗隐性骶椎裂
的经验效穴；肾俞、大肠俞既能补肾，又能疏通局部经络；内关、耳神门
调神止痛。诸穴合用，通补兼施而收效。

2. **"丈夫㿉疝，妇人少腹肿"** 足厥阴肝经环绕前阴，若寒湿邪气侵袭

肝经，寒凝湿滞，或情志不舒，气机失于疏泄，肝经经气瘀滞则男子发为癞疝，女子发为少腹肿痛。治须疏通经络，温经止痛。若为寒邪凝滞，则多灸大敦以温经散寒。

🧑‍⚕️ 病案

于某，男，60岁。诉左侧腹股沟下肿物伴疼痛3天。患者于3天前曾患风寒感冒，咳嗽痰多稀白，当天下午用力咳嗽后，左侧腹股沟下突然肿起一包块伴疼痛，遂前来就诊。现症：左侧腹股沟下肿块，疼痛难耐，左侧阴囊湿冷肿痛，恶心呕吐，手足不温，纳可，寐欠安，便秘，小便困难，舌淡，苔白，脉弦。中医诊断：狐疝（寒凝经脉证）。西医诊断：腹股沟斜疝。

辨治思路：患者以左侧腹股沟下肿物伴疼痛为主症，属中医狐疝，与足厥阴肝经"是动病"中"丈夫癞疝"之症相符，故可从足厥阴肝经论治。依据患者症舌脉，证属阴寒内盛，寒邪凝聚。法当温经散寒，消肿止痛。针刺取穴：太冲、急脉、曲骨。所选穴位常规消毒，针刺深度以得气为度，得气后诸穴均施以平补平泻法，留针30分钟，每日1次。艾灸选取大敦，施重灸以局部有温热感为度，每次20分钟，每日1次，患者经治1周后，诸症消失。

精彩点评：《灵枢·经筋》云："足厥阴之筋……伤于寒则阴缩入……治在燔针劫刺，以知为数，以痛为腧。"本例患者为风寒侵袭，寒邪阻滞肝经经脉，因足厥阴肝经循行"循股阴，入毛中，环阴器，抵小腹"，局部气血凝滞则生癞疝。故法当温经散寒，消肿止痛。太冲为足厥阴肝经所注之输土穴，原气所过和留止之原穴，功善疏肝理气，为治疗下焦病之要穴。《针灸甲乙经》云："环脐痛，阴骞，两丸缩，（腹）坚痛不得卧，太冲主之。"大敦为足厥阴肝经经气所出之井木穴、足厥阴经脉根之所在，灸之能暖肝温下元而散寒，为治疝之经验效穴。《胜玉歌》谓："灸罢大敦除疝气。"急脉功善疏通肝胆气血，配曲骨以化瘀消肿止痛。

3."胸满，呕逆" 足厥阴肝经循行过胸胁，若肝经气血不畅，则易发胸满之症。肝之疏泄与脾胃之运化密切相关，正如唐容川所言："木之性主于疏泄，食气入胃，全赖肝木之气以疏泄之，而水谷乃化。"呕吐一证，病

细说
经络
辨证

位在胃，病因虽多，但与肝胆最为密切相关。肝属木，胃为土，木易克土。肝为刚脏，易郁结化火，横逆犯胃，或胆气戕伐，胃失和降，而发呕吐。因此从肝着手，疏肝和胃降逆为治疗呕吐的重要法则。

病案

李某，女，30岁。诉呕吐1个月余。患者于1个月前因生气后出现呕吐之症，进食则吐，每日3~4次，严重时饮水亦吐。于本地医院查胃镜、头颅CT及肝、胆、脾、胰B超，未见器质性改变，血、尿、便常规和肝肾功能化验均未见异常，故确诊为神经性呕吐。并予甲氧氯普胺片（胃复安）、多潘立酮片（吗丁啉）等多种止吐药及促胃肠动力药，效果欠佳，为求进一步治疗，前来我院就诊。现症：呕吐时作，胸胁胀闷，时有头晕目眩，面黄肌瘦，周身乏力，纳差，食欲欠佳，夜欠安，入睡困难，大便每日一行，质软，排便不爽，小便调，舌淡红，苔薄白，脉弦。中医诊断：呕吐（肝气犯胃证）。西医诊断：神经性呕吐。

辨治思路：患者呕吐病起于情志不遂，且伴有胸胁胀闷，故知其肝气犯胃所致，与足厥阴肝经"所生病"中"胸满，呕逆"之症相符，故可从足厥阴肝经论治。依据患者症舌脉，证属肝气郁结，脾失健运，胃气上逆。法当疏肝解郁，和胃降逆。针刺取穴：太冲、支沟、阳陵泉、中脘、足三里、三阴交、内关。所选穴位常规消毒，针刺深度以得气为度，得气后诸穴均施以平补平泻法，留针30分钟，每日1次。患者经治1周后，呕吐未作，胸胁胀满消失，头晕目眩之症明显减轻，食欲、睡眠较前改善。又继前治疗半个月后，患者痊愈。

精彩点评：治呕吐，当以和胃降逆为原则，随其因而施治之，该患者乃因郁怒伤肝，肝失疏泄，木郁土壅，而致脾失健运，胃失和降，胃气上逆发为呕吐。正如《类证治裁》所言："呕吐症，胃气失降使然也，而多由肝逆冲胃致之。"法当疏肝解郁，健脾和胃，降逆止呕。故以善于升清降浊之中脘和胃降逆；辅以支沟、阳陵泉、三阴交、太冲疏肝解郁治其因；足三里健脾和胃合内关理气和胃，降逆止呕治其本。诸穴合用，症因兼顾，标本并治而收效。

4."飧泄"《圣济总录》云："夕食谓之飧，以食之难化者，尤在于夕，故食不化而泄出，则谓之飧泄，此俗所谓水谷痢也。"飧泄主要表现为泻下完谷不化，多由于七情内伤，或脾胃气虚阳弱，或风、寒、湿、热诸邪客犯肠胃所致。《医碥·泄泻》有云："有肝气滞。两胁痛而泻者，名肝泄。"故泄泻有因肝气疏泄不及，或乘侮太过者。若情志失调、忧郁恼怒、精神紧张，导致肝气失于疏泄，横逆乘脾犯胃，脾胃受制，运化失常，则发为此证。

📖 病案

唐某，男，62岁。诉腹泻1年。患者1年前因妻子病故出现腹泻，日行2~3次或5~6次不等，大便稀糊状，伴有精神抑郁，曾服多种中西药治疗，疗效不显，遂来我科就诊。现症：腹痛腹泻，泻后痛减，矢气频作，胸胁胀闷，口渴喜饮，嗳气食少，面色萎黄无华，舌淡红，苔白，脉弦细。查：尿、便常规未发现明显阳性变化。糖尿病史7年，不规则服用消渴丸、格列齐特（达美康）等药，空腹血糖控制在12~13mmol/L。中医诊断：泄泻（肝气乘脾证），消渴。西医诊断：糖尿病性腹泻。

辨治思路：该患者之腹泻，伴矢气频作、胁胀、嗳气，与足厥阴肝经"所生病"中"飧泄"之症相符，且因情绪抑郁而发，故可从肝经论治。依据患者症舌脉，证属消渴日久，加之忧思伤脾，土虚木乘，故脾失健运，升降失常。法当抑木扶脾，健脾止泻。嘱其糖尿病饮食，针刺取穴：中脘、天枢、足三里、阴陵泉、三阴交、阳陵泉、太冲、支沟。所选穴位常规消毒，针刺深度以得气为度。得气后中脘、足三里、阴陵泉、三阴交施以徐疾提插补法，天枢、阳陵泉、太冲、支沟施以平补平泻法，留针30分钟，每日1次。患者经治1周后，大便次数明显减少，日行2次，腹痛、胁胀消失，仍便溏、口渴、纳呆，继以前法治疗。又经半个月治疗，患者大便次数正常，日行1次，便质软，诸症消失，舌淡，苔薄白，复查空腹血糖6.8mmol/L，餐后2小时血糖8.6mmol/L。

精彩点评：《罗氏会约医镜·泄泻》云："木旺侮土，土亏不能止水，其病在肝，宜平肝，乃可以补土也。"该患者证属肝郁乘脾，"志有余之腹胀飧泄"，土虚木实，治宜消补同用。故以阳陵泉、太冲、支沟疏肝理气，抑肝木之实，重在消；中脘、足三里、阴陵泉、三阴交补益脾胃，健脾土之虚，意在补；天枢调理肠胃止泻。诸穴合用，消补同施而收效。

5. "闭癃" "癃闭" 病位在膀胱，《素问·宣明五气》云："膀胱不利为癃、不约为遗溺。" 其病因多端，但总不离乎 "膀胱气化功能失调"。足厥阴肝经所主癃闭，乃由于七情内伤引起肝气郁结，疏泄不及，从而影响三焦水液的运行及气化功能，导致水道的通调受阻所成。《灵枢·经脉》曰："肝所生病者，……遗溺，闭癃。" 从经脉分布来看，肝经绕阴器，抵少腹，故肝脏功能失常，可随经络影响及膀胱。治当疏肝理气，通利膀胱。正如《证治汇补·癃闭》所言："有气滞不通，水道因而闭塞者，顺气为急。"

病案

李某，男，60岁。诉小便不利1个月余。患者1个月前出现小便点滴不爽，经中西医治疗未见明显好转，遂前来我处就诊。现症：小便点滴不爽，小腹胀痛，心烦易怒，舌暗红，苔薄，脉弦细。查体：腹部膨隆，膀胱上界脐下2指。前列腺B超示前列腺肥大增生。中医诊断：癃闭（肝郁气滞证）。西医诊断：前列腺增生。

辨治思路：患者癃闭而心烦易怒，其与足厥阴肝经 "所生病" 中 "闭癃" 之症相符，故可从肝经论治。依据患者症舌脉，证属肝郁气滞，瘀血阻塞，膀胱气化不利。法当理气逐瘀，通利水道。针刺取穴：中极、足五里、水道、膀胱俞、三焦俞、阴包、三阴交、太冲。所选穴位常规消毒，针刺深度以得气为度，得气后诸穴均施以徐疾提插泻法，留针30分钟，每日1次。患者经治5次后，排尿较前顺畅，小腹肿胀明显减轻；又经治20次后，小腹胀痛消失，排尿正常，诸症尽除而告愈。

精彩点评：癃闭水蓄膀胱，势有缓急，故急则治其标，浚泻水道。中极开通水道于前；泻膀胱俞、三焦俞疏利水源于后；针泻足五里、阴包、三阴交、太冲疏肝理气，活血化瘀以助膀胱气化，通利水道，同时三阴交尚能健脾利湿，浚源疏流。诸穴合用，重在通利。

6. 郁证 郁有广义和狭义之分，狭义的郁，即指情志不舒所致的郁，以心情抑郁、情绪不宁、胸胁胀满或咽中如有异物梗阻等为主要表现的一类病证。病位在肝，可涉及心、脾、肾。证有虚实两类，实证以气机郁滞为基本病机，法以疏肝理气解郁为主，治疗本着"阴经的实证泻在阳经"的原则，多取少阳经穴，如《黄帝内经灵枢集注》所言："肝主语而在志为怒，怒而多言，厥阴之逆气太甚，故当取中见之少阳，以疏厥阴之气。"宜取支沟、阳陵泉疏肝理气。虚证以脏腑气血阴阳失调为主要病机，根据其不同情况而补之，或滋养肝肾，或养血安神，或补益心脾，本着"阴经的虚证补在阴经"的原则，宜取阴经腧穴，如《针灸大成》所言："咽中如梗，间使、三阴交"；《针灸甲乙经》所云："善惊悲不乐，厥，……行间主之"。可取内关、间使、血海、三阴交、太溪、太冲等，养血柔肝，养血安神。

🩺 病案

Huyriye，女，39岁。诉精神抑郁4年余。患者4年前因其丈夫生活作风问题离异，精神受到创伤而致抑郁，曾长期服用镇静药和心理治疗无效。闻中国医生来土耳其医院工作，而求针灸治疗。现症：精神抑郁，心悸、心烦，失眠多梦，而不敢入睡，伴头痛头晕，耳鸣，纳呆，嗜烟，二便调，舌红，苔薄，脉弦细。中医诊断：郁证（肝肾亏虚证）。西医诊断：抑郁症。

辨治思路：患者病起于情志不舒，气郁化火，耗血伤阴，肝肾亏虚。法当滋补肝肾，养血柔肝。针刺取穴：内关、神门、血海、阳陵泉、足三里、三阴交、太溪、太冲。所选穴位常规消毒，针刺深度以得气为度，得气后血海、足三里、三阴交、太溪施以徐疾提插补法，余穴均施以平补平泻法，留针30分钟，每日1次。患者经10次治疗后，心情较前明显开朗，头痛、头晕消失，心悸、心烦改善，睡眠好转，舌淡红，苔薄白，脉弦细。继前治疗，患者经1个月余的治疗后，诸症消失，神清气爽而告愈。

精彩点评：《景岳全书·郁证》云："若初病而气结为滞者，宜顺宜开；久病而损及中气者，宜修宜补。"该患者久郁化火，耗血伤阴，滋阴补血当属正治，然不宜滋腻呆补，当养润宣通。故以足三里、血海、三阴交、太溪滋阴养血，培土以荣木；以内关、神门宁心安神；阳陵泉、太冲疏肝解郁。要知诸郁之治，皆以理气为先，兼顾脾胃，切记！切记！

细说经络辨证

7. 内风证　《素问·至真要大论》云："诸风掉眩，皆属于肝。"肝为风木之刚脏，体阴而用阳，其阴易虚，其阳易亢。或气郁化火，火盛动风；或肝阳亢盛，阳亢风动；或肝肾阴虚，阴虚生风，而表现出热极生风、肝阳化风、血虚生风等一系列内风证候。其病情复杂，症状迭出，但都具善行数变、动摇不定的特征，所谓"风者，善行而数变""风性主动"，临床可见若阳亢风动，上扰清窍则头痛眩晕，甚则卒中昏倒；若肝风横窜经络，则肢体麻木、震颤抽搐、口眼㖞斜、半身不遂等。治疗上，实者当清肝泻火，镇肝息风；虚者当滋阴潜阳，平肝息风；随证施治，宜取风池、风府、合谷、太冲等。

病案

马某，女，60岁。诉头晕乏力1个月余。患者既往有高血压病史，服硝苯地平控释片控制病情，1个月前因情志不遂致头晕发作。血压高达200/120mmHg，以西药降压处理后，血压稳定，但头晕乏力未减，遂欲求针灸治疗。现症：头晕，乏力，心烦失眠，腰膝酸软，舌红，少苔，脉弦细。查：血压150/95mmHg；头颅CT示脑白质稀疏。中医诊断：眩晕（阳亢风动证）。西医诊断：3级高血压。

辨治思路：患者年近花甲，素患高血压病，复因情志不遂，引动肝风。纵观症舌脉，证属肝肾阴虚，肝亢风动。法当滋阴潜阳，平肝息风。针刺取穴：太溪、三阴交、血海、太冲、风池、印堂。所选穴位常规消毒，针刺深度以得气为度，得气后太溪、三阴交、血海施以徐疾捻转补法，风池、太冲施以徐疾提插泻法，印堂施以平补平泻法，留针30分钟，每日1次。患者经3次治疗后，头晕明显减轻，心烦失眠好转，前穴加内关以宁心安神。患者经2周治疗，诸症消失而告愈。

精彩点评：肝脏体阴而用阳，肝阳亢盛，无不由于阴虚，水不涵木。故欲阳之降，必先滋阴养血，以柔肝之体。取三阴交，滋补三阴；肾经原穴太溪，滋补肝肾；配血海养血以养血柔肝，则肝阳可无再动之虞；针泻风池、太冲平肝潜阳息风；合印堂镇静安神。如此潜镇同施，融自下而上之潜降与自上而下之镇降于一炉，浮阳焉能不降乎！

8. 妇人经带胎产诸疾　足厥阴肝经于腹部交会于冲任二脉，而冲为血海，任主胞胎。妇人以血为事，而肝藏血，主疏泄。故妇科病与肝密切相关。若肝失疏泄，冲任不调，或肝不藏血，冲任不充均可导致月经不调，甚则闭经不孕。正如《傅青主女科》所云："妇人有怀抱素恶不能生子者，人以为天心厌之也，谁知是肝气郁结乎。"或肝经湿热下注导致带下黄赤、阴肿阴痒等症，故"治疗妇科病，当以治肝为先"。

病案

陈某，女，33岁。诉阴痒带下量多2年，近来加重。患者2年前因多次行妇科检查及输卵管复通术，出现带下量多，伴阴痒，经天津市中心妇产科医院诊治疗效不显，而来诊。现症：阴痒苦不堪言，带下量多，色黄秽臭，心烦易怒，大便不爽，舌红，苔黄腻，脉滑。中医诊断：带下病（湿热下注证）。西医诊断：慢性盆腔炎。

辨治思路：患者多次检查感染，湿热侵淫，纵观舌脉，证属肝胆湿热下注。法当清热利湿。针刺取穴：中极、白环俞、曲泉、中都、蠡沟、丰隆、太冲。所选穴位常规消毒，针刺深度以得气为度，得气后白环俞施以平补平泻法，余穴均施以徐疾提插泻法，留针30分钟，每日1次。患者经1周治疗后，阴痒大减，带下量少。又继前治疗2周后，阴痒消失，情绪好转，带下量少色白，原方去中极、中都、蠡沟、丰隆，加阴陵泉、三阴交健脾祛湿，以巩固疗效，随访未发。

精彩点评：《万氏妇人科》云："带下之病，妇女多有之。赤者属热，兼虚兼火治之。"本例患者带下秽臭，量多且兼阴痒，知为湿热下注所致，故取曲泉、中都、蠡沟清利肝胆湿热；配丰隆以加强清热利湿之功；中极开利水道，利水以逐湿，分利于前；白环俞固摄止带，治标于后；太冲意在调肝疏肝。本经之曲泉、蠡沟是治疗前阴瘙痒的经验效穴。《针灸甲乙经·妇人杂病》载："女子疝瘕，按之如以汤沃两股中，少腹肿，阴挺出痛，经水来下，阴中肿或痒，……曲泉主之。""女子疝，小腹肿，赤白淫，时多时少，蠡沟主之。"以上两条经文中所涉及的穴位都是治疗带下病的经验效穴。治疗妇人慢性盆腔炎，曲泉、蠡沟二穴必不可少，确有良效。

第四章　奇经八脉辨证论治方法

第一节　督脉经脉辨证论治方法

一、督脉经脉循行及病候意义辨析

（一）督脉经脉循行意义辨析

主干:《难经·二十八难》云:"督脉者,起于下极之俞,并于脊里,上至风府,入属于脑。"

分支:《素问·骨空论》云:"其少腹直上者,贯脐中央,上贯心,入喉,上颐环唇,上系两目之下中央。"

络脉:《灵枢·经脉》云:"督脉之别,名曰长强,挟膂上项,散头上,下当肩胛左右,别走太阳,入贯膂。"

1. "督脉" 经文首言督脉,是在强调阅者在研习督脉循行时,必先熟知其生理功能、病理变化的特点。

督,督率、总督之义,督脉可总督全身诸阳经,人体的阳气功能活动与之密切相关,为阳脉之督纲、阳脉之海,有统摄全身阳气,维系人体元阳之功。

从循行部位而言,《庄子·养生主》曰:"缘督以为经,可以保身。"其中"督"为"中"解,所以督脉就是中脉之意,即督脉居人体后背正中,背部亦属阳,督脉入于脑,而"头为诸阳之会",因此,督脉有"总督诸阳"的作用。从经脉交会方面而言,督脉联系于所有阳经,与手、足三阳

209

经交会于大椎，与阳维脉交会于风府、哑门，而带脉出于第 2 腰椎。因此，督脉可溢蓄调节全身阳经经气，主一身阳气功能活动，故为"阳脉之海"。而"阳者，卫外而为固也""阳气者，精则养神，柔则养筋"，所以阳气虚弱，则卫外不固，故阳虚精神不振、筋脉拘挛之病，多取督脉之穴治疗。

综上可知，督脉总督一身之阳气，为阳脉之海。所以其生理特点是"阳盛多气之经"，其病理变化主要是阳气失畅。

2."起于下极之俞" 督脉起源古说不一，后世多尊崇"胞中"之说。而为何起于"胞中"？《景岳全书·传忠录·命门余义》云："然命门为元气之根，为水火之宅，……五脏之阳气非此不能发。"而《素问·奇病论》云："胞络者系于肾。"因肾与胞络相连，肾中寓元阳，而督脉为阳脉之海，故督脉唯起于胞中，才可受纳先天元阳使脉中阳气不息，而蓄灌他经。此处分布有督脉首穴长强。长强穴是督脉与足少阳经、足少阴经交会之穴，也是督脉之络穴，为督脉从胞中而起，在体表循行路线有腧穴点的起始处，督脉之络脉由此别走项背，此穴是治疗阳气虚损和肛门疾患的常用穴。如湿热瘀血壅滞于肠所致痔疾，可选此穴与龈交、承山相配而治之；若肝风内动、风阳上扰所致癫痫，刺之可通调任督之经气。

3."并于脊里，上至风府，入属于脑" 督脉贯脊沿后正中线向上循行到项部风府穴，入属脑系组织，然后沿头正中线上行巅顶，循头额下达鼻柱，交任脉于龈交穴。

（1）在骶椎部循行。分布有腰俞穴。此穴为督脉经气输注于腰骶部之穴位，阳气初运升发旺盛。若阳气不足，不养筋脉，则腰脊痿软或强痛，不能回顾俯仰；若中阳不足，气虚下陷，则脱肛；若肾阳不足，寒凝经脉，则闭经。针此穴可治疗阳气不足所致前后二阴病变和腰骶疾患。

（2）在腰椎部循行。分布有腰阳关、命门、悬枢三穴。腰阳关善于温通腰部之阳气，如下焦阳气亏虚所致腰部冷痛、阳痿，可取此穴；命门善于温肾壮阳，补一身之阳气，临床常与关元、大赫、肾俞、足三里相配，以关元补益原气元阳于前，命门生养生命之火于后，大赫水中发火而助热生阳，肾俞补肾气以益气生阳，足三里补后天以养先天，五穴相伍温补一身之真阳，补益一身之真气；悬枢善于调理腰部经气，治腰部转动俯仰不能者。

（3）在胸椎部循行。分布有脊中、中枢、筋缩、至阳、灵台、神道、身柱、陶道（督脉与足太阳经交会穴）八穴，诸穴除均能治疗脊强不得屈伸之症外，因督脉与足太阳膀胱经伴行而相合，故各穴病证主治亦相连。脊中居于两脾俞之中央，旁达脾俞，与脾气相通，故亦善治疗脾失健运之疾。若脾胃失和，可发为腹满不食；若脾阳不足，可发为下利清谷。中枢居于两胆俞之中央，与胆气相通，亦善利胆安神。若肝胆气滞，可发为太息、吞酸；若胆气不足，可发为心悸易惊。筋缩居于两肝俞之中央，与肝气相通，亦善息风止痉。若肝气逆乱，可发为癫狂神乱；若肝血不濡，可发为筋肉挛缩。至阳居于两膈俞之中央，亦善温通胸阳。若寒凝心脉，可发为胸痹心痛。灵台居于两督俞之中央，亦善宽胸降逆治疗心肺之疾。若邪热在心，可发为疔疮；若心肺气耗，可发为喘促短气，临床常在此处刺络放血。神道居于两心俞之中央，与心气相通，亦善治疗心神疾病。若痰蒙心窍，可发为惊痫神乱；若心血不足，可发为惊悸健忘。身柱居于两肺俞之中央，与肺气相通，亦善治心神疾患和肺病。若邪扰魂魄，可发为狂走谵语；若痰热壅肺，可发为咳嗽气喘。陶道居于两大杼之中央，通于膀胱经气，亦善清热解表，通调督脉。若邪阻肌腠，可发为项强汗不出；若肾精不足，可发为眩晕头重。以上病变，皆可取相应腧穴治之。

（4）在颈椎部循行。分布有大椎、哑门二穴，大椎为督脉与手足三阳经交会穴，是治疗外感发热、疟疾和诸阳经病变之常用穴，刺之有解表退热、通督镇静之功。哑门系舌本，为督脉与阳维脉交会穴，若阳气失煦，舌窍不通导致喑痱，可取哑门配合崇骨、廉泉、旁廉泉，从阳引阴而治之，局部刺之尚能治疗后头痛、后项强痛。

（5）在头部循行。分布有风府、脑户、强间、后顶、百会、前顶、囟会、上星、神庭九穴。《素问·生气通天论》云："阳气者，精则养神。"即阳气旺盛，可使脑神精明。督脉为阳脉之海，诸穴分属其中，可治疗神志疾患，又因腧穴所在位置不同，其主治亦有所别。风府至后顶四穴位于枕部及项部，亦可治疗因风寒湿邪侵袭肌腠，所致局部气滞、血瘀、湿阻之头项强痛。其中风府为督脉与阳维脉、足太阳经交会穴，督脉由此入属于脑；太阳主表主开，阳维脉主一身之阳络，故风府既可疏散外风，又能平息内风，醒神开窍，为治疗一切风邪为患之常用穴、风证之要穴。前顶至神庭四穴，位于头前顶部，可治风热上攻之头疾、鼻疾。其中"百会"位于人身最上，为百脉朝会之处，有升阳举陷、潜阳镇静、清头散风之功，为治疗气虚下陷证和肝火、肝阳、肝风所致头部疾患之常用要穴。

（6）在面部循行。分布有素髎、水沟、兑端、龈交四穴。若邪蒙清窍，神不导气，可刺素髎、水沟、兑端三穴，以开窍醒神，祛邪启闭。其中水沟治疗应用范围最广，为督脉与手足阳明经交会穴，是临床急救之第一要穴，也是神志突变、意识昏迷之主穴、要穴。龈交为督脉与任脉、足阳明经之交会穴，是治痔疮之经验效穴，临床多施以点刺，或点刺出血。至此是督脉体表路线的终止。

4. "其少腹直上者，贯脐中央，上贯心，入喉，上颐环唇，上系两目之下中央" 督脉有一条支脉，为无腧穴的体表路线，从督脉主干分出，向前循行，从少腹直上，通过肚脐，向上联系于心，进入喉部，向上达面颊，环绕嘴唇，抵达眼下的中央部位。与任脉相合而行，以加强与任脉的联系，沟通阴阳，阳气得阴之滋润，阳中有阴，生化无穷。因此督脉之病，亦可刺任脉。正如《素问·骨空论》所云："督脉为病，脊强反折。……此生病，从少腹上冲心而痛，不得前后，为冲疝；其女子不孕，癃痔遗溺嗌干。督脉生病治督脉，治在骨上，甚者在脐下营。"

5. "督脉之别，名曰长强，挟膂上项，散头上，下当肩胛左右，别走太阳，入贯膂" 这是从督脉分出的经脉，在络穴（长强）处分出，挟脊上行，至头而散，复下行肩胛，与膀胱经相连，贯于脊背。与任脉的络脉相对，任脉之络散胸腹，督脉之络散脊背，一阴一阳，阴阳相合。

督脉循行示意如图4-1。

细说
经络
辨证

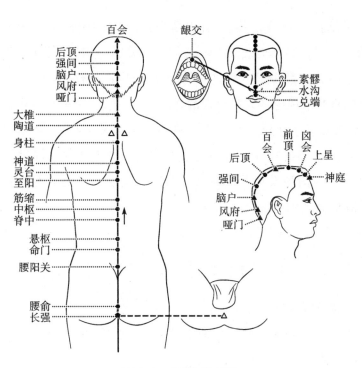

图 4-1 督脉循行示意

（二）督脉经脉病候意义辨析

《素问·骨空论》："督脉者，……此生病，从少腹上冲心而痛，不得前后，为冲疝；其女子不孕，癃痔遗溺嗌干。"

《灵枢·经脉》："督脉之别，名曰长强，……实则脊强，虚则头重，高摇之。"

《难经·二十九难》："督之为病，脊强而厥。"

《脉经·平奇经八脉病》："此为督脉。腰背强痛，不得俯仰，大人癫病，小人风痫疾。"

1. "从少腹上冲心而痛，不得前后，为冲疝；其女子不孕，癃痔遗溺嗌干"任督二脉同起于胞中，督脉的分支亦与任脉相联系，督脉总督诸阳，而对全身经脉的阳气起到调节作用。若阳气不降，阴寒之气上逆则奔豚；若阳气失于温煦，则宫寒不孕；膀胱气化不利则癃闭；若阳气失于统摄，则痔疮、遗尿；若阳不化阴，阴液不能上承，则咽干。宜以"扶持"督脉之法治之。

2. "实则脊强，虚则头重，高摇之" 头重高摇指头部沉重，振摇不定。

《素问·生气通天论》云："阳气者，精则养神，柔则养筋。"阳气充足，则可养神而使神清，养筋而使筋柔。若因邪聚经脉，阳气不得养筋，则脊强，宜取风府、身柱、筋缩等穴治之；若因阳气不足，阳气不得养神，则头重高摇，宜取百会、风府、大椎等穴治之。

3."腰背强痛，不得俯仰，大人癫病，小人风痫疾" 督脉所主癫痫因阳气不能养神、养筋所致。若阳气不能养神，神失所养，神机失用，则出现精神抑郁、表情淡漠、沉默痴呆等癫症的表现；若阳气不能养筋，筋失所柔，筋脉抽搐，则出现强直抽搐、角弓反张、两目上视等痫症的表现，宜以"动静针法"之"静针法"治之。

二、督脉经脉病候辨证应用举要

（一）临床表现

腰脊强痛不得俯仰，抽搐甚则角弓反张，头重高摇，拘挛截瘫，癫痫，痴呆，痔，遗溺。

（二）辨证分析

督脉起于会阴，并脊里上行，上至风府，入属于脑，总督一身之阳，为阳脉之海。若邪阻脉络，经气不畅，则腰脊强痛；若阳亢风动，则抽搐角弓反张；若风阳上扰则癫痫；若阳气不能养神则痴呆多卧；若阳气失于统摄，则高摇、遗溺；若阳气失于温煦，则肢体拘挛截瘫。

（三）辨证应用举要

1."腰背强痛，不得俯仰" 在疼痛的辨证中，经络辨证强调的是辨位归经，即根据疼痛的部位，辨属于何经、何脏，在此基础之上，再结合八纲辨证、脏腑辨证等方法，辨别疼痛的原因、性质、程度、时间的久暂。据此确定局部和远端循经取穴的侧重点，以循经取穴为主，辅以辨证取穴，合理配穴，发挥腧穴协同效应。此腰脊强痛不得俯仰，疼痛部位在脊柱正中线，属督脉。若痛势较重、时间较短，属实证。"督脉生病治督脉，治在骨上"。当取督脉腧穴，同时注意宣散给邪以出路，注意温通，以"血气者喜温而恶寒"也。督脉腧穴中，常于散风者，风府为最；常于温通者，大椎、至阳、腰阳关为最。若痛势较缓、时间较久，属虚证。"督脉为病……

甚者在脐下营"。当取与督脉表里相通的任脉腧穴，同时注意温通、温补，常用者中极、关元、承浆是也。

🏵️ 病案

薛某，男，68岁。诉腰脊强痛5小时。患者晨起弯腰时，突发腰脊强痛、不能俯仰，其女邀余延家诊治。现症：患者腰脊强直，不能俯仰活动，余无不适，舌暗，苔薄白，脉弦紧。中医诊断：腰痹（瘀血阻络证）。西医诊断：急性腰扭伤。

辨治思路：患者腰脊正中疼痛，不能俯仰，知其病在督脉。晨起突发是为新病实证，故法当散邪通络。因其惧针，遂仅取风府一穴，所选穴位常规消毒，针刺深度以得气为度，得气后，嘱其活动腰部，疼痛大减，留针20余分钟，针感消失后起针，腰部活动如常。

精彩点评：风府为督脉与阳维脉、足太阳经交汇之处，为治疗一切风邪所致诸疾之常用穴。该患者晨起活动受风，风邪闭阻经络，经气不利而发病。故针取风府，散风通络使经脉通畅而通则不痛。风府为笔者治疗腰脊强痛的常用穴，可谓屡用屡验。

2. **拘挛截瘫**　在临床上，拘挛截瘫虽有痰湿、瘀血、阴血亏虚所致者，但"阳气虚衰"是筋脉痉挛、肢体瘫痪的致病根本。正如《素问·生气通天论》所云："阳气者，精则养神，柔则养筋。"说明人之神得到阳气的温养，才能思维敏捷，精力充沛；筋得到阳气的温养，肢体才能柔和而活动自如。《素问·骨空论》云："督脉为病，脊强反折。"由此可见，筋脉痉挛、肢体瘫痪的病位主要责之于督脉。督脉为"阳脉之海"，具有调整和振奋人体阳气的作用，能统摄全身阳气。又督脉行于脊里络肾，上行入脑。脑为"元神之府"，神主人身之功能、主动，人体的一切功能活动皆赖之所主。若督脉损伤，阳气虚衰，阳气不能上升下达，阴血瘀闭，气血运行不畅，筋脉失养，则拘挛、痿废不用。故治痿当首先"扶持"督脉，使阳气旺盛，则神有所养，筋有所柔。临床常用善于升举阳气之百会，醒神开窍之风府，宣统诸阳之大椎，强脊柔筋之身柱、筋缩、悬枢，壮阳益肾之命门、腰阳关，以及督脉之根基长强等穴。

病案

徐某，女，20岁。诉双下肢瘫1个月。患者于1个月前因感冒出现右下肢无力，4天后又出现左下肢无力，就诊于当地医院，查腰椎X线片示：未见异常；血钾低，考虑为低钾性周期性麻痹。经补钾治疗后症状无改善，遂转往天津医科大学总医院，考虑为"脊髓炎"，予牛痘疫苗接种家兔炎症皮肤提取物（神经妥乐平）、三磷酸胞苷二钠、注射用甲泼尼龙琥珀酸钠等静脉滴注，2周后病情稳定，仍遗有双下肢瘫，不能起卧，来我院进一步求治。现症：神清语利，双下肢瘫，不能行走站立，神疲懒言，纳可，便溏，夜寐安，舌暗淡，苔白，脉沉细。查：双上肢肌力5级，双下肢肌力1级，肌张力减低，肌肉萎缩，肌容量减少，双侧深浅感觉对称存在，双侧腱反射减弱，病理反射未引出，感觉平面未引出。中医诊断：痿证（气虚血瘀证）。西医诊断：脊髓炎。

辨治思路：患者截瘫，不能行走站立，懒言，舌暗淡，脉沉细，知其阳气虚衰，阴血瘀闭，不能温养筋脉。其神疲便溏，舌暗淡，苔白，脉沉细，则脾胃虚弱，气血不能濡养肌肉可知。法当首先"扶持"督脉，使阳气旺盛，则筋有所养所柔。针刺取穴：腰俞、腰阳关、命门、肾俞、大肠俞、委中、承山、昆仑、环跳、阳陵泉、绝骨、中脘、足三里、三阴交、太冲。所选穴位常规消毒，针刺深度以得气为度，得气后腰俞、腰阳关、命门、肾俞、阳陵泉、足三里、三阴交、绝骨施以徐疾提插补法，余穴均施以平补平泻法，留针30分钟，每日2次，配合低频脉冲电流疗法，以加强针感。患者经1周治疗，肢体活动同前，伴汗出，时有疼痛，纳可，寐安，二便调，舌暗，苔黄，脉沉细。患者出现汗出，时有疼痛，说明络脉已通，效不更方，治疗同前。又经半个月治疗，患者已能站立，扶杖行走，伴疼痛、胀感及抽搐，抽搐以臀部、腘窝部为重，入夜尤甚。右下肢肌力3级，左下肢2级，肌张力增高，肌容量减少，舌暗红，苔薄白，脉沉细。脉症提示患者邪气已去，而正虚日显。故针灸以调理督任为主，针刺加关元。治痿独取阳明，治亦应注重调理脾胃，故针灸取穴"调理脾胃针法"和华佗夹脊穴、督脉穴、膀胱经穴、胆经穴为主。患者又经近2个月的治疗，病情明显改善，双下肢活动无力好转，无抽搐疼痛，未诉其他不适，双下肢肌力3~3$^+$级。由于经济原因，患者要求出院，嘱进一步加强肢体功能康复锻炼。

精彩点评：该患者系外邪损伤肺胃致痿，以阳气虚衰，气血不运，筋脉失养为病机关键。故针灸首取督脉腰俞、腰阳关、命门以振奋阳气；辅以膀胱经肾俞、大肠俞、委中、承山、昆仑，胆经环跳、阳陵泉、绝骨，是以治筋所生病和骨所生病，舒筋柔筋，强筋壮骨。诸穴合用，使阳气旺盛，则筋有所柔，筋骨并治。辅以中脘、足三里、三阴交、太冲调理脾胃，健脾益气，养血活血，俾其气血健运，筋脉得养，则痿废可起。

3. 癫痫　癫病、痫证皆是脑神、脏腑功能失调的一种神志疾病，癫病是以精神抑郁、情感淡漠，甚则哭笑无常为特征的精神疾病；痫证是以突然昏仆、双目上视、四肢抽搐为特征的中枢神经系统功能紊乱性疾病。二者多与情志或禀赋不足等因素有关，其病理变化不外乎气、血、风、痰、火、瘀、虚，以五脏虚损为本，风、痰、火、瘀、气滞为标。针灸治疗多选取任督二脉及头部穴位，随证取穴施针。如有采用水沟、百会电针休克疗法治疗精神疾病者；有采用电针印堂、百会治疗抑郁症者；有独刺大椎或督脉穴位埋线、割治、刺络放血治疗痫证者等多种报道。笔者认为督脉所主治之癫痫，癫为阳气虚弱，不能养神，神失所养则不精，所谓"阳气者，精则养神"，为"静病"，法当秉承张景岳动静论观点"阴亢者胜之以阳"，采用"以动制静"的方法来治之，即取督脉上具有兴奋作用的腧穴或反应点，采用重、深、强的强刺激手法，不留针或留针中不停地运针（动留针法），针感宜强；痫为阳亢风动，筋脉抽搐，角弓反张，所谓"阳气者，……柔则养筋"，为"动病"，亦当秉承张景岳动静论观点"动极者镇之以静"，采用"以静制动"的方法来治之，即取具有镇静作用的腧穴或反应点，采用轻、浅、微的弱刺激手法，留针时间宜长，留针中不施手法（静留针法），针感宜轻微，似有似无。

病案

王某，男，5岁。家长代诉患癫痫半年余。其母生患儿时难产，患儿半年前无明显原因突发意识丧失，双目上吊，口吐白沫，肢体痉挛抽动，持续 3 分钟左右缓解，以后每日发作 2~5 次，每次 2~4 分钟，患儿每次发病前多可见印堂发青，苏醒后神疲嗜睡，服用镇静药能控制发作。数日前因骤停抗癫痫药而致病情加重，遂前来就诊。现症：神清语利，反应灵活，智力正常，口唇暗青，四肢不温，纳少，寐安，二便调，舌暗，苔薄，脉弦细。查：神经系统检查无明显异常。中医诊断：痫证（肾阳不足证）。西医诊断：原发性癫痫。

辨治思路：小儿为纯阳之体，阴常不足，阳常有余。此患儿得之在母腹时，精气并居，任督失调；且患儿发病前常见口唇暗青、印堂发青，知其督脉阳气不展，经脉瘀滞。故法当振奋阳气，通调任督。因小儿惧针，肢体不便留针。针刺取穴：百会、大椎、风府。所选穴位常规消毒，针刺深度以得气为度，得气后诸穴均施以平补平泻法，留针 1 小时，每日 1 次。并嘱其家属，若遇儿癫痫发作时，以三棱针点刺会阴，出血数滴即可。连续针治 16 次后，诸症消失，其间家属在家中，先后以三棱针点刺会阴治疗 4 次，随访未再复发。

精彩点评：该患儿癫痫之发，始于其母难产，正如《素问·奇病论》所云："人生而有病癫疾者，……此得之在母腹中时，其母有所大惊，气上而不下，精气并居，故令子发为癫疾也。"其发作以突然昏仆、抽搐吐涎为特征，属"动证"范畴。而风主动，该证即责之于精气并居，任督失调，风阳上扰脑神。本着"动极者镇之以静"的原则，法以镇静安神，息风定痫。针取百会、大椎、风府通督镇静安神，长时间留针，取其"以静制动"，合《内经》"静以徐往，微以久留"之义也。三棱针点刺会阴以通调任督，调摄阴阳。正如《临证指南医案·癫痫》所云："痫之实者，……虚者当补助气血，调摄阴阳。"

4.**痴呆多卧**　痴呆是由髓减脑消，神机失用所导致的以呆傻愚笨、智能低下、善忘为主要临床表现的一种疾病。其病位在脑，与心、肾、肝、脾关系密切。病证多属本虚标实之候，本虚为肾经亏虚，气血不足，脑髓失养，或阳气虚损，神明失养；标实为痰浊、瘀血闭阻清窍。督脉所主之痴呆，当属阳气虚损，阳不化气，浊邪害清，元神受损所致之痴呆，故痴呆多卧，寡言懒动，头晕食少。治疗当牢记脑为髓之海，非养不满，脑病易虚，非养不实；脑为元神之府，非清不静，脑病易闭，非清不开的原则。宜温阳益气，填精益髓，豁痰逐瘀，醒神开窍，随证施治，以调神益智为首务，选用"温阳调神益智针法"，或配合"滋阴调神益智针法"，或配合"豁痰调神益智针法"。

病案

刘某，女，58岁。诉反应迟钝嗜睡4个月余。患者无明显诱因出现懒言乏力，多卧少动，渐至记忆力明显减退，曾经中西医多方治疗，未见明显疗效，且症状逐渐加重，而欲求针灸治疗。现症：反应迟钝，善忘呆笨，头晕乏力，懒言嗜睡，坐中、活动中即能入睡，纳呆，便溏，形体肥胖，舌淡暗、胖大，苔白，脉沉缓。查：生理反射存在，病理反射未引出；头颅CT提示脑萎缩。中医诊断：痴呆（脾肾阳虚证），多寐。西医诊断：脑萎缩，发作性睡病。

辨治思路：患者体胖、便溏、纳呆，则脾肾阳虚可知；其发作性睡病，伴善忘呆笨、反应迟钝，则阳虚神明失养已显。纵观患者症舌脉，证属脾肾阳虚，神明失养。法当温阳益气，调神益智。针刺取穴：水沟、神庭、四神聪、百会、大陵、关元、血海、然谷、太冲。所选穴位常规消毒，针刺深度以得气为度，得气后关元、然谷施以益气热补法，血海施以徐疾提插补法，余穴均施以平补平泻法，留针30分钟，每日1次。患者经1周治疗后，发作性睡病明显减少，头晕、便溏好转，纳食正常，效不更方；继前治疗1个月后，睡眠正常，反应明显改善，对答如流；又继前治疗半个月，诸症消失而告愈。

精彩点评：《千金翼方》云："人年五十以上，阳气日衰，损与日至，心力渐退，忘前失后，兴居怠惰。"说明了阳气在人体生长壮老已的生命过程中的重要作用。《灵枢·大惑论》也明确指出"其气不精，则欲瞑，故多卧矣"。本例即为阳气虚衰，不能养神则精，起居衰败。故当振奋阳气，遂取肾经之荥穴，水中之真火，燃于深谷，取之不尽，用之不竭，生生不息，少火生气之然谷，合人体原气始生之关元，施以热补法以温阳益气，配善于升举阳气之百会，以恢复"阳气者，精则养神"的功效，余穴意在开窍醒神，养血安神。诸穴合用，共奏温阳提神、调神益智之功。

5.痔病遗溺 督脉起于会阴，循司前后二阴，若阳气虚衰，督阳不升，阳虚下陷，统摄无权，则脱肛便血、遗溺；若命门火衰，气化无权，则癃闭；若阳气不展，阴血瘀闭，则痔。此类患者多伴有畏寒肢冷、神气怯弱、腰膝酸冷之症，且多为久病，病证属虚。根据"督脉为病……甚者在齐下营""阳经虚证补在阴经"的原则，当任脉、督脉并治，表里互求。脱肛者常取督脉百会、命门，辅以任脉关元、下腹的提托穴，针灸并用以温阳举陷，益气固脱；遗溺癃闭者，加中极、膀胱俞、白环俞、淋泉；痔者，常取督脉之龈交、长强及经外奇穴二白，针刺或毫针点刺以交通任督，化瘀除痔；便血疼痛者，加孔最、承山。

病案

李某，女，23岁。诉排便伴疼痛便血1周。患者患痔数年，近来排便时，常伴有疼痛、便血，遂前来就诊。现症：排便伴疼痛、便血，神疲乏力，畏寒肢冷，纳可，寐安，舌淡，苔薄白，脉细弱。查：肛周9点处有一个1.5mm×2.5mm外痔，肛门镜检示齿线上有黏膜隆起，3点、7点处各有一个2mm×3mm内痔，龈交处有一0.5mm×0.5mm结节。中医诊断：便血（脾胃虚寒证）。西医诊断：痔。

辨治思路：患者平素神疲乏力，畏寒肢冷，舌淡，苔薄白，脉细弱，则阳气虚衰已明；内外痔并生且疼痛，则阴血瘀闭可知。法当温阳散瘀。针刺取穴：长强、孔最、承山、命门、龈交。所选穴位常规消毒，针刺深度以得气为度，得气后长强、孔最、承山施以平补平泻法，毫针点刺龈交处结节，每晚睡前艾灸命门。患者连续治疗4次后，便血疼痛消失。又经2个月治疗，诸症尽除，龈交处结节和内外痔皆消，随访未再复发。

精彩点评：龈交穴是诊治痔的经验效穴，临床经验提示龈交处有结节者，此人必有痔，但有痔者，龈交处不一定有结节。中医学认为机体局部的变化，蕴涵着整体的生理、病理信息，通过患者身体局部细微的变化，可以测知整体的信息情况。《灵枢·外揣》中详尽论述了"司内揣外""司外揣内"等诊病方法。《灵枢·本脏》亦强调："视其外应，以知其内脏，则知所病矣。"龈交为任督二脉之所会，督脉之末穴，标之所在。中医经络标本根结学说认为十二经脉的"根"与"本"部位在下，为经气始生始发之地；"结"和"标"部位在上，为经气所结所聚之处。临证取穴治病既可病在标者取之标，病在本者取之本；亦可病在本者而治其标，病在标者反治其本。《素问·五常政大论》亦指出："病在上，取之下；病在下，取之上。"故取龈交穴治疗痔，师出有据，验之有效。《针灸大成》载："长强，……主肠风下血，久痔瘘。""命门主老人肾虚腰疼，及诸痔脱肛，肠风下血。"《玉龙歌》云："九般痔漏最伤人，必刺承山效若神。"孔最为肺经郄穴，最善治诸窍出血，而大肠与肺相表里，故疗便血更为其所长。

第二节　任脉经脉辨证论治方法

一、任脉经脉循行及病候意义辨析

（一）任脉经脉循行意义辨析

主干：《素问·骨空论》云："任脉者，起于中极之下，以上毛际，循腹里，上关元，至咽喉，上颐循面入目。"

络脉：《灵枢·经脉》云："任脉之别，名曰尾翳，下鸠尾，散于腹。"

1."任脉""任"者，担任、妊养之义，说明任脉总任一身之阴经，为阴脉之海，有妊养之功，为生养之本。

（1）任脉为阴脉之海，总调人身之阴气。从与他经交会方面来看，足三阴经与任脉交会于曲骨、中极、关元、下脘、中脘等穴，因同名经经气相求，手三阴经则通过足三阴经与任脉发生联系。冲任二脉皆起于胞中，任脉与冲脉交会于会阴、阴交，冲脉又为血海，可为任脉输出阴血。阴维脉主一身之里，可维系诸阴经，任脉与之交会于天突、廉泉。可见任脉在循行过程中直接或间接与所有阴经联系，以起到蓄积、调节阴经气血之功效。从循行部位及所含特定穴方面来看，背为阳，腹为阴，任脉行于腹部，其位为阴。"募穴为阴，俞穴为阳"，任脉包含了六个脏腑募穴，为其他经脉之首。因此，任脉有调节阴经气血之功，总调人身之阴气，为阴脉之海。

（2）任主胞胎，为生养之本。人身以血为阴，妇女的经、带、胎、产与阴血关系密切，而任脉对诸阴经起着主导和统率作用，故谓"任主胞胎"。任脉起于胞中，胞中为女性孕育胎儿之所，任脉连于此处，为任主胞胎的前提；足厥阴肝经循行于女性生殖器官，又与任脉相交，肝具有藏血和调节血量的作用，太冲脉盛则下注任脉，故任脉可受肝血以养胞胎。脾胃为气血生化之源，水谷精微充足，气血旺盛，则任脉经气充沛，女子经孕如常，说明阴血及水谷精微为孕育胞胎提供物质基础。《素问·上古天真论》云："二七而天癸至，任脉通，太冲脉盛，月事以时下，故有子。"可见天癸成熟，必待任脉畅通，方可孕育胞胎。

（3）调理三焦之气。任脉行于腹部正中，历经上、中、下三焦，能调理三焦之气。调上焦心肺之气，任脉膻中与之相应。膻中为气会，是"四海"之一的"气海"，也称"上气海"，与胸气街相通，而气街止之膺与背俞，即心肺，因此刺膻中可调宗气，灌心脉，助心行血，以畅上焦心肺气机。调中焦脾胃之气，任脉中脘与之相应。脾主升清，胃主降浊，而中脘一穴，善调脾胃升降，而运中焦脾胃气机。调下焦肝肾之气，任脉气海与之相应。气海穴与膻中相对，为"下气海"，为原气之所会，生气之海，呼吸之根，凡气化蒸动之机均由此所发，刺之可总调下焦气机，故任脉有调理三焦之气的功效。

综上所述，任脉总调一身之阴气，为阴脉之海。所以其生理特点是"阴盛多血之经"，其病理变化主要是阴血失和。

2."起于中极之下"　任脉起源有"胞中""中极之下"之称，实则一也。杨上善在《黄帝内经太素·经脉》中注："但中极之下，即是胞中，亦是胞门子户，是则任脉起处同也。"则可理解为"胞中"与"中极之下"其意相同。然为何起于"中极之下"？《难经集注》杨玄操注："任者，妊也。此是人之生养之本。"明代张介宾在《类经·藏象类》中云："所谓胞者，子宫是也，此男女藏精之所，皆得称为子宫。"可见此处为藏精之处，妊养所出，与"任"字本意相通，故起于"胞中"。

3."以上毛际，循腹里，上关元"　任脉从胞中下出会阴，为体表循行路线有腧穴点的起始处，向上循腹正中线而行，此处分布有会阴、曲骨、中极、关元四穴。会阴为任脉、督脉、冲脉的交会穴，能治疗前后二阴之病，但因取穴不便故不常用，唯以急救时取之，如溺水窒息。曲骨为任脉与足厥阴交会穴，补之能补肾调经，泻之能清利湿热，为治疗泌尿生殖系统疾病之常用穴。中极为膀胱募穴、任脉与足三阴经交会穴，功善调理下焦气血，通利膀胱气机，为治疗膀胱病之主穴、要穴及治男科妇科病常用穴。关元为小肠募穴、任脉与足三阴经交会穴，乃原气之所藏，三焦气之所出，肾间动气之所发，十二经脉之根，五脏六腑之本，是全身各脏腑器官功能活动之原始动力，生命之根本，补肾壮阳之第一要穴。

4.“至咽喉” 任脉沿前正中线由腹上行，过胸，上抵咽喉，从石门至廉泉，共经历19穴，较为繁多，故分部而述之。

（1）任脉从关元到脐中。分布有石门、气海、阴交、神阙四穴。石门为三焦经募穴，功善调理三焦气化，清利下焦湿热，为治疗生殖系统疾病的常用穴。气海为原气之所会、生气之海、呼吸之根，凡气化蒸动之机由此而发，功专大补原气，温振肾阳，又能总调下焦气机。阴交为任脉与冲脉、足少阴经之交会穴，功善温下元，调经血，常用于治疗冲任失调之妇科病。神阙为先天之结蒂，后天之气舍，真气之所系，功善温阳救逆，温中和胃，为治疗亡阳脱证之要穴，治下元虚冷、中焦虚寒之常用穴。

（2）任脉从脐中至胸剑联合段。分布有水分、下脘、建里、中脘、上脘、巨阙、鸠尾七穴。水分为任脉与足太阴经之交会穴，位当小肠泌别清浊、分利水湿之处，故刺之能分利水湿，和中理气，治疗湿困中焦诸疾。下脘为任脉与足太阴经之会，性善疏通，有消食化滞、和中理气之功。建里有建立中气、安定间里之能，功善健脾和胃，化湿消积，长于治疗食积诸证。中脘为胃经募穴，八会穴之腑会，任脉与手太阳经、足阳明经交会穴，功善调理脾胃，升清降浊，为治疗一切脾胃之疾和慢性病之要穴。上脘为任脉与手少阳经、足阳明经之交会穴，功善和胃降逆，利膈化痰，是治疗胃痛、呕吐之要穴。巨阙为心经之募穴，能宽胸理气，和胃降逆，宁心安神，为治疗心、胸、脾、胃之疾之要穴。鸠尾为任脉之络穴、膏之原穴，性善调和，能和胃降逆，调和上下，通调任督，调和阴阳，为治疗阴阳失和之痫证、气机失调之心胸胃病之常用穴。

（3）任脉从胸剑联合处至咽喉。分布有中庭、膻中、玉堂、紫宫、华盖、璇玑、天突、廉泉八穴。此处诸穴居于胸部，若邪气闭塞，阻于经脉，则胸痛、咳嗽、气喘，宜刺此处穴位。此外，膻中为气会，又称为上气海，与下气海相配调理一身脏腑之气，实证可以浅刺，虚证则灸之。膻中又为心包募穴，为脏腑之气结聚于胸腹部之腧穴，心包可代心受邪，其募穴亦可治疗外邪侵犯心脏所致诸症。天突为任脉与阳维脉之会，肺气出入之灶突，性善清降，能降逆化痰，清利咽喉，为治疗咽喉病之要穴。廉泉位于喉舌之间，为任脉与阴维脉交会穴，能清利咽喉，通利舌络，善治咽喉舌疾。

5. "上颐循面入目" 任脉向上到达下颌部，循行面部入于目。在此段分布有承浆一穴。承浆内为口中津液之所聚，外为口中流涎之所承，刺之能生津敛液，是治疗消渴流涎之要穴，治口㖞之常用穴。至此是任脉体表路线的终止。

6. "任脉之别，名曰尾翳，下鸠尾，散于腹" 任脉的络脉从鸠尾处分出，布散于腹部。

任脉循行示意如图4-2。

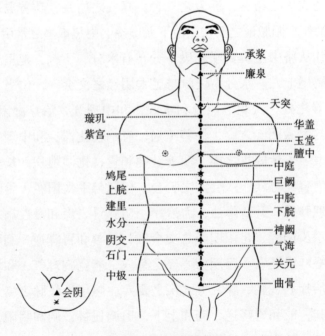

图4-2 任脉循行示意

（二）任脉经脉病候意义辨析

《素问·骨空论》云："任脉为病，男子内结七疝，女子带下、瘕聚。"

《灵枢·经脉》云："任脉之别，名曰尾翳，下鸠尾，散于腹。实则腹皮痛，虚则痒搔，取之所别也。"

《脉经·平奇经八脉病》云："苦腹中有气如指，上抢心，不得俯仰，拘急。"

1."男子内结七疝，女子带下瘕聚" "七疝"目前多指癫疝、狐疝、血疝、气疝、筋疝、水疝、寒疝。"瘕聚"则指腹部脐下有硬块，推之可移，痛无定处。有学者将"七疝""带下瘕聚"广义化，认为是男性泌尿生殖系统疾病及妇科病。任脉行于腹前，为阴脉之海，调理三焦之气，故可通行气血。或因寒湿，或因湿热，或因痰结，或因血瘀，阻于任脉，使经脉气血逆乱而致病，宜通调任脉之法治之。

2."任脉之别，名曰尾翳，下鸠尾，散于腹。实则腹皮痛，虚则痒搔，取之所别也" 若邪侵脉络，气血阻滞，不通则腹皮痛；若血虚生风，肌肤不养、不荣则为瘙痒，宜取此穴。

3."苦腹中有气如指，上抢心，不得俯仰，拘急" 此为奔豚气的表现，即患者自觉有气从少腹上冲胸咽。若阳气不足，下焦阴寒气上冲，气上撞心，则腹中有气如指，上抢心；若阴寒凝滞，寒性收引，筋脉拘挛，则不得俯仰、拘急，亦取温通心肾之法治之。

二、任脉经脉病候辨证应用举要

（一）临床表现

不育，不孕，月经不调，带下病，奔豚气，小便失禁，癃闭，吞咽困难，七疝。

（二）辨证分析

任脉起于胞中，行于腹中，总督一身之阴，为阴脉之海。男子之精，女子之经带胎产与之息息相关。若经脉不通，精微不能下输于胞中，则不育不孕，经血不调；若湿阻任脉，带脉失约，则为带下病；若气机逆乱，气上撞心，则为奔豚气；膀胱失约，则小便失禁；若邪阻任脉，膀胱气化不利，则癃闭；若阳虚失煦，窍道不通，则吞咽困难；若邪结经脉，气血逆乱，则男子七疝。

（三）辨证应用举要

1. 不育症 "不育"之词最早见于《周易》，其"渐卦"中即有"妇孕不育"的记载，后世医书对其病因病机也做出了总结归纳，如《金匮要略·血痹虚劳病脉证并治》云："男子脉浮弱而涩，为无子，精气清冷。"唐代孙思邈认为男子无子之病因为"五劳七伤，虚劳百病所至"。《石室秘录·论子嗣》云："男子不能生子有六病，……一精寒也，一气衰也，一痰多也，一相火盛也，一精少也，一气郁也。"总之，归纳起来有虚、实、寒、热、痰、瘀、郁的不同。因此，针灸治疗时应重取任脉穴，随证辨证配穴治疗，并根据病情虚补实泻。

病案

Halip Yuuans，男，28 岁。诉结婚 5 年不育。患者结婚 5 年不育，其妻检查正常，曾多次在国内外治疗，未效。听到中国医生来土耳其医院工作，而求针灸治疗。现症：性生活时阳强不倒，须进行第二次时方正常，伴有头重体倦，多痰，自汗，饮食、二便正常，舌红，苔黄腻，中根部剥脱，脉沉弦。精液检查：精子数 4.2×10^6/ml，精液量 2.5~3ml，黏稠度（黏），pH7.3，液化时间 15 分钟。中医诊断：不育症（湿热痰阻证）。西医诊断：不育症。

辨治思路：任主胞胎，为生养之本，今患者不育，当知为任脉病；纵观患者症舌脉，证属湿热痰阻，经络不通，精窍不利。法当清热利湿，化痰通络。针刺取穴：中极、足三里、阴陵泉、丰隆、三阴交、太冲。所选穴位常规消毒，针刺深度以得气为度，得气后中极、丰隆、太冲施以徐疾提插泻法，余穴均施以平补平泻法，留针 30 分钟，每日 1 次。患者经 15 次治疗后，性交正常，头重体倦、多痰、自汗消失，腰膝酸软，舌淡红，苔薄，脉沉细。此湿热痰浊已去，而肾虚出现，法当补肾益精。原穴去中极，加关元、气海、大赫、太溪。其中关元、足三里施以"意气热补法"。患者又经 2 个月治疗，精子数升至 34×10^6/ml。2 个月后患者来谢，述其妻检查已怀孕。

精彩点评：该患者初期即责之于湿热痰阻，故针泻中极以"洁净府"，使湿由小便而去；刺足三里、阴陵泉、三阴交健脾化湿以绝痰湿之源；泻丰隆以化痰；泻太冲以理气通络。诸穴合用，湿热痰浊速去。而湿热蕴久易伤阴，湿盛则阳微，后期肾虚显现，治当补肾益精。故独去清利之中极，而留健脾诸穴补后天以养先天；加补关元、气海、大赫、太溪补肾益精，阴阳并调。施以意气热补法，意在加重温补之力，使痰湿得化，精窍通利，精血充足，阴阳调和，故能孕育。"意气热补法"的具体操作是针入得气后，慎守勿失，全神贯注于针尖，将针小幅度徐进疾退提插3~5次，最后以插针结束，不分天、地、人，继而拇、食指朝向心方向微捻其针（约180°），紧捏针柄，保持针体直立，意守针尖，以意行气至病所，而后守气，使气聚而生热。

2. 痛经　痛经与冲任二脉失调密切相关，冲为血海，任主胞宫，外邪侵犯冲任或脏腑虚损、冲任失养都可导致冲任失调，发为痛经。或寒凝胞宫，经血停滞；或肝郁气滞，冲任不调，气滞血瘀，经血内阻；或气血不足，冲任亏虚，胞失所养；或肝肾阴虚，精血不足，冲任失养；或肾阳虚衰，下焦虚寒等等，均可导致痛经的发生，治疗以调理冲任为主，随症辨证取穴而治之。

病案

王某，女，26岁。诉痛经多年，近来加重。患者初潮即伴有痛经，自行物理疗法，或服止痛药控制，但近来痛经痛势加重，甚至休克而来诊。现症：行经时少腹冷痛，痛不可忍，疼痛拒按，月经量少，色黑夹有血块，舌暗略有瘀斑，苔薄，脉弦细。中医诊断：痛经（寒凝血瘀证）。西医诊断：经前期紧张综合征。

辨治思路：患者少腹冷痛，疼痛拒按，病证属实属寒；月经量少，色黑夹有血块，属瘀阻胞宫。纵观症舌脉，证属寒凝胞宫，经血内阻。法当温经散寒，活血调经。针刺取穴：中极、关元、次髎、血海、地机、阳陵泉、太冲、内关。所选穴位常规消毒，针刺深度以得气为度，先快刺次髎，得气后不留针，然后针刺中极、关元、血海、地机、阳陵泉、太冲、内关，施以平补平泻法，关元、中极针后加灸，留针 30 分钟，每日 1 次。患者经 1 次针刺治疗后，腹痛大减，经量增多。又继前治疗 3 次后，腹痛消失，行经通畅，行经 6 天。嘱下次月经前 3 天复来治疗，如此治疗 2 个月经周期，痛经未发。

精彩点评：痛经发于青年未婚女子者，多为冲任失调，经血内阻之实证、瘀证、寒证，治疗重在调理冲任，化瘀止痛。法在温通，故温针中极、关元温经散寒，调理冲任；血海、地机养血活血，化瘀止痛；阳陵泉、太冲疏肝理气，调气和血以止痛；内关调神止痛；次髎为治疗痛经经验穴。诸穴合用，既重温经散寒，又重理气活血，兼顾调神，寒、气、血并治，冲、任、神并调，突出调理冲任，化瘀止痛而收效。

3. **带下病** 带下乃女子生而即有，津津常润，本非病也。若分泌过多过少，甚至缺乏者，当属病态。而生理性带下来源于肾，受助于肝、脾，约束于奇经，其为病证型各异，但都不离乎湿邪为患。如《傅青主女科》云："夫带下俱是湿症。"《医学心悟·妇人门·带下》亦云："大抵此证不外脾虚有湿。脾气壮旺，则饮食之精华生气血而不生带。脾气虚弱，则五味之实秀生带而不生气血。"因此，脾虚湿盛为带下病易感因素，湿阻任脉，带脉失约，则发为带下。

🧒 病案

杨某，女，31 岁。诉带下清稀量多半年。患者述半年前因腹泻后，遂自觉带下量多，绵绵不断。经中西医治疗病情未见明显好转，为求进一步治疗，遂来我处就诊。现症：带下量多，色清质稀，绵绵不断，头昏沉，纳呆，便溏，舌淡，苔白腻，脉沉细。中医诊断：带下病（脾虚湿盛证）。西医诊断：慢性盆腔炎。

辨治思路："任脉为病，……女子带下、瘕聚"，患者带下，当知为任脉病；患者带下量多，质清稀，头昏沉，纳呆，便溏，依舌脉，当知脾虚湿盛，湿阻任脉。法当调理脾胃，通任止带。针刺取穴：关元、中极、阴交、中脘、血海、足三里、阴陵泉、三阴交、丰隆、太冲、带脉。所选穴位常规消毒，针刺深度以得气为度，得气后关元、阴交、足三里、中脘施以徐疾提插补法，中极、丰隆施以徐疾提插泻法，余穴均施以平补平泻法，留针30分钟，每日1次。针刺10次后带下量减少，纳呆、便溏之症好转，头昏之症已愈。又治疗10次后患者诸症消失，病情告愈。

精彩点评：关元、阴交、中极均为任脉位于下腹腧穴，内应胞宫，功善调理下焦气血。其中温补关元则能温阳益气以助气化；补阴交能温下元以调经血；泻中极以利水使湿邪由小便而去；中脘、足三里、阴陵泉、丰隆、血海、三阴交健脾胃，助运化，以绝痰湿，祛瘀生新，复生化统摄之源；太冲为肝经所注之输穴、原穴，善平肝调肝，取之既可调肝木防克脾土，又可调肝血以充任脉；协调、维护、柔顺失约之带脉。诸穴合用则任脉得通，脾胃运行有制，气血得化，带脉如常。

4.癃闭　证名首见于《素问·宣明五气》，此篇提出"膀胱不利为癃、不约为遗溺"，指出癃闭是以排尿困难，甚至尿闭不通为主症的一类病证，包括现代医学之男子前列腺肥大、妇女产后以及外科手术后等多种疾病导致的尿液潴留。按其病因病机分虚实两类，实证主要分为湿热下注，膀胱失司；瘀血内阻，气化失司；寒邪伤阳，小便不利；上窍壅闭，下窍不通；肝气郁结，津液输布失常。而虚证主要分为脾虚失运，小便不利；年老肾虚，气化无权。总因膀胱气化不利，治以通利小便为首务，中极是为必取之主穴。

👩 **病案**

夏某，男，52岁。诉小便不利3个月余。患者3个月前醉酒后出现尿频、尿急，自服消炎药后，病情缓解，但出现小便点滴不爽，并不在意，因近来症状逐渐加重而来诊。现症：小便点滴而下，小腹胀痛，神倦乏力，舌暗淡，苔白，脉沉细。查体：腹部膨隆，膀胱上界脐下3指；前列腺B超示前列腺肥大增生。中医诊断：癃闭（血瘀证）。西医诊断：前列腺增生症。

辨治思路：任脉行于小腹正中，患者小便不利，腹部膨隆，知其为任脉病，结合舌脉，为瘀血阻滞，膀胱气化不利。法当逐瘀散结，通利水道。

针刺取穴：中极、关元、水道、膀胱俞、三焦俞、地机、三阴交、太冲。所选穴位常规消毒，针刺深度以得气为度，得气后中极、关元施以"温针法"，余穴均施以徐疾提插泻法，留针 30 分钟，每日 1 次，并予神灯照射小腹 30 分钟。患者治疗 5 次后，小腹胀痛明显减轻，小便较前通畅，膀胱充盈度减小，病势趋缓，故去水道、地机，加阴陵泉以健脾疏源。患者又经 15 次治疗，小腹胀痛消失，小便等待缩短，停神灯治疗。患者又经 10 次治疗，排尿正常，诸症消失而告愈。

精彩点评：治病当辨缓急，今患者小便点滴而下，小腹胀痛，甚是急迫，为癃闭之水蓄膀胱之急症。故急则治其标，浚泻水道、中极开通水道于前；泻膀胱俞、三焦俞疏利水源于后；温针关元，配以神灯照射以助气化；地机化瘀血除其因；三阴交健脾升清以助运化；太冲行气以助气化。后病势趋缓，缓则治其本，故弃开利温通之法，而重在健脾祛湿，治中焦土以克水而收功。

5. 吞咽困难　中医学将此证归属于"类噎嗝""喑痱"范畴。历代医家认为本证属本虚标实之证，肝肾亏虚为其本，风、火、痰、瘀为其标。下元虚衰，阴不维阳，虚阳上浮，气血逆乱，痰浊与瘀血互结上泛舌本，阻塞喉舌之窍，舌体、咽喉失其所用，遂发为吞咽困难、饮水反呛。笔者认为中风后吞咽困难是由于痰浊瘀血搏结窍道，闭阻阳气，气机闭塞不通，阳气失于温煦，致使舌体、咽喉失其所用。吞咽困难属"窍病"，窍位为阴，只有得到人体清阳之气的温养，诸窍才能发挥其正常功能。如果阳气失于温煦，则气机失和，九窍不通，因此治当"阴病行阳"，即治窍病当从阳引阴。治法上以深刺阳分的崇骨穴，配合廉泉、旁廉泉治疗。因督脉为阳脉之海，针刺阳分崇骨穴可从阳引阴，振奋阳气，配合廉泉、旁廉泉以祛痰逐瘀，通关利窍。三穴共用使气血得以通畅，窍道得以濡养，则吞咽功能得以恢复。

病案

王某，男，47 岁。诉吞咽困难 1 个月余。患者于 1 个月前因劳累及饮酒后出现饮食、水返呛，不能咽食、水，步态不稳，就诊于当地医院及北京大学航天临床医院，查头颅 CT 及磁共振示：右侧小脑及脑干梗死，予以鼻饲及白蛋白、复方氨基酸、脂肪乳、头孢曲松钠、丹参注射液、脉通注射液、甘露醇注射液等药静脉滴注。经 1 个月治疗后，肢体症状改善，但饮食、水仍靠鼻饲，经病友介绍来我科诊治，收入院治疗。现症：神清，饮食、水返呛，吞咽困难，不能进食、水，每日鼻饲流食约 500ml，痰涎壅盛，呕吐大量白色痰涎，胃脘部烧灼感，右侧肢体活动乏力，夜寐尚可，大便 7 日一行，小便量少，舌暗红，苔白微腻，脉弦滑。查体：咽反射减弱，软腭上提欠灵活，舌肌无萎缩及震颤；左侧肢体肌力 3 级，痛触觉减弱，左巴宾斯基征（＋），右霍夫曼征（＋），头颅磁共振示右侧小脑及脑干梗死。中医诊断：中风（中经络，风痰瘀阻证）。西医诊断：脑梗死（恢复期），假性延髓性麻痹。

辨治思路：患者饮食、水返呛，吞咽困难，知其阳气已虚；肢体活动不遂，呕吐大量白色痰涎，则风痰阻络之证候已明；喉窍为阴位，须得阳气温养，其位于任脉之上，当知为任脉病。法当豁痰息风，化瘀通窍。针刺取穴：崇骨、廉泉、旁廉泉、中脘、曲池、合谷、血海、足三里、丰隆、阴陵泉、三阴交、太冲、地机、支沟、天枢。所选穴位常规消毒，针刺深度以得气为度，崇骨穴刺向咽喉方向，得气后再将针推至深部留针，深度约 60mm。太冲、丰隆、血海、支沟、天枢施以徐疾提插泻法；余穴均施以平补平泻法，留针 30 分钟，每日 2 次。西药静脉滴注舒血宁注射液；中药以温胆汤加减。患者经 2 周治疗，可进食半流质饮食，咳吐痰涎减少，大便 2~3 日一行，舌暗，苔白，脉弦滑，效不更方，继前法治疗。又经 2 周治疗，诸症尽除而告愈。

精彩点评：在阴之喉窍正常启闭，须得阳气之温养，阴阳平和则功能正常，针刺崇骨、廉泉、旁廉泉治疗近万例假性延髓性麻痹者，收效满意，为笔者特色针法之一。在崇骨穴施以"由浅入深，推内之阳，深而留之，疏利阴分"的针刺方法，是将督脉阳气引至阴分。而病变之处，气浊而涩，故当深刺且留针，疏利阴分经气，通关利窍。另外，患者脾胃升降运化失常，水聚成湿，湿聚成痰，痰湿上壅故呕吐大量白色痰涎，不能进食、水；脾不能运化故大便秘结，小便量少；痰湿痹阻经络故肢体活动乏力。故以

第四章 奇经八脉辨证论治方法

"调理脾胃针法"（中脘、曲池、合谷、血海、阴陵泉、足三里、丰隆、地机、三阴交、太冲）配合支沟、天枢，恢复脾胃升降运化之功。

6. 奔豚气　奔豚气属现代医学神经症的范畴。任脉起于胞中，循腹中上行，与足三阴经交会。而奔豚一证，可涉多种病机，但病机关键为冲任之气上逆，三焦气机失调。治疗当以调理三焦、平冲降逆为要，随证施治。若心阳不足，下焦阴寒之气上冲，发为奔豚，可刺至阳、厥阴俞；若肝气郁滞，横逆犯胃，发为奔豚，可刺阳陵泉、支沟、三阴交、太冲；肝气郁滞，化火上逆，发为奔豚，可刺阳陵泉、风池、太冲。

病案

骆某，女，53 岁。诉腹中有气上冲心胸 2 年余，加重半个月。患者 2 年前不明原因出现气上冲心之症，症状时发时止，多方治疗未愈，近半个月来症状发作频繁，为求进一步诊治，遂来我处就诊。现症：患者神疲，自觉腹中有气上冲心胸，时有心前区疼痛伴寒凉感，畏冷肢寒，小便频数，月经 2 年未行，舌淡，苔白，脉弦。查体：腹平软，无压痛、反跳痛，未触及肿块。中医诊断：奔豚气（心肾阳虚证）。西医诊断：更年期综合征。

辨治思路：患者腹中有气上冲心胸，当知属病在冲任脉；心前区疼痛伴寒凉感，畏冷肢寒，小便频数，依据舌脉，则心肾阳虚已明。法当温肾助阳，调理气机。针刺取穴：丝竹空、支沟、膻中、中脘、气海、关元、横骨、至阳、厥阴俞、大赫。所选穴位常规消毒，针刺深度以得气为度，得气后关元、横骨、大赫施以提插补法，丝竹空施以"意气行针法"，其中"意气行针法"具体操作为得气后密意守气勿失，继而拇指向前捻针（约180°），紧捏针柄，保持针体挺直不颤动，意守针尖，静引气聚（待针下有跳动感时，说明经气已聚），然后以意行气，将经气慢慢送到病所。余穴均施以平补平泻法，留针 30 分钟，每日 1 次。治疗 3 次后，症状骤减，继续针治 4 次后，诸症尽除而痊愈，随访未发。

精彩点评：本病由心肾阳虚、下焦寒气上冲所致，故针膻中、中脘、气海以调上、中、下三焦之气，使任脉气机畅通，则上逆之气可下；关元、至阳、厥阴俞以温通心阳；大赫以温肾壮阳，补虚散寒；丝竹空为手少阳三焦经与足少阳胆经之会穴，主调达内外；配支沟以加强疏理气机之功。诸穴共用，阳气得温，气机调和，奔豚则愈。

第三节　冲脉经脉辨证论治方法

一、冲脉经脉循行及病候意义辨析

（一）冲脉经脉循行意义辨析

主干：《素问·骨空论》云："冲脉者，起于气街，并少阴之经，挟脐上行，至胸中而散。"

分支：《灵枢·逆顺肥瘦》云："其上者，出于颃颡，渗诸阳，灌诸精；其下者，注少阴之大络，出于气街，循阴股内廉，入腘中，伏行骭骨内，下至内踝之后属而别；其下者，并于少阴之经，渗三阴；其前者，伏行出跗属，下循跗，入大指间，渗诸络而温肌肉。"《灵枢·五音五味》云："冲脉、任脉皆起于胞中，上循脊里。"

1. "冲脉"　"冲"有冲要、隧道之意，其脉上行至头，下行于足，渗灌十二经气血，总领诸经气血之要冲，故名冲脉，为十二经脉之海。

（1）冲脉为经脉之海，渗灌十二经气血。从经脉交会方面来看，督脉为"阳脉之海"，与诸阳经交会；任脉为"阴脉之海"，与诸阴经直接或间接交会，任脉、督脉、冲脉又同起于胞中，故冲脉因交于任督二脉而通行十二经脉，渗灌十二经气血。从循行范围方面来看，此脉上渗诸阳，下渗诸阴，前循腹，后循背，范围最大，网络最广，联络全身气血。正如《类经·经络类》中曰："且其上自头，下自足，后自背，前自腹，内自溪谷，外自肌肉，阴阳表里无所不涉。"因此，冲脉因广泛网络全身经脉，渗灌十二经气血而为经脉之海。

（2）冲脉为五脏六腑之海。《素问·奇病论》云："胞络者系于肾。"冲脉又起于胞中，肾与冲脉通过胞中相连，故冲脉可秉受肾之先天之精；脾胃为气血生化之源，冲脉与足阳明胃经"合于宗筋""会于气街"，脾胃化生之气血，可蓄灌冲脉，使冲脉气血充足，故冲脉可秉受脾胃之后天之精。

因此，冲脉可输布先、后天之精以充养五脏六腑而为五脏六腑之海。

（3）冲脉为血海，主诸血症。冲脉为血海，一方面因其通行十二经脉，渗灌十二经气血，如张介宾所说："血海者，言受纳诸经之灌注，精血于此而蓄藏也。"又言："冲脉为精血所聚之经，故主渗灌溪谷。"另一方面，冲脉与男子生殖，女子的经、孕有密切关系。如《灵枢·五音五味》云："血独盛则澹渗皮肤，生毫毛。"又如《素问·上古天真论》云："二七而天癸至，任脉通，太冲脉盛，月事以时下，故有子。"因此，冲脉既渗灌十二经气血，又主男子生殖、女子经孕而为血海。

2. "起于气街" 至于冲脉起源，大致有起于气街、胞中、肾下、关元、气冲、两肾之间等说。后世多尊崇《灵枢·五音五味》"冲脉、任脉皆起于胞中"之说。而为何起于"胞中"？《素问·金匮真言论》曰："夫精者，身之本也。"《素问·六节藏象论》曰："肾者，主蛰，封藏之本，精之处也。"肾藏精，肾精的充盛是人体生长发育和生殖的基础，而"胞中"系于肾，故冲脉只有起于"胞中"，才可承先天之精，而助人体生长发育和生殖。此外，在循行过程中又与胃经交会，而收纳后天之精，则冲脉根于先天，充于后天，将先、后天之精共同输布于十二经脉及五脏六腑，以达蓄灌、濡养之功。

冲脉本身无穴位，但有相关的交会穴与其联系，至于冲脉穴位起点，后世多认为起于冲脉与足阳明胃经的交会穴气冲。此穴居气所冲行之道，为胃经脉气上输之处，是冲脉从胞中而起，在体表循行路线有腧穴点的起始处。若肝气郁滞，横逆克胃，脾胃功能减弱，升降失调，则易出现呃逆之症，可刺此穴以平冲降逆。

3. "并少阴之经，挟脐上行" 冲脉从少腹部浅出气街与足少阴肾经相并挟脐上行，其在下腹部与足少阴经交会于横骨、大赫、气穴、四满、中注五个腧穴，与任脉交会于阴交，在上腹部与足少阴经交会于肓俞、商曲、石关、阴都、通谷、幽门六个腧穴，至此是冲脉体表路线腧穴的终止。其中在下腹部穴位中，横骨、大赫偏于温肾壮阳，补虚散寒；四满偏于理气活血，消积利水；气穴偏于补益原气，调理冲任；中注偏于养阴润燥。若肾阳不足，水寒之气上乘，则气逆攻心，可刺横骨、大赫；若气滞血瘀，水湿停聚所致下焦胀满实积，可刺四满；若肾精不足，不养腰肌，则腰痛引背，可刺中注；若肾气不足，冲任失调，则闭经，可刺气穴。而上腹部穴位中肓俞、商曲、石关偏于理气降逆，化积导滞；阴都、通谷、幽门偏于理气健脾，升清降浊。若气结肠满，腑气不通，则大便闭塞，可刺肓俞、商曲、石关；若中焦气机失常，清降浊升，则嗳气、泄泻，可刺阴都、通谷、幽门。

4. "至胸中而散" 冲脉由腹部上行，至胸中而弥散分布，为无腧穴的体表路线。冲脉由胞中上行，承接先、后天精气至胸中，借助肺脏宣发肃降之功，将精微物质布散于全身。若心阳虚衰，下阴寒气上冲，气上撞心，则为奔豚气，可刺气冲，以平冲降逆。

5. "其上者，出于颃颡，渗诸阳，灌诸精" 冲脉主干至胸中布散后，一条分支由此向上，至咽喉向上散布到腭骨上窍，为无腧穴的体表路线。其主要是将气血津液输布于口周以生毫毛，继而渗灌头部诸阳，灌溉精气，以养脑神。若血瘀经脉，津液不润，则口唇干燥，正如《医宗金鉴》云："以冲脉血阻不行，则阳明津液衰少，不能濡润，故唇口干燥。"可刺四满、中注。

6. "其下者，注少阴之大络，出于气街，循阴股内廉，入腘中，伏行骭骨内，下至内踝之后属而别。其下者，并于少阴之经，渗三阴" 冲脉主干从气冲穴浅出后，一条分支由此向下，并足少阴肾经，下行于下肢内侧进入腘窝中，经过胫骨内侧缘，至内踝后面到达足底，渗灌足三阴经，为无腧穴的体表路线。该段循行与"渗诸阳"相对，是将气血下输于下肢，濡养肌肉。若冲脉气血不足，肌腠失养，可发为经脉所过之处的偏枯，可取冲脉及督脉腧穴治之。

7. "其前者，伏行出跗属，下循跗，入大指间，渗诸络而温肌肉" 冲脉有一条分支由内踝后分出，由此向前循行于足跗部到达足大趾。此处与足太阴脾经公孙交会。冲脉携精微物质，将其灌注脉络，温养足部。若邪阻络脉，卫气不行，则足部寒冷；若阳气虚衰，冲脉气血不足，则足痿废，可取冲脉及督脉腧穴治之。

8. "冲脉、任脉皆起于胞中，上循脊里" 冲脉于胞中别任脉、督脉，由会阴分出，向后贯脊循行于背部，为无腧穴的体表路线。冲脉行于脊里又称为"伏冲之脉"或"伏膂之脉"，此脉可将气血输布于背部，濡养肌肉。若血虚不荣或血虚血瘀，可致腰重、腰痛或腰部不温，可取横骨、关元、大赫、四满、中注治之。

冲脉循行示意如图4-3。

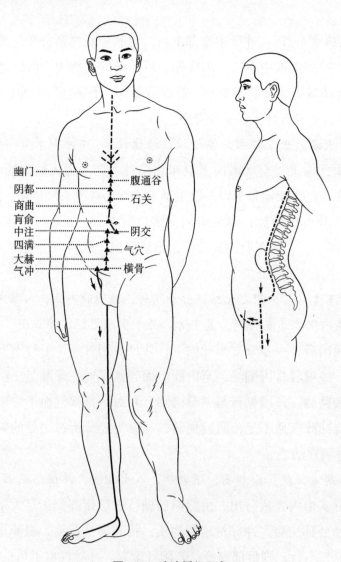

图4-3 冲脉循行示意

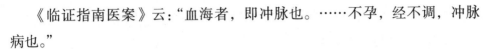

（二）冲脉经脉病候意义辨析

《素问·骨空论》云："冲脉为病，逆气里急。"

《临证指南医案》云："血海者，即冲脉也。……不孕，经不调，冲脉病也。"

《灵枢·百病始生》云："是故虚邪之中人也，……留而不去，传舍于伏冲之脉，在伏冲之时，体重身痛。"

《素问·痿论》云："冲脉者，经脉之海也，主渗灌溪谷，与阳明合于宗筋，阴阳总宗筋之会，……故阳明虚则宗筋纵。"

1."逆气里急"　逆气里急是冲气上逆的一种表现，可表现为心痛、心烦、胸闷胁胀、腹痛里急。无论何种原因引起，皆会导致冲脉失调。若心阳不足，肾虚气化不利，水寒之气循冲脉上逆，则逆气；心阳不足，血脉凝滞，则胸中里急而痛，宜以温通心肾阳气之法治之。若肝气郁滞，横逆克胃，胃失和降，胃气循冲脉上逆，则逆气；脾胃化源不足，血虚不养胃体，则胃中里急而痛，宜以养血柔肝之法治之。

2."不孕，经不调"　冲脉阴血不足，胞宫失养，或邪侵胞宫，气滞血瘀，则月经不调、不孕。因虚者，宜补益肝肾，调和冲任；因实者，宜理气活血，调理冲任。

3."体重身痛"　冲脉行于脊里的支脉又称作伏冲之脉。邪气留于伏冲之脉，气血被阻，不能濡养肌腠，则体重身痛，宜用活血化瘀之法治之。

4."阳明虚则宗筋纵"　冲脉为血海，脾胃为气血生化之源，二者合于宗筋，而共同濡养肌肉筋脉，使筋脉柔劲。若阳明经虚衰，加之冲脉血海不足，气血生化乏源，肌肉筋脉失养，则宗筋弛纵而痿软，宜取督脉、冲脉、阳明经穴位为主治之。

二、冲脉经脉病候辨证应用举要

（一）临床表现

逆气里急，不孕，月经不调，体重身痛，宗筋弛纵。

（二）辨证分析

冲脉与任脉、督脉同起于胞中，其主干挟脐上行，至胸中而散，为十二经脉之海。若经气上逆，气不顺则膈塞逆气，血不和则胸腹里急；冲为血海，若冲脉气血不足或邪气瘀阻，则不孕，月经不调；若邪留冲脉，气血不养肌腠，则体重身痛；若阳明虚衰，冲脉不养，则宗筋弛纵。

（三）辨证应用举要

1.呃逆　呃逆是胃气上逆动膈，表现为气逆上冲、呃呃连声、声短而频不能自制的一种病证。病因多端，但以气逆上冲，胃失和降为病机关键。证有虚、实、寒、热之异，治疗在辨证取穴的同时，总以平冲降逆、理气和胃为首务，常取冲脉与足阳明胃经交会之气冲、与足太阴脾经交会之公孙及丝竹空为主穴。气冲为胃气上输、冲脉上冲之气所冲行之道，功善平冲降逆；公孙为八脉交会穴而通冲脉，又是足太阴脾经别走足阳明胃经之络穴，既可调理脾胃，又可调和冲脉，为治疗胃心胸之疾患常用穴；丝竹空为手少阳三焦经之末穴，与足少阳胆经相交接，为手足少阳脉气所发，而少阳之气以冲和调畅为顺，主司枢机，主调达内外，因而丝竹空具有和解少阳、疏理气机之功，常用于调理三焦气机。

病案

张某，男，28岁。诉呃逆频作1天。患者昨日因进食中生气出现呃逆频作，遂就诊于附近医院，经肌注盐酸甲氧氯普胺、山莨菪碱等药物治疗，症状无改善，而求针灸治疗。现症：呃逆频作，脘腹胀痛，进食、情志不舒则加重，二便调，夜寐差，舌淡红，苔薄白，脉沉弦。中医诊断：呃逆（肝胃不和证）。西医诊断：膈肌痉挛。

辨治思路：患者因进食中生气出现呃逆频作，依据患者症舌脉，证属肝气郁滞，横逆犯胃，胃失和降，胃气循冲脉上逆动膈。法当疏肝和胃，平冲降逆。针刺取穴：丝竹空、公孙、气冲、中脘、内关、阳陵泉、太冲。所选穴位常规消毒，针刺深度以得气为度，得气后丝竹空施以"意气行针法"，丝竹空刺法应持针守气，以使患者自觉腹中有气下行为度，余穴均施以平补平泻法，留针30分钟，每日1次。患者经针刺后呃逆即止，治疗2次后，诸症告愈未发。

精彩点评：《景岳全书·呃逆》云："然致呃之由，总由气逆。"呃逆病位在膈，而关乎五脏，然总不离乎胃气上逆动膈，故理气和胃、平冲降逆为治疗此病之大法。该患者由于肝郁犯胃，冲气动膈，故以阳陵泉、太冲疏肝解郁治其因；以丝竹空、公孙、气冲平冲降逆，调理三焦气机治其机；中脘、内关和胃降逆，随证施治。诸穴共用，引冲气下行，如此气顺胃和，呃逆自止。

2. **闭经** 闭经是月经缺失的一种症状表现，是发生在女性青春期后、绝经期前，除外妊娠、哺乳期的闭经，是妇科临床常见疾病。其发病或由于肝肾亏虚，气血不足，致冲任亏虚，无余可下；或由于气滞血瘀，痰湿阻滞，至冲任不通，经血不得而下，皆在于冲任失调。正如《医学源流论》所云："冲任脉皆起于胞中，上循背里，为经脉之海。此皆血之所从生，而胎之所由系。明于冲任之故，则本原洞悉，而后其所生之病，千条万绪，以可知其所从起。"《医学源流论》亦云："主治妇人，必先明冲任之脉。"

病案

张某，女，23 岁。诉闭经 8 个月。患者素有月经不调，半年前出现月经不潮，经注射黄体酮等药物治疗，月经来潮，但停药后则月经不潮，遂欲求中医治疗，经友人介绍而来诊。现症：月经 8 个月不潮，时有少腹胀满，腰膝酸软，心烦失眠，大便干，舌嫩红兼有瘀点，苔少，脉沉细。既往史：月经 16 岁初潮，周期 40~45 天。查：妇科 B 超未见异常。中医诊断：闭经（肾虚血瘀证）。西医诊断：继发性闭经。

辨治思路：患者初潮较迟，且周期长，则先天之精不足，冲任虚损可知，冲任亏虚日久，则无余可下，且症见腰膝酸软，心烦失眠，舌嫩红兼有瘀点，苔少，则肾虚血瘀无疑。法当补肾活血，养血调经。针刺取穴：气穴、中极、中注、太溪、三阴交、血海、地机、太冲。所选穴位常规消毒，针刺深度以得气为度，得气后气穴、中注、三阴交、太溪施以徐疾提插补法，中极、血海、地机、太冲施以徐疾提插泻法，留针 30 分钟，每日 1 次。患者经 10 次治疗后，腰膝酸软、心烦失眠之症明显好转，大便调。又经 10 次治疗，其间月经来潮，量少夹有血块，舌嫩红，苔薄白，脉弦细。加补肾俞、足三里。又经 1 个月治疗，患者月经来潮，量色可，无不适之感，病情告愈。

精彩点评：《临证指南医案》曰："血海者，即冲脉也，……不孕，经不调，冲脉病也。"可见女子月经与冲脉联系甚密。而肾脉系于胞中，冲脉起于胞中，冲脉血海亦需先天肾精资助，正如《医学正传》所云："况月经全藉肾水施化，肾水既乏，则经血日以干涸。"该患者肾虚精血不足，冲脉血海不充，因虚致瘀，血虚血瘀，血虚则冲脉不养，血瘀则冲脉不通。故针补中注、气穴、三阴交、太溪滋补肝肾之精以充养冲任；泻中极、血海、地机、太冲活血化瘀以通调冲任。诸穴共用使"雪消则春水自来，血盈则经脉自至"。

3. **绝经前后诸证** 妇女在50岁左右，绝经前后，往往出现一系列身体不适病证，称为绝经前后诸证。就其证候表现而言，或以肾虚为本，肝血不足为论；或以肝郁气滞，气机升降失常为论；或以脾虚不足，痰蒙清窍为论；或以心神失养，神涣不藏为论；或以肺志为忧，金水不生为论；但总以肾虚精竭，冲任亏虚有关。治当以补肾气、调冲任为主。就该病针灸选穴而言，现代研究表明以三阴交、肾俞、肝俞、太冲、足三里、神门、太溪、关元、心俞、内关的选穴频次最高。

病案

刘某，女，51岁。诉头晕、烦躁不宁3个月余。患者3个月前出现月经紊乱，头晕，烦躁不宁，未予治疗，渐至病证加重，悲伤时作，月经断绝，经服用更年安等药治疗，病情未见好转而来诊。现症：头晕失眠，烦躁不宁，烘热汗出，腰膝酸软，二便调，舌红，苔少，脉沉细。中医诊断：绝经前后诸证（肾阴虚证）。西医诊断：更年期综合征。

辨治思路：患者年逾五旬，月经紊乱，太冲脉衰少，则冲脉亏虚已明；烘热汗出，腰膝酸软，则肾虚之症已现，依据患者症舌脉，证属冲脉亏虚，肾虚精少，血虚肝旺。法当调补冲任，滋阴潜阳，养血柔肝。针刺取穴：风池、气穴、中注、关元、内关、神门、血海、足三里、三阴交、阳陵泉、太溪、合谷、太冲。所选穴位常规消毒，针刺深度以得气为度，得气后风池、内关、神门、合谷、阳陵泉、太冲施以平补平泻法，余穴均施以徐疾提插补法，留针30分钟，每日1次。患者经1周治疗后，头晕、失眠明显改善，烘热汗出、腰膝酸软好转。又经10次治疗，头晕、失眠、腰酸消失，时有心烦烘热汗出，舌淡红，苔薄白，脉沉细，原方去风池、关元、阳陵泉，加复溜，针法如前。又经2周治疗，患者诸症消除，舌淡红，苔薄白，脉沉细，病情告愈。

精彩点评：笔者认为绝经前后诸证（更年期综合征）的病机根本是肾虚天癸竭，冲任亏虚，血虚肝旺。法当滋阴潜阳，调补冲任，养血柔肝。故针补太溪直补肾阴，补关元以阳中求阴，补血海、足三里、三阴交补益气血之源以滋肾水，针补中注可协同太溪以助长肾阴，针补气穴可协同血海、足三里、三阴交以补气血，合谷、风池以镇静潜阳，内关、神门以安神，阳陵泉、太冲以疏肝。因"肾主水，受五脏六腑之精而藏之"，所以肾虚不能单纯补肾。全方总以"壮水之主，以制阳光"为首务，使肾水充则阳得潜藏，阴血足则冲脉气血调畅，诸症得除。

4. 产后诸虚劳损 妇人分娩产伤出血，耗伤气血，以致产后百节空虚，如不注意摄生调养，诸疾蜂起。其发病机制，或是冲任损伤，亡血伤津；或瘀血内阻，败血妄行；或外感六淫、饮食房劳所伤。治疗应根据产后多虚易瘀的特点，以补虚为主，兼顾气血，但补虚无过单一，开郁无过耗散，化瘀勿伤阴血，机圆法活，随证施治。正如《景岳全书·妇人规》所云："产后气血俱去，诚多虚证，然有虚者，有不虚者，有全实者。凡此三者，但当随证随人，辨其虚实，以常法治疗，不得执有诚心，概行大补，以致助邪。"

病案

Serprl Adacan，女，33岁。诉产后消瘦乏力伴身重痛6年余。患者6年前产女后多虑，出现身体消瘦，体重由72kg降至42kg，曾服药物治疗无效。闻中国医生来土耳其医院工作，而求针灸治疗。现症：身体消瘦，神疲乏力，后背沉重，周身酸痛，心悸失眠，多梦易醒，纳可，二便调，舌淡，苔薄，脉沉细。中医诊断：产后虚劳（气血亏虚证）。西医诊断：产后神经衰弱。

辨治思路：患者产后，身体消瘦，神疲乏力，结合舌脉可知产后冲脉血海不足，加之后背沉重，周身酸痛，与冲脉主病"在伏冲之时，体重身痛"的症状相同，故可从冲脉论治。法当养血益冲，补肾强筋。针刺取穴：中注、气穴、中脘、气海、血海、足三里、阴陵泉、三阴交、绝骨、太溪、太冲。所选穴位常规消毒，针刺深度以得气为度，得气后中脘、太冲施以平补平泻法，余穴均施以徐疾提插补法，留针30分钟，每日1次。患者经1个月治疗，饮食睡眠正常，神疲乏力明显好转，体重增加5kg，舌淡红，苔薄白，脉沉细，继前治疗。又经1个月治疗，诸症消除，体重56kg，嘱停针刺治疗，自行调养。

精彩点评：该患者产后耗伤气血，冲脉亏虚，复因思虑伤脾，脾失健运，气血生化不足，气血亏虚，筋骨百骸失养而羸瘦。故用冲脉之穴中注、气穴以补益原气，滋补肾精。冲脉与肾经、胃经均相交，故针刺气海、血海、足三里、阴陵泉、三阴交补益脾胃，益气血生化之源以补冲脉。补肾经原穴太溪以滋肾阴，补髓会绝骨以填肾精，二穴合用肾精得充，冲脉得养。然一味滋补恐碍脾胃，且患者本因脾失健运，故针取中脘调理脾胃升降。太冲既能疏肝以防克脾土，又能平肝以防虚火。诸穴合用，使冲脉气血得以恢复，虚劳之症自除。

5.**阳痿** 阳痿病因复杂，然其基本病机为肝、心、脾、肾受损，使冲任空虚或冲任瘀滞，宗筋失养。证有虚实之分，痰湿瘀血下注为实，多责之于冲、任、肝经；命门火衰，心脾两虚属虚，多与冲脉、任脉、督脉、肝经、肾经、阳明经有关。治疗本着虚补实泻，标本兼顾，多从冲脉、任脉、督脉和肾经、肝经、胃经、脾经论治。

病案

郭某，男，43岁。诉阳痿7年。患者7年前无明显诱因渐致阳事不举，曾经多方治疗，但均无明显疗效，遂前来就诊。现症：阳事不举，精神萎靡，面色㿠白，头晕耳鸣，腰膝酸软，纳少，便溏，舌淡胖、边有齿痕，苔薄白，脉沉细。国际勃起功能评分量表（IEF）评分10分。中医诊断：阳痿（脾肾阳虚证）。西医诊断：勃起功能障碍。

辨治思路：患者阳事不举，精神萎靡，面色㿠白，则知肾阳不足；观其舌脉及食少、便溏之症，知其阳明亏虚。冲脉交于肾与阳明二经，为血海及五脏六腑之海，阳痿一证又属宗筋弛纵，故可从冲脉、任脉、肾经、阳明经论治。法当温肾壮阳，补脾益肾。针刺取穴：中注、气穴、大赫、关元、内关、足三里、三阴交、太溪、太冲。所选穴位常规消毒，针刺深度以得气为度，得气后大赫、气穴、关元施以意气热补法，具体操作时医者全神贯注于针尖，将针小幅度徐进疾退提插 3~5 次，最后以插针结束，不分天、地、人，继而拇指、食指朝向心方向微捻其针（约 180°），紧捏针柄，保持针体直立，意守针尖，以意行气至病所，而后守气，使气聚而生热。足三里、太溪、三阴交施以徐疾提插补法，余穴均施以平补平泻法，留针 30 分钟，每日 1 次。患者治疗 2 周后，诸症减轻，纳可，二便调，阴茎能勃起，但坚而不久，IEF 评分 18 分，继前治疗。又治 2 周后，失眠、烦热、盗汗、阳痿好转，每日晨起有勃起，舌暗红，苔薄白，脉沉细。又经 1 个月治疗，阳事随愿，IEF 评分 25 分，病情告愈。

精彩点评：阳痿之证，虚者居多，以脾肾阳虚为著。然"补肾不如补脾"，更何况阳痿，"又有阳明虚则宗筋纵。盖胃为水谷之海，纳食不旺，精气必虚，况男子外肾，其名为势，若谷气不充，欲求其势之雄壮坚举，不亦难乎？治惟有通补阳明而已"（《临证指南医案·阳痿》）。该患者乃为脾肾阳虚之证，故热补关元、大赫、气穴以温补肾阳，益火之源；补中注、太溪以滋养肾阴，阴中求阳，重在温补肾阳；补足三里、三阴交以补后天而养先天，使肾源不竭；内关调神以和阴阳；太冲调肝以和气血。诸穴合用，阴阳得和，肾阳得充，冲脉得养，宗筋得强，阳事得兴。

第四节　带脉经脉辨证论治方法

一、带脉经脉循行及病候意义辨析

（一）带脉经脉循行意义辨析

《难经·二十八难》云："带脉者，起于季胁，回身一周。"

《奇经八脉考》云："带脉者，起于季胁足厥阴之章门穴，同足少阳循带脉穴，围身一周，如束带然。又与足少阳会于五枢、维道。"

1."带脉"　李时珍曰："是故阳维主一身之表，阴维主一身之里，以乾坤言也。阳跷主一身左右之阳，阴跷主一身左右之阴，以东西言也。督主身后之阳，任、冲主身前之阴，以南北言也。带脉横束诸脉，以六合言也。""六合"指上下、四方而言，故"横束"一词既有横向"约束"之功，又有纵向"提系"之意。

（1）带脉具有"约束"之功。带脉循行，在腰胁部回身一周，形如束带，约束往来诸经，不使妄行。其中十二经脉的循行或络属均过腰部，冲、任、督三脉起于胞中皆络带脉，而跷脉、维脉由下肢上行经过腰腹，因此带脉汇聚上下、前后、左右诸经，外束其外，不仅加强了诸经横向的联系，而且使上下往来之经气不壅滞，经脉不迟缓。

（2）带脉具有"提系"之意。沈金鳌在《杂病源流犀烛》云："是知一身上下，机关全在于带，带不能自持其气，其症皆陷下而不上矣。"可见，带脉有"提系"的生理功能。带脉经气充足，提系有力，可使中气不陷，脏器稳固，安于其位。反之，带脉失充，经气虚衰，提携失职，则形成中气下陷、脏器下垂之症。

2."起于季胁足厥阴之章门穴" 带脉起始在季胁部，开始为有腧穴的体表路线，起点为章门。章门为带脉与足厥阴经、足少阳经的交会穴，又为脏会，脾脏精气汇聚之募穴，善调肝脾两经之气。若肝气瘀滞，克于脾土，脾虚生湿，湿郁化热，流注带脉，可发为赤带，如《傅青主女科》云："妇人忧思伤脾，又加郁怒伤肝，于是肝经之郁火内炽，下克脾土，脾土不能运化，致湿热之气蕴于带脉之间。"则可刺此穴以疏肝健脾。此穴又为脏会，刺之可调五脏虚衰之疾，而尤以肝脾病为主。

3."同足少阳循带脉穴，围身一周，如束带然。又与足少阳会于五枢、维道" 带脉沿腰部横向循行，与足少阳胆经交会于带脉、五枢、维道三穴，是本经有腧穴体表路线的终止。从穴名可窥穴性，带脉穴之带字，为束带、约束之意；五枢之枢字，为门之转轴、灵活、协调之意；维道之维字，为维系讲，维系冲任及三焦水道的畅通。三穴与带脉的"总束诸脉"之意相合，意为对纵行诸经脉起到约束、维系、协调的作用。故各种经带之疾和水道不利之水肿、癃闭之症可择取三穴。

带脉循行示意如图4-4。

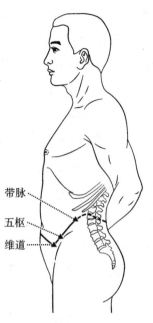

带脉

五枢

维道

图 4-4　带脉循行示意

（二）带脉经脉病候意义辨析

《素问·痿论》云："故阳明虚则宗筋纵，带脉不引，故足痿不用也。"

《难经·二十九难》云："带之为病，腹满，腰溶溶如坐水中。"

《脉经·平奇经八脉病》云："诊得带脉，左右绕脐腹腰脊痛，冲阴股也。"

《傅青主女科》云："夫带下俱是湿症。而以'带'名者，因带脉不能约束而有此病，故以名之。"

《证治准绳》云："是名火带疮，亦名缠腰火丹。由心肾不交，肝火内炽，流入膀胱，缠于带脉，故如束带。"

1. "宗筋纵"　宗筋纵即筋脉弛缓不用。宗筋的柔顺除与阳明经、督脉、冲脉相关之外，亦与带脉密切相关。《素问·生气通天论》云："阳气者，……柔则养筋。"督脉阳气不充，则宗筋不柔；阳明经脉虚衰，冲脉阴血不足，则宗筋不养；带脉失于收引则宗筋弛纵，故四经不用，则下肢经脉弛缓，运动不利或痿废，针刺当以"扶持"督脉为主，兼取三经之穴治之。

2. "腹满，腰溶溶如坐水中"　腹满、腰溶溶如坐水中指腰部重着寒冷，有如坐在水中的感觉。脾主四肢肌肉，若湿困脾土，脾胃升降失常，浊气不降，故腹满；湿邪浸于带脉，带脉弛缓不收，故如坐水中。针刺宜取带脉穴以收约带脉，配合"调理脾胃针法"以健脾化湿，和胃降浊，调理升降枢机。

3. "冲阴股" 冲阴股指大腿内侧疼痛。带脉循行腰腹一周，若邪侵带脉，气滞血瘀，故左右绕脐疼痛。《灵枢·经别》言："足少阴之正，至腘中，别走太阳而合，上至肾，当十四椎，出属带脉。"即肾经经别在十四椎处合于带脉，而大腿内侧为肾经循行所过，若带脉经气不利，可累及肾经，故出现脊痛连及大腿内侧。宜取带脉的五枢，配合人中、内关以调神止痛。

4. "带下" 带下属妇女体内一种阴液，是在肾气盛，"二七天癸至，任脉通，太冲脉盛，月事以时下"时开始明显分泌的。脾气运化如常，肾气闭藏得当，任脉妊养所司，加之带脉约束不弛，其才可布散阴窍。若湿邪伤及任带，任脉不固，带脉失约，津液涌溢而下而为带下，宜以健脾化湿、固摄任带为主。

5. "火带疮" 火带疮指在皮肤上出现的呈单侧带状分布的成簇水疱，其皮色改变，痛如火燎。带脉位于腰部，回身一周，交于各经或其络属，使其经气通利。若热毒蕴结，留于带脉，则为火带疮，宜以清热泻火之法治之。

二、带脉经脉病候辨证应用举要

（一）临床表现
足痿不用，缠腰火丹，带下病，腹腰重痛。

（二）辨证分析
带脉起于季肋，环腰一周，如束带然，总系诸经。若寒湿侵袭带脉，气血运行不畅，则腹腰重痛；若热毒内蕴带脉，则缠腰火丹；若带脉约束无力，加之督脉、阳明经、冲脉虚衰，则足痿不用；若脾虚湿盛，带脉失约，则出现带下量多。

（三）辨证应用举要
1. **痿证** 谈及痿证的治疗，当属《素问·痿论》"治痿者，独取阳明"，但"治痿独取阳明"是大法，而非定法。笔者认为治痿当首取督脉，因督脉为阳脉之海。《素问·生气通天论》云："阳气者，精则养神，柔则养筋。"因此，取阳气旺盛之督脉穴位，可使筋有所养。其次，辅以华佗夹脊穴，因夹脊穴位于脊柱两旁，能疏导阳气，扶督脉之阳。佐以五脏俞加膈俞，因两者可调理脏腑气血功能，濡养四肢。佐以膀胱经和胆经穴，因足太阳膀胱经主筋所生病，而足少阳胆经主骨所生病，临床常以阳陵泉和绝骨相伍为强筋壮骨基本方。再者，治痿不忘阳明，因冲脉之气血本于阳明，阳明经多气多血，为人体气血生化之源，且总会于宗筋，阳明经气血旺盛，则诸筋脉得以濡养。最后并配以带脉之穴以约束诸经而不迟缓。

🧑 病案

封某，男，13岁。诉双下肢痿软无力，行走困难半年。患者半年前骑车途中，适逢吊车脱钩重物坠落，砸于腰背部，当时昏迷，就诊于当地医院，X线片示：T_{12}、L_1骨折错位。先后行两次胸、腰椎复位固定手术，手术后双下肢肌力有所恢复，后转入他院行针刺、康复治疗，疗效不明显，于今日来我科住院治疗，患者坐轮椅入病房。现症：双下肢痿软无力，不能站立，行走困难，双上肢活动自如，纳可，寐安，二便均不能自主排出，舌淡，苔薄白，脉弦细。查体：双上肢肌力5级，肌张力正常；双下肢肌力3级，肌张力低下，肌肉萎缩，背部浅感觉自T_9以下减弱，右下肢浅感觉自胫骨中段以下减弱，左下肢浅感觉自足踝以下减弱，左下肢腱反射消失，病理反射未引出。中医诊断：痿证（气血两虚证）。西医诊断：外伤性截瘫。

辨治思路：患者系重物砸伤脊柱，损伤督脉，阳气失于温煦，而伴二便不能自主，更知带脉失约，不能温养、收约筋脉。法当振奋阳气，收复带脉。针刺取穴：筋缩、中枢、悬枢、腰阳关、命门、T_{12}~L_2华佗夹脊穴、肾俞、大肠俞、环跳、委中、阳陵泉、血海、足三里、承山、绝骨、昆仑、中脘、带脉、维道，人体腹面和后背面交替取穴。所选穴位常规消毒，针刺深度以得气为度，得气后腰阳关、命门、肾俞、阳陵泉、足三里、绝骨施以徐疾提插补法，余穴均施以平补平泻法，留针30分钟，每日2次，配合低频脉冲电流疗法，以加强针感。患者经1个月治疗，双下肢痿、足下垂较前有所改善，二便排出偶有感觉，直腿抬高动作稳定性增高，感觉平面由T_9降至T_{12}。又经1个月治疗，患者行走可呈鸭步状，左下肢肌力5级，右下肢肌力4~5级，感觉平面仍位于T_{12}。又经1个月治疗，患者可推车行走，行走可呈鸭步状，可独立站立 30 分钟，感觉平面仍位于 T_{12}，二便排出偶有感觉。由于经济原因，患者要求出院，嘱进一步加强肢体功能康复锻炼。

精彩点评：患者久卧伤气，阳气虚衰，则宗筋不养；久卧则中气受损，受纳、运化、输布功能失常，气血津液生化之源不足，无以濡养五脏，运行气血，加之带脉弛纵，则关节不利，肌肉瘦削而痿软。正如《类经·疾病类》所云："故阳明虚则血气少，不能润养宗筋，故至弛纵。宗筋纵则带脉不能收引，故足痿不用。"合参舌脉，法当振奋阳气，调理脾胃，收引带脉。故首取督脉筋缩、中枢、悬枢、腰阳关、命门以振奋阳气；辅以华佗夹脊穴，佐以膀胱经肾俞、大肠俞、委中、承山、昆仑，胆经环跳、阳陵泉、绝骨，是以治筋所生病和骨所生病，疏筋柔筋，强筋壮骨；合以中脘、血海、足三里调理脾胃，补益气血；后取带脉、维道以约束宗筋而收功。

2. 带状疱疹　带状疱疹中医学称之为"缠腰火丹""蛇串疮"，系指缠腰而发的簇集成群、累累如串珠的疱疹性皮肤病。发病多归为肝胆火旺，湿热蕴结，气滞血瘀。其中肝胆火盛多为肝气郁结，久而化火，火毒蕴积而发；湿热蕴结多为饮食不节，蕴湿化热，湿热搏结肌肤而致。总之，以毒热之邪入于血分，结聚于带脉，治以清热解毒、凉血通带为原则，以局部围刺和带脉穴为主，配以辨证取穴。

🎎 **病案**

Bedia Inal，女，69 岁。诉左胁下疼痛伴红色疱疹 3 天。患者 3 天前无明显诱因出现左胁下疼痛，伴发点状疱疹，经消炎药、维生素及止痛药治疗，效果不明显，遂来我处就诊。现症：左胁下焮热疼痛，并有点状疱疹，呈葡萄状，有灼热感，活动后疼痛加剧，心烦失眠，余无不适，舌暗红，苔薄而干，脉弦。中医诊断：缠腰火丹（肝胆火旺证）。西医诊断：带状疱疹。

辨治思路：患者左胁下焮热疼痛，并有点状疱疹，位于带脉之处，依舌脉，证属肝胆火旺，热毒壅滞带脉。法当清热泻火，通络止痛。针刺取穴：带脉、维道、足临泣、大椎、曲池、合谷、支沟、阳陵泉、行间。所选穴位常规消毒，针刺深度以得气为度，得气后大椎、曲池、合谷、足临泣施以徐疾提插泻法，余穴均施以平补平泻法，留针 30 分钟，每日 1 次。患者经 1

次治疗后，红肿明显消退，继前治疗。2次治疗后，疱疹十去六七，并有轻微瘙痒，效不更方，继前治疗。4次治疗后，疱疹结痂，轻微痛痒，灼热感消失，继前治疗。6次治疗后，诸症尽除，继前法治疗，巩固疗效。

精彩点评：本例患者乃肝胆火盛，热毒壅滞于带脉所致。胁肋为肝胆经和带脉之所循，故循经远取足临泣、行间以清泻肝胆带脉之火热毒邪，泻大椎、曲池、合谷以清热泻火，治其本；针刺取支沟、阳陵泉以疏肝通络止痛，近取腰部带脉、维道，既可疏肝行气，又可通调带脉经气，以治其标。诸穴合用，远近结合，标本并治，热清毒解，络通痛止而告愈。

3. **带下病**　带下病是指女子带下量多，质、色、味发生病理变化，或伴有全身症状的一种疾病。多由脾虚或肾虚，或湿邪损伤任带二脉，致带脉失约，任脉不固而发。治疗宜取任带二脉和脾胃经及白环俞为主。

📋 病案

王某，女，40 岁。诉带下量多，伴腰酸畏寒 2 年余。患者 2 年前因流产术后，出现带下量多，某院诊为慢性盆腔炎，经中西药治疗病情未见明显好转，而到我处求针灸治疗。现症：带下量多，绵绵不断，色白质稀，腰酸畏寒，神疲乏力，便溏，舌淡，苔薄白，脉沉细。中医诊断：带下病（脾肾阳虚证）。西医诊断：慢性盆腔炎。

辨治思路：患者带下色白质稀，知其为寒湿之白带，纵观其兼症和舌脉，证属脾肾阳虚，寒湿并重，任失固摄，带失约束。法当健脾祛湿，温阳固摄。针刺取穴：关元、带脉、阴陵泉、足三里、中都、白环俞。所选穴位常规消毒，针刺深度以得气为度，得气后诸穴均施以平补平泻法，留针 30 分钟，每日 1 次。患者针刺 10 次后，便溏消失，带下量少，针法如前。患者又经过 10 次治疗后，带下已止，舌淡红，苔白，脉沉。继以前法巩固治疗 3 次而告愈。

精彩点评：《万氏妇人科》云："带下之病，妇女多有之。赤者属热，兼虚兼火治之；白者属湿，兼虚兼痰治之。年久不止者，以和脾胃为主兼升提。"治疗当以健脾除湿为主，补摄固带。故针取足三里、阴陵泉、中都以健脾祛湿，重在治脾以除带；取关元温阳化湿，合带脉以补摄固带；白环俞为固摄止浊之经验穴。诸穴合用共奏健脾除湿、固摄止带之功。

4.“腹腰脊痛” 奇经八脉中带脉、督脉、阳维脉、阴维脉之病变皆可致人腰痛。但督脉之腰痛为《脉经·平奇经八脉病》中所述“腰背强痛，不得俯仰”，即为脊柱正中疼痛，不得俯仰，因脊柱正中为督脉循行所过，若邪阻脉络，经气不畅则腰脊强痛。阳维脉之腰痛为《素问·刺腰痛》中所述“阳维之脉令人腰痛，痛上怫然肿”，即为腰痛且暴肿，因阳维脉维系一身之阳，而阳气变动迅疾，故腰痛暴肿。阴维脉之腰痛为《脉经·平奇经八脉病》中所述“男子两胁实，腰中痛”，即为腰痛且两胁胀满，因阴维脉与肝经交于胁肋，故疼痛可发为“两胁实”，因与肾经交于筑宾，腰为肾之府，故邪侵经脉可发为“腰中痛”。而带脉之腰痛为《脉经·平奇经八脉病》中所述“诊得带脉，左右绕脐腹腰脊痛，冲阴股也”，即为腰腹痛，连及大腿内侧，因带脉绕脐一周，肾经经别连于带脉，且肾经循行过大腿内侧，故腰腹痛连及阴股。此奇经八脉腰痛之别也。

病案

赵某，男，56岁。诉腰及大腿内侧疼痛1周。患者1周前因外出作业感寒而致腰痛，当时未予治疗，其后腰痛加重，并放射至大腿内侧疼痛，遂就诊于私人诊所行针灸、推拿治疗5天，病情未见好转，又就诊于天津医院，经腰椎CT检查诊断为腰椎间盘突出，而来就诊。现症：腰背重痛，状如重物系于腰腹，并伴大腿内侧疼痛，活动受限，不能平卧，腰椎两侧压痛，拒按，夜寐差，饮食可，大便溏，舌暗，苔白，脉弦滑。查体：股神经牵拉试验（＋）。中医诊断：肾着（寒湿痹阻证）。西医诊断：腰椎间盘突出症。

辨治思路：患者外出作业感寒而致腰背重痛，如系有重物，当知属带脉病；纵观症舌脉，证属寒湿痹阻带脉。法当温经散寒通络。针刺取穴：内关、人中、五枢、带脉、大肠俞、阴谷、复溜、昆仑。所选穴位常规消毒，针刺深度以得气为度，得气后诸穴均施以平补平泻法，留针30分钟，针后腰部疼痛大减，已能平卧，略能活动。继以前法治疗7次后，诸症消失，活动自如，正常工作。

精彩点评：腰椎间盘突出症之病机关键在于气血瘀滞，经络闭阻，不

细说 经络 辨证

通则痛，法当调理经气，以行气血，通经络，使瘀阻经络之气血得以疏通，达到"通则不痛"的目的。故取内关、人中以调神止痛；五枢位居人身之中，身躯扭转腰部转折之处，故常作为治疗腰胯疼痛、不能转动之主穴；合带脉以约束诸经，温经散寒；大肠俞、昆仑疏通膀胱经经气，阴谷、复溜疏通肾经经气，以通经止痛。诸穴合用，共奏温通经脉、散寒止痛之功。

第五节　阴维脉经脉辨证论治方法

一、阴维脉经脉循行及病候意义辨析

（一）阴维脉经脉循行意义辨析

《奇经八脉考》云："阴维起于诸阴之交，其脉发于足少阴筑宾穴，为阴维之郄，在内踝上五寸腨肉分中，上循股内廉，上行入少腹，会足太阴、厥阴、少阴、阳明于府舍，上会足太阴于大横、腹哀，循胁肋会足厥阴于期门，上胸膈挟咽，与任脉会于天突、廉泉，上至顶前而终。"

1. "阴维脉" "阴维"者，维于诸阴经也。"维"有维系、网维之义，说明阴维维系阴经行于营分，主一身之里。

维系一身在里之阴。阴维脉维系联络全身之阴经，其中与足三阴经有直接联系，与手三阴经通过任脉联系，网络各阴经，加强各阴经的联系，最终汇入任脉，以起到调节一身阴气、阴血的作用。通过维系在里的阴气，使阴平阳秘，阴气不厥逆。通过维系在里的阴血，使营血充盈血脉，血行不凝滞。此外，营气行于阴，卫气行于阳，阴维也可通过维系在里之营气，并与阳维脉维系在表之卫气，共同调和营卫，使阴阳经经气转相灌溉，共同主宰一身之表里。

2. "阴维起于诸阴之交"　对于阴维脉之起点"诸阴之交"，历代医家各有所识，有"诸阴之交，谓筑宾穴"之说、"诸阴之交，谓三阴交穴"之说及"诸阴之交，脉气来自它与各阴经的交会处"之说及至今尚无定论。

3. "其脉发于足少阴筑宾穴，为阴维之郄，在内踝上五寸腨肉分中"　阴维脉起于小腿内侧的筑宾穴。这是阴维脉开始有腧穴的体表循行路线。筑宾为阴维脉与足少阴肾经的交会穴，阴维脉气所发之起始穴，其气血深

聚之郄穴，是调理阴维脉之主穴。如心阳不足，肾经寒气上冲，而发为奔豚气者，泻此穴可除肾间之筑筑动气；若阴维脉维络失常，阴阳经气不和，发为癫狂者，泻此穴可除癫狂证发时呕吐涎沫、摇头弄舌之症。局部取穴，尚能治疗小腿内侧疼痛。

4."上循股内廉" 阴维脉循大腿内侧向上循行，为无腧穴的体表路线。若经气不足，气血不能循经向上濡养此处，则发为循行所过之处的肌肉痿软；若邪气阻滞，不通则痛，则发为循行所过之处的肌肉疼痛、拘挛，宜局部刺之。

5."上行入少腹，会足太阴、厥阴、少阴、阳明于府舍，上会足太阴于大横、腹哀" 阴维脉由大腿内侧上行，至少腹而向上循行。此段分布有阴维脉与足太阴脾经、足厥阴肝经的交会穴府舍及阴维脉与足太阴脾经的交会穴大横、腹哀三穴，后世多将冲门（阴维脉与足太阴脾经的交会穴）纳入其中。若脾不升清，胃不降浊，则大便溏泄、腹胀、嗳气；若腑气不通，壅滞胃肠，则腹痛，宜刺此处腧穴。

6."循胁肋会足厥阴于期门" 阴维脉行于胁肋部，与足太阳膀胱经、足厥阴肝经交会于期门穴。若肝气不舒，郁于胁肋，则胸胁胀满；若情志不畅，肝气犯胃，则腹胀、呃逆、吐酸；若肝气郁滞，郁而化热，则胸中烦热；若肝郁化火，上逆侮肺，则面赤咳逆，宜取此穴。

7."上胸膈挟咽，与任脉会于天突、廉泉" 阴维脉向上连贯胸膈，至咽舌部。任脉为阴脉之海，阴维脉维系诸阴经，主一身之里，阴维脉汇于任脉，如河流入海，二脉相互溢蓄调节诸阴经。此段分布有任脉的天突（阴维脉与任脉交会穴）、廉泉（阴维脉与任脉交会穴）二穴。此二穴居于喉部，上达咽部，下至胸腔，为气血津液上达于头部的通道。两脉汇于此，可增强对阴气、阴血的调节。若热盛津伤，舌体不润，则舌体短缩；若脾胃食积，热结于喉，则咽喉肿痛，宜取此处穴位刺之。此外，若阳虚失煦，窍道不通，则发为暗痱，可刺廉泉、旁廉泉、崇骨穴治之。

8."上至顶前而终" 关于阴维脉循行终点，《奇经八脉考》认为是"上至顶前而终"，但《针灸甲乙经》《针灸大成》中均无此叙述，且两书所载阴维脉循行均止于任脉的"天突""廉泉"二穴。《难经·二十九难》云：

"阳维维于阳，阴维维于阴，阴阳不能自相维，则怅然失志，溶溶不能自收持。"即脑为元神之府，如阴阳维脉相互维系失常，可发为神志病，故此处"上至顶前而终"，意在说明阴阳维脉可维系脑神之清明，使其神清气爽。

阴维脉循行示意如图4-5。

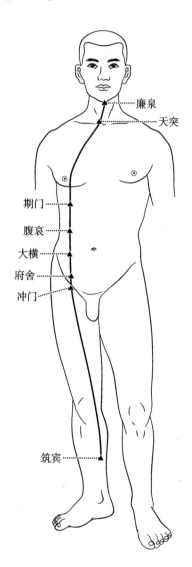

廉泉
天突

期门
腹哀
大横
府舍
冲门

筑宾

图4-5　阴维脉循行示意

（二）阴维脉经脉病候意义辨析

《难经·二十九难》言："阴维为病苦心痛。"

《脉经·平奇经八脉病》言："诊得阴维脉沉大而实者，苦胸中痛，胁下支满，心痛。"

《太平圣惠方·辨奇经八脉法》言："阴维为病苦心痛，……阴为营，营为血，血主心，故心痛。"

《脉经·平奇经八脉病》言："诊得阴维如贯珠者，男子两胁实，腰中痛；女子阴中痛，如有疮状。"

1."苦心痛" 苦心痛指苦于心痛之证。心痛不单指心中疼痛，而是胸腹胁肋部位的多种病证的总称。若心阳不足，营血凝滞，则胸痹心痛；若肝失疏泄，营血不行，则胸肋胀痛；若胃失和降，营气瘀滞，则胃脘痛，宜以泄营之法治之。

2."诊得阴维如贯珠者，男子两胁实，腰中痛；女子阴中痛，如有疮状" "如贯珠者"指滑脉；"阴中痛，如有疮状"指阴部疼痛，像长疮一般。阴维脉与肝经交于期门穴，而肝经经筋连于阴器，肝失疏泄，营血不行，故两胁实、阴中痛；阴维脉与肾经交于筑宾，腰为肾之府，邪侵腰府，气滞血瘀，故腰中痛，宜以疏肝、活血之法治之。

二、阴维脉经脉病候辨证应用举要

（一）临床表现

心痛、胸胁腹痛、阴中痛。

（二）辨证分析

阴维脉起于"诸阴之交"，联络诸阴经。若胸阳不振，邪实瘀阻则发为胸痹；若肝气郁滞，复克脾土，则胸胁腹痛；若阴气内结，则阴中痛。

（三）辨证应用举要

1."苦心痛" 苦心痛是苦于心中不适疼痛，此心痛不同于一般的心痛胸痹之证，阴维所主之苦心痛是由于胸中营血失和所致之心烦、心悸、心痛并见之证。因阴维维系阴经行于营分故也。其治疗总以调和营血为主，宜取内关、筑宾、血海、三阴交治之。

 病案

张某，男，70岁。诉胸闷憋气20年余，心中疼痛不适3天。患者患冠心病20年，常因劳累或情绪波动出现胸闷、憋气等症，3天前因郁怒后出现心中空旷不适疼痛，自服单硝酸异山梨酯缓释片等药物，症状未见明显缓解而来诊。现症：胸闷憋气，心烦心慌，阵发心前区牵及胁胀痛，活动后微喘，入夜尤甚，失眠神疲，舌淡暗，苔白，脉弦细。查体：心音可，律齐，心率100次/分，各瓣膜未闻及明显的病理性杂音。心电图提示：心肌缺血；心脏血管超声检查提示：主动脉硬化、心功能减低。中医诊断：胸痹（血虚血瘀证）。西医诊断：冠心病（心绞痛）；3级高血压C组。

辨治思路：患者心中不适、心烦心慌、胸痛诸症，入夜尤甚，知其病在阴分、营分；伴失眠神疲，舌淡暗则血虚血瘀，营血失和明矣。证属心血亏虚，血行不畅。法当养血安神，化瘀止痛。针刺取穴：内关、阴郄、筑宾、血海、三阴交。所选穴位常规消毒，针刺深度以得气为度，得气后诸穴均施以平补平泻法，留针30分钟，每日1次。患者经1周针刺治疗后，失眠、心烦、心中不适好转。心痛如故，原穴加至阳。又经2周治疗后，诸症明显减轻。又经1周治疗后，诸症基本消失。

精彩点评：足之三阴，太阴注心，少阴络心，厥阴贯心，阴维维系三阴，若心血亏虚，心脉瘀阻，当责之三阴。故取维系三阴之阴维脉之八脉交会穴内关，宁心安神，宽胸止痛；取阴维脉气血深聚之郄穴筑宾，活血化瘀；血海、三阴交，养血活血；阴郄养血安神。诸穴合用，共奏养血安神、活血化瘀、和血止痛之效。

2.**胸胁腹痛**　足厥阴肝经循行过胸胁，肝的生理特性为喜条达，恶抑郁，肝木的疏泄是脾土功能正常发挥的前提。若肝气郁滞，极易克脾土，而出现善太息、两胁胀痛、胃脘不舒、嗳腐吞酸、泄泻之症，故《血证论·脏腑病机论》曰："木之性主于疏泄，食气入胃，全赖肝木之气以疏泄之，而水谷乃化。设肝之清阳不升，则不能疏泄水谷，渗泻中满之证在所不免。"而阴维脉又交于肝、脾两经，故阴维脉为病苦心腹诸痛。

病案

张某，女，35岁。诉胸胁窜痛两年半。患者两年半前无明显诱因出现胃脘部、剑突下胀满，牵及两肋、后背，辗转多家医院治疗，均未见改善，经病友介绍来就诊。现症：两胁肋以上拱撑窜痛，部位不固定，一般累及胃脘部，心烦易怒，纳呆，嗳气频作，夜寐多梦，舌暗淡、中央有裂纹，苔薄，脉沉弦。查体：心脏、胃检查均未见异常，月经史正常。中医诊断：胁痛（肝气郁滞证）。西医诊断：神经症。

辨治思路：患者胸胁窜痛，连及胃脘部，与《脉经·平奇经八脉病》"诊得阴维脉沉大而实者，苦胸中痛，胁下支满"之症相符，故从阴维脉论治。患者胁肋窜痛，知肝郁气滞，少阳枢机不利；痛及胃脘，则因肝气瘀滞，横逆克胃。法当疏肝理气。针刺取穴：期门、内关、支沟、足三里、阳陵泉、三阴交、太冲。所选穴位常规消毒，针刺深度以得气为度，得气后诸穴均施以平补平泻法，留针30分钟，每日1次。患者经1周治疗后，两胁肋部窜痛之症已消，仍纳少，偶有嗳气，舌暗淡，苔薄，脉沉弦，继前治疗。患者又经2周治疗后，诸症基本消失，舌淡，苔薄，脉沉。

精彩点评：该患者两胁肋拱撑窜痛，痛无定处，知其病在气分，因肝郁气滞，少阳枢机不利所致；气郁化火则心烦易怒；郁火扰心则睡眠多梦，肝木克土则不欲食；舌脉亦为气郁之征。因此，治当重在疏利少阳气机，以散以通。期门为肝之募穴，又为肝经与阴维脉交会穴，性善疏肝、清肝、泻肝，有疏肝理气、活血化瘀、消痞散结之功，为治疗肝气不舒所致诸疾之常用穴；内关为八脉交会穴，通阴维脉，善治胃心胸之疾患，二穴重在散瘀通瘀；支沟、阳陵泉、三阴交、太冲为疏肝解郁基础方，重在疏肝；足三里培土以荣木。病在于"郁"，故治以"疏""散"而奏效。

3. 阴中痛　阴维脉循行时与肾经、脾经、肝经交会，最终汇入任脉。肝经经脉"环阴器"，肝血充沛，肝气条达，则血运畅行，濡养阴器；肾经经筋"结于阴器"，肾精充足，精血充盛，则经筋得充；脾经经筋"聚于阴器"，脾为后天之本，运化水谷精微，脾气旺盛，则经筋得养；任脉经脉出于会阴而过阴器，任脉可汇先后天之精而输送于阴器以养之；阴维可网络四脉，维系一身在里之阴。若肝肾亏损，脾气不足，精血不充，阴维脉维系不利，结于阴器之经筋不养，可出现阴中痛。

 病案

王某，女，47岁。诉月经后阴道抽痛半年余。患者半年前无明显诱因出现月经后阴道抽痛，未系统治疗，因症状逐渐加重，而来我院就诊。现症：月经后阴道抽痛，连及乳房，起卧受限，自觉阴部灼热，月经后期，经量明显减少，色暗红，质黏，偶有血块，阴道干涩。神情抑郁，面色无华，心烦易怒，腰膝酸软，纳少，夜寐不安，舌暗红，少苔，脉弦细。中医诊断：吊阴痛（肝肾阴虚证）。西医诊断：阴部神经痛。

辨治思路：患者阴中痛，与《脉经·平奇经八脉病》"诊得阴维如贯珠者，……女子阴中痛，如有疮状"之症相符，乃阴维脉维系不利所致，故从阴维脉论治。患者阴部灼热，心烦易怒，腰膝酸软，结合舌脉及月经情况，知其肝肾阴虚，虚火内灼。法当滋阴降火，养血润窍。针刺取穴：筑宾、蠡沟、太溪、三阴交、太冲、然谷、关元、血海、地机、阳陵泉。所选穴位常规消毒，针刺深度以得气为度，得气后太溪、三阴交、关元、血海施以徐疾提插补法，蠡沟、太冲、然谷、地机徐疾提插泻法，余穴均施以平补平泻法，留针30分钟，每日1次。患者治疗1周后，腰膝酸软、阴部灼热感减轻。又治疗1周，腰膝酸软、阴部灼热感消失，舌暗淡，苔薄，脉沉细，原方去太冲、蠡沟、然谷，加中脘、足三里。患者又经1周治疗后，诸症消失。

精彩点评：患者正值绝经之年，天癸将竭，肝肾阴亏，肾水不制心火，则出现心烦易怒，腰膝酸软。日久则阴阳平衡失调，阴虚火旺，内灼阴中，而致月经不调，阴中痛。故针补太溪以补肾阴；补关元以阳中求阴；补血海、三阴交以养血润窍；泻太冲、然谷以泻内燃之虚火；刺地机以活血；针阳陵泉、蠡沟以舒阴部筋急；筑宾为阴维脉与肾经的交会穴，针之既能补肾，又复阴维脉维系之性。治后肝肾阴虚之症已除，则针中脘、足三里以健运中焦以养血荣木，补后天以养先天。

第六节　阳维脉经脉辨证论治方法

一、阳维脉经脉循行及病候意义辨析

（一）阳维脉经脉循行意义辨析

《奇经八脉考》云："阳维起于诸阳之会，其脉发于足太阳金门穴，在足外踝下一寸五分，上外踝七寸，会足少阳于阳交，为阳维之郄，循膝外

廉上髀厌抵少腹侧，会足少阳于居髎，循胁肋斜上肘，上会手阳明、手足太阳于臂臑，过肩前，与手少阳会于臑会、天髎，却会手足少阴、足阳明于肩井，入肩后，会手太阳、阳跷于臑俞，上循耳后，会手足少阳于风池，上脑空、承灵、正营、目窗、临泣，下额与手足少阳、阳明五脉会于阳白，循头入耳，上至本神而止。"

1. "阳维脉" "阳维"者，维于诸阳经也。"维"有维系、网维之义。说明阳维维系阳经，行于卫分，主一身之表。

维系一身在表之阳。《难经》杨玄操注："维者，维持之义也。此脉为诸脉之网维，故曰维脉也。"阳维脉与手足太阳、少阳有直接联系，与手足阳明通过督脉联系，此脉不像十二经脉那样依次交接、周而复始，而是如网络一样，连接各阳经，最终汇入督脉，以起到调节一身阳气的作用。阳维脉通过蓄存阳经流溢之气血而维系在表的阳气，而使气血顺畅，不失于温煦。此外，卫气行于阳，营气行于阴，阳维也可通过维系在表之卫气，并与在里之阴维脉维系的营气，而共同调和营卫，使阴阳经经气转相灌溉，共同主宰一身之表里。

2. "阳维起于诸阳之会" 阳维脉之起点"诸阳之会"，是单纯指穴位，还是指部位，至今尚无定论，后世医家也多有自己的见解，总的来说大致有"诸阳之会，谓金门穴"之说、"诸阳之会，谓悬钟穴"之说、"诸阳之会，脉气来自它与各阳经的交会处"之说、"诸阳之会，是指头部"之说。经文只言一二，后世争鸣颇多。

3. "其脉发于足太阳金门穴，在足外踝下一寸五分" 阳维脉起于外踝前下方金门穴，阳维脉由此而起，开始有腧穴的体表循行路线。金门为阳维脉与足太阳膀胱经的交会穴，足太阳膀胱经的郄穴。金门的金字，含有肺金之意，金能克木，故能治疗癫痫、惊风、头痛等肝风内动之证。此外，本穴为足太阳膀胱经气血深聚之郄穴，因阳经郄穴最善疏通本经之气血，故气滞血瘀于局部的外踝肿痛可取此穴。

4. "上外踝七寸，会足少阳于阳交，为阳维之郄" 阳维脉沿小腿外侧向上循行，此段分布有阳交穴。阳交本为足少阳与阳维交会穴，阳维脉郄穴又与足太阳、足阳明相邻，《针灸大成》谓本穴"斜属三阳分肉之间"，故善能维系三阳经阳气。若肝风内动，循经上扰于头，可见癫狂、惊痫；若局部经气不疏，阳络瘀滞，可见足胫疼痛，可取此处穴位治之。

5. "循膝外廉上髀厌抵少腹侧，会足少阳于居髎，循胁肋斜上肘" 这是阳维脉在身体两侧的循行路线，历经大腿、髋部，到少腹部外侧，沿胁肋部斜向上行。所过穴位为居髎一穴，而当今多将居髎穴归入足少阳与阳跷脉的交会穴。阳维脉维系一身在表之阳，若阳维失去维络，在表之阳不能维系，则阳气不能发挥濡养筋脉的作用，加之邪聚经脉内，导致气血津液运行不畅，故可出现大腿、髋部、腹、胁肋的拘挛、痹痒、麻木之症。

6. "上会手阳明、手足太阳于臂臑，过肩前，与手少阳会于臑会、天髎，却会手足少阳、足阳明于肩井，入肩后，会手太阳、阳跷于臑俞" 该段循行为阳维脉在肩部的走行，后世各书所载循行及穴位各异，当今多认为所过穴位依次是阳维脉与手太阳小肠经交会穴臑俞、阳维脉与手少阳三焦经交会穴天髎、阳维脉与足少阳胆经交会穴肩井。阳维维系诸阳经，卫气行于阳，若风寒湿邪，侵袭人体，卫气失司，可发为臂酸痛无力，痛不能举。针刺此处穴位，能疏散在表之风寒湿之邪，而通经活络。

7. "上循耳后，会手足少阳于风池，上脑空、承灵、正营、目窗、临泣，下额与手足少阳、阳明五脉会于阳白" 该段循行为阳维脉在头两侧的走行，后世各书所载循行及穴位各异，当今多认为所过穴位依次是本神、阳白、头临泣、目窗、正营、承灵、脑空、风池，以上穴位均属足少阳胆经。若肝阳上扰，气机升降乖戾，则可发为眩晕、癫痫；若风寒外袭，营卫不调，则可发为外感头痛；若风热袭肺，宣降失常，则鼻塞流涕，宜刺以上穴位。

8. "循头入耳，上至本神而止" 至于阳维脉循行终点，《奇经八脉考》谓至本神而终。《针灸大成》则记载"其与督脉会，则在风府及哑门"，即至督脉而终。反观《奇经八脉考》对阴维脉终点的记载，则至任脉而终，故阳维脉终点不应到本神，而应至督脉而终，这样才能承载、补充督脉阳气的作用。此段包括阳维脉与足太阳膀胱经、督脉的交会穴风府，阳维脉与督脉的交会穴哑门。风府既可疏散外风，又可平息内风，醒神开窍，可治疗风邪为患之诸疾以及风证。哑门入系舌本，若阳气失煦，舌窍不通，则为喑痱，可配合崇骨、廉泉、旁廉泉，以从阳引阴，治阴分之疾，局部刺之尚能治疗后头痛、后项强痛。

　　阳维脉循行示意如图4-6。

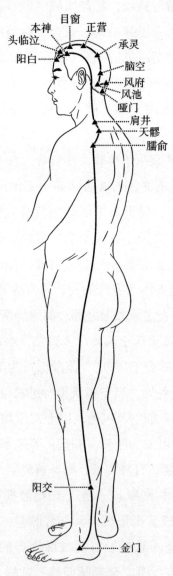

本神　目窗　正营
头临泣　　　　　承灵
阳白　　　　　　脑空
　　　　　　　　风府
　　　　　　　　风池
　　　　　　　　哑门
　　　　　　　　肩井
　　　　　　　　天髎
　　　　　　　　臑俞

阳交

金门

图 4-6　阳维脉循行示意

（二）阳维脉经脉病候意义辨析

《难经·二十九难》云："阳维为病苦寒热。"

《素问·刺腰痛》云："阳维之脉令人腰痛，痛上怫然肿。"

《脉经·平奇经八脉病》云："诊得阳维脉浮者，暂起目眩，阳盛实，苦肩息，洒洒如寒。"

1．"苦寒热"　苦寒热指苦于寒热之证。李时珍曰："阳维之脉，与手足三阳相维，而足太阳、少阳，则始终相联附者，寒热之证，惟二经有之，故阳维为病亦苦寒热。"即太阳病可表现出恶寒发热之症。少阳枢机不利，也可表现为寒热往来之症。阳维脉主一身之表，卫在阳，外邪侵袭，卫阳不能"温分肉、肥腠理、司开合"，而表现为恶寒发热之症。若邪入半表半里，正邪交争，而表现为寒热往来。

2．"腰痛，痛上怫然肿"　怫然肿指突然暴肿。足太阳膀胱经循行过腰，阳维脉与足太阳膀胱经交于金门，故阳维脉病变亦可腰痛。阳维脉维系一身在表之阳，阳气变动当迅速、突然。若邪阻脉络，气血瘀滞，阳气被遏，故腰痛而暴肿，宜泻承山以治之。

3．"苦肩息，洒洒如寒"　苦肩息，洒洒如寒指喘息抬肩，阵阵发冷的感觉。阳维脉主一身在表之阳，若风寒外束，卫阳奋起抗邪，故脉浮；表气不和，影响里气，故暂起目眩；卫阳郁闭，不得宣泄，故阳盛实；毛窍闭塞，肺失宣降，故苦肩息；卫阳温煦失司，故洒洒如寒。宜以调和营卫、宣肺平喘之法治之。

二、阳维脉经脉病候辨证应用举要

（一）临床表现

恶寒发热，腰痛，喘息抬肩。

（二）辨证分析

阳维脉维系诸阳经，主人一身之表。若外邪袭表，表闭阳郁，则恶寒发热；若阳络瘀阻，气血郁滞，热盛则肿，腰部暴肿；若邪犯肺卫，肺失宣降，则喘息抬肩。

（三）辨证应用举要

1．"苦寒热"《难经·二十九难》曰："阳维为病苦寒热。"因阳维脉主一身在表之阳，故外邪袭表，正邪交争，则出现寒热之症。而寒热之症非阳维脉一经独有，十二正经中亦有经脉之所生病包含寒热之症。手太阴肺经所生病为"气盛有余，则肩背痛，风寒汗出中风，……气虚则肩背痛寒"，即肺经"发热"为卫气抗邪，驱邪于外而致；"恶寒"为卫气失于"温分肉"而致。手阳明大肠经所生病为"气有余则当脉所过者热肿，虚则寒栗不复"，即大肠经"发热"为大肠经气盛而有余，卫气盛则津液亏，在经脉循行所过之处，就会出现发热，甚则红肿；"畏寒"为卫气阳虚，津液亏虚，在经气不足，津液无助卫外之时，身体常见发冷战抖。足阳明胃经所生病为"气盛则身以前皆热，……气不足则身以前皆寒栗"，即胃经"发热"为营气过盛，反映于外，则经脉所过之胸腹发热；"畏寒"为阳气不足，阳虚则生外寒，故胸腹怕冷。以上四经皆有寒热之症，其中阳维脉、肺经之症为表证，而大肠经、胃经之症为里证。

病案

赵某，男，48岁。诉肢冷恶寒，咳嗽3天。患者3天前外出时感受风寒，返家后出现项背部发凉，未予治疗，因恶寒之症加重，遂前来就诊。现症：周身骨节疼痛、沉重，项背部发凉，发热恶寒，喜得温衣，活动后亦无汗，咳嗽，二便调，舌淡红，苔白，脉浮紧。查体：体温38℃，心率90次/分，双肺未见异常。中医诊断：感冒（风寒束表证）。西医诊断：感冒。

辨治思路：患者恶寒、项背部发凉，苦寒热，知阳维维系失常；结合其兼周身骨节疼痛、咳嗽，苔白，脉浮紧，证属风寒侵袭，太阳经气不利，肺失宣降。法当解肌祛风，调和营卫，疏利阳维。针刺取穴：风府、风池、大椎、曲池、列缺、外关、合谷。所选穴位常规消毒，针刺深度以得气为度，得气后诸穴均施以徐疾提插泻法，大椎刺络放血，留针30分钟，每日1次。次日复诊，测体温37℃，伴随症状明显减轻。为巩固疗效，又针1

次，病告痊愈。

精彩点评：《太平圣惠方·辨奇经八脉法》云："阳维为病苦寒热。……阳为卫，卫为气，气主肺，故寒热。"该患者恶寒发热，为寒邪闭表，卫闭营郁，阳维维系不利之症。故针刺风府、风池、曲池、外关、合谷以祛风散邪，疏利阳维；针列缺宣肺止咳；大椎刺络放血以泻郁闭之卫阳。诸穴合用，共奏调和营卫、解表散邪之功。

2. **腰痛**　腰痛在许多经脉病变中均可见，然各经腰痛各有特点。《素问·刺腰痛》云："足太阳脉令人腰痛，引项脊尻背如重状。"即疼痛可牵引至头项、脊背以及臀部，并伴有背部沉重如负重物感，因足太阳经脉循行项、脊、臀处；"阳明令人腰痛，不可以顾，顾如有见者，善悲"，即腰痛不能转动与回视，如勉强回顾者，则眼花、视物不清，患者情绪多伤悲。因足阳明之筋"上循胁，……至缺盆而结……上颈"，故阳明经气阻滞，腰痛不能回顾，而阳明热甚而神消亡，故善悲。"少阳令人腰痛，如以针刺其皮中，循循然不可以俯仰，不可以顾"，即腰痛如针刺皮中，渐渐不可俯仰回顾。因少阳之气应风木，其气在皮，故腰痛如针刺皮中，而少阳循行身侧，枢机不利，则不可俯仰回顾。"足少阴令人腰痛，痛引脊内廉"，即腰痛伴脊内廉疼痛，因足少阴肾脉，上股内廉贯脊属肾。"厥阴之脉令人腰痛，腰中如张弓弩弦"，即腰痛，筋肉僵硬。因肝主筋，肝之经气阻滞则筋急。"阳维之脉令人腰痛，痛上怫然肿"。临床当细辨之。

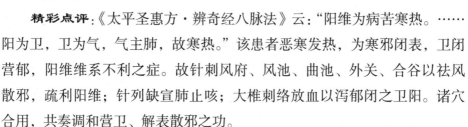

病案

刘某，女，56岁。诉腰部疼痛，不能扭转1天。患者于一天前因搬运重物致腰痛，当时未予诊治，于今日症状加重，腰痛似折，不能扭转，遂就诊于我院。现症：腰腹重痛，深呼吸、咳嗽时疼痛加重，脊柱强直，活动受限，不能平卧，夜寐差，饮食、二便可，舌暗，苔薄白，脉弦紧。查体：腰椎两侧肌肉僵硬，压痛，患侧腰肌紧张隆起，双侧直腿抬高试验（＋），双侧直腿抬高加强试验（－）。X线片示：腰椎生理前凸消失，肌性侧弯。既往为运动员，有腰部扭伤史。中医诊断：腰腿痛（瘀血阻络证）。

西医诊断：急性腰扭伤。

辨治思路：患者腰腹重痛，腰肌紧张隆起，即"腰痛暴肿"，当知属阳维脉之腰痛。依据患者舌脉，证属气血瘀阻经脉。法当活血化瘀，通络止痛。针刺取穴：风府、内关、人中、腰痛点、扭伤穴、承山、委中、昆仑。所选穴位常规消毒。先针刺风府、人中、扭伤穴、腰痛点、内关，并嘱其慢慢行走，活动扭转腰部；然后再俯卧，针刺委中、承山、昆仑。诸穴均施以平补平泻法，留针20分钟。针后腰部疼痛大减，已能平卧，略能活动。继以前法治疗7次后，诸症消失，活动自如，正常工作。

精彩点评：《素问·刺腰痛》云："阳维之脉令人腰痛，痛上怫然肿，刺阳维之脉，脉与太阳合腨下间，去地一尺所。"此穴即为承山穴，配以阳维脉与督脉之交会穴风府，以疏通二经经气，通经络而止痛；针膀胱经之合穴委中，及其所行之经穴昆仑，以加强疏通膀胱经经气之功；腰痛点、扭伤穴为治疗腰脊背痛之经验要穴；取内关、人中以调神止痛。诸穴合用，共奏疏经通络、调神止痛之功。

3. **支气管哮喘** 支气管哮喘是一种反复发作、缠绵难愈的肺部过敏性疾病。临床上因其各期的病理变化不同，而施以不同治法。笔者认为先兆期的病理关键在"风"，故"哮喘先兆期，治在风"，治疗大法应以"疏风散邪为主，宣肺解痉为辅"，针刺取大杼、风门、合谷以祛风散邪，肺俞、列缺以宣降肺气。又因此期病位尚浅，邪气正盛，病性属实，故采取浅刺徐疾捻转之泻法，少留针。发作期主要由于内有伏痰，复感外邪，内外相合，痰气搏结，痰随气升，气因痰阻，阻塞气道，导致肺失宣降，其病理关键在于"痰"和"气"。故"哮喘发作期，治在痰和气"，治疗大法应为"调气豁痰"，宜针刺支沟、肺俞以调理肺脏，宣降肺气，丰隆、阴陵泉化湿祛痰，施以平补平泻法。缓解期主要为肺肾气虚，纳气无权，宣降失司，病理关键在一个"虚"字。故"哮喘缓解期，治在虚"，治疗大法应为"补益肺肾，纳气定喘"，重灸肺俞、肾俞、关元、膏肓四穴，以补虚损之气，更借重艾灸温热之气以助阳气。

Yilmaz Yildiz，男，34 岁。诉患有过敏性哮喘 4 年余。患者对花粉、螨虫过敏，4 年前做脱敏治疗后病情愈甚，长期使用平喘药、氢考气雾剂控制病情，每因感冒或气候、季节交替变化时病情加重，为求进一步治疗，而来诊。现症：每因气候变化引发哮喘，发病前咽痒咳嗽，发则喉中痰鸣，喘息抬肩，汗出干咳，舌暗红，苔白，脉滑。中医诊断：哮病（风痰哮证）。西医诊断：支气管哮喘（发作期）。

辨治思路：患者发病时哮喘，喘息抬肩，知其病位在肺，涉及阳维；发则喉中痰鸣，咽痒，则风盛痰阻已知。法当疏风宣肺，化痰解痉，疏利阳维。针刺取穴：风池、大杼、风门、定喘、肺俞、支沟、列缺、合谷、丰隆、太冲。所选穴位常规消毒，针刺深度以得气为度，得气后合谷、支沟、丰隆、太冲施以徐疾提插泻法，余穴均施以平补平泻法，留针 30 分钟，每日 1 次。患者经过 2 周针刺后，哮喘未发，嘱减服平喘药、停用氢考气雾剂，原穴加太渊、足三里以益气固表。又经一个半月治疗，虽停用平喘药，但遇天气变化亦未复发而告愈。

精彩点评：本病乃风邪袭肺，郁闭皮毛，阻遏肺气，导致肺失宣降。其病理关键在于一个"风"字，治疗应以"散风"为主，故取功善疏散风邪之风池、大杼、风门、合谷祛风散邪，引邪外出；定喘、肺俞、列缺宣降肺气；丰隆化痰，支沟、太冲调气化痰解痉。如此，通过祛风散邪，使肺气宣降有序，气道通利，解除"风盛痰阻，气道挛急"的哮喘状态。

第七节　阴跷脉经脉辨证论治方法

一、阴跷脉经脉循行及病候意义辨析

（一）阴跷脉经脉循行意义辨析

《奇经八脉考》云："阴跷者，足少阴之别脉。其脉起于跟中，足少阴然谷穴之后，同足少阴循内踝下照海穴，上内踝之上二寸，以交信为郄，直上循阴股入阴，上循胸里入缺盆，上出人迎之前，至咽咙，交贯冲脉，入颃内廉，上行属目内眦，与手足太阳、足阳明、阳跷五脉会于睛明而上行。"

1."阴跷脉""阴跷"者，根于诸阴也。跷，有矫健、强盛之义，主左右一身之阴。

（1）阴跷脉司目之阖。从经脉循行来看，足太阳膀胱经入脑，属目系，阴跷脉与足太阳膀胱经交于睛明穴。卫气出于目，通行于跷脉，以濡养眼睑，行于阴跷脉则脉中阴气盛，阴气盛则目闭。故《灵枢·寒热病》云："足太阳有通项入于脑者，正属目本，名曰眼系，……阴跷、阳跷，阴阳相交，阳入阴，阴出阳，交于目锐眦，……阴气盛则瞑目。"

（2）与阳跷脉协同，调节肢体运动功能。李时珍在《奇经八脉考》中引用张洁古之言曰："跷者，捷疾也。二脉起于足，使人跷捷也。"阴跷脉起于足跟之内，行于肢体内侧肌肉之里，升举而上，其脉中运行阴气，主一身左右之阴。阴跷脉通过阴气的濡养作用而滋养所过之处筋脉，行于下肢而主腿部及足部屈收，行于阴器及胸腹可使筋脉柔顺而不挛急，行于面部而司口、眼部之合，其与阳跷脉中阳气协同，使阴平阳秘，筋脉不缓不急，故可调节肢体运动。

2."阴跷者，足少阴之别脉。其脉起于跟中，足少阴然谷穴之后，同足少阴循内踝下照海穴" 足少阴肾经始于足部，而阴跷脉与足少阴肾经皆为阴经，是足少阴肾经在足部的经脉延续，故其脉起于跟中。此处是阴跷脉从足跟而起，在体表循行路线有腧穴点的起始处，分布有阴跷脉与足少阴肾经交会穴、八脉交会穴之一的照海穴。此穴为阴跷脉所生，中寓真阳，水中有火，肾水在此可化气飞升，补之则能补肾益精，调理经血；泻之则能滋阴泻火，利咽安神，是治疗肾阴虚所致失眠、夜发癫痫、咽喉以及经带诸疾之常用穴。

3."上内踝之上二寸，以交信为郄" 阴跷脉沿内踝后缘上行。在此分布有阴跷脉与足少阴肾经交会穴、郄穴交信。"信"在五行属土，与脾相通；"信"亦有"月信"之意，故崩漏、闭经、月经不调均可取此穴治之。局部取穴还可治疗关节肿痛。

4.“直上循阴股入阴” 阴跷脉沿小腿内侧直上而行，至前阴部。此段为无腧穴的体表路线。阴跷脉为足少阴别脉，其下肢走行与足少阴肾经走行相近，沿大腿内侧上行，肾经经筋结于阴器，阴跷脉亦循大腿内侧入阴。若此段经脉受邪，阴精濡养失司，则导致循行所过之处拘挛，前阴病变。

5.“上循胸里入缺盆，上出人迎之前，至咽咙，交贯冲脉” 阴跷脉沿前胸上行，至咽喉。此段为无腧穴的体表路线。阴跷脉行于胸腹，最终与冲脉相交，而冲脉为血海，阴跷脉与之相交，可承载冲脉之阴精阴血以濡养联系胸、膈、喉咙等处。若此段经脉病变可致咽干、喉中之闭塞、气膈、结胸，以及少腹痛。

6.“入頄内廉，上行属目内眦，与手足太阳、足阳明、阳跷五脉会于睛明而上行” 阴跷脉向上至目内眦，是本经有腧穴体表路线的终止。在此分布有阴跷脉与手足太阳、足阳明、阳跷的交会穴睛明穴。若风热邪气侵袭目系，郁而生热，则发为目赤肿痛、眦痒流泪；若湿热蕴蒸，血滞于眦，则发为内眦胬肉侵睛或目生翳膜，宜刺此处腧穴。

会于“睛明”后，此脉“上行”，但文中无后续论述。而《灵枢·脉度》云：“阴跷脉者，少阴之别，……入頄属目内眦，合于太阳、阳跷而上行。”可见，阴阳跷脉在睛明相会后，又合于足太阳而上行。

（二）阴跷脉经脉病候意义辨析

《难经·二十九难》云：“阴跷为病，阳缓而阴急……”

《灵枢·大惑论》云：“病目而不得视者，何气使然？……卫气留于阴，不得行于阳，留于阴则阴气盛，阴气盛则阴跷满，不得入于阳则阳气虚，故目闭也。”

1.“阳缓而阴急” 阳缓而阴急是指阳跷脉循行所过之处迟缓，阴跷脉循行所过之处挛急。跷脉主司人体运动，阴跷为阴主静，必寓阳跷之动于外。如邪气侵犯此脉，阻于经脉而使阴气瘀滞，阴盛而阳亏，阴阳失衡，阴气凝滞，筋脉不得濡养，则发为阴急而阳缓之痉挛拘急，宜用泻阴跷、补阳跷之法，以调和阴阳跷脉之阴阳平衡。

2.“目闭” 目闭即闭目而不欲视物或多寐。若卫气不能归于阳分，而独留于阴分，使阴阳失衡，阴跷脉随之而盛满，阴盛阳虚，故目合不能睁而不欲视物或多寐，宜用泻阴跷、补阳跷之法，以调和阴阳跷脉之阴阳平衡。

　　阴跷脉循行示意如图4-7。

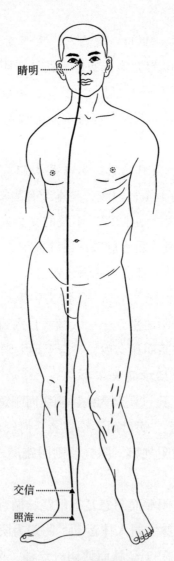

睛明

交信

照海

图4-7　阴跷脉循行示意

二、阴跷脉经脉病候辨证应用举要

（一）临床表现

拘挛（阳缓而阴急），咽痛，多寐，上胞下垂。

（二）辨证分析

阴跷脉起于足跟，分行于下肢内侧，会于目，司目之阖，主肢体运动。若邪犯阴跷脉，阴阳失衡，阳缓而阴急，则出现肢体内侧拘挛、咽痛；若卫气留而不走，留于阴跷脉，阴气满，则目不开，出现多寐、上胞下垂。

（三）辨证应用举要

1.拘挛　中医学对筋脉拘挛的病因病机早有记载，《灵枢·邪客》云："凡此八虚者，皆机关之室，真气之所过，血络之所游，邪气恶血固不得住留，住留则伤筋络骨节，机关不得屈伸，故拘挛也。"《难经·二十九难》云："阴跷为病，阳缓而阴急；阳跷为病，阴缓而阳急。"《素问·生气通天论》亦云："阳气者，精则养神，柔则养筋。"这里指出"筋"得到阳气温养，才能柔和，肢体才可活动自如，说明"阳气虚衰"是筋脉拘挛的致病根本。《内经》中其他篇章还指出"因于湿……缲短为拘""诸痉项强，皆属于湿"，说明湿邪瘀血是筋脉痉挛的致病因素。我们通过对中风后痉挛状态的大样本流行病学调查研究证实，阳气虚衰，湿阻血瘀是本病的基本病机，温阳益气，祛湿化瘀是治疗中风后痉挛状态的基本大法。

病案

李某，男，52岁。诉左侧肢体活动不利3个月余。患者3个月前因劳累后出现左侧肢体活动不利，当时神清，就诊于当地医院，查头CT提示右基底核梗死。予以静脉滴注血塞通、复方丹参液、小牛血去蛋白注射液等药物，后经针刺等康复治疗，症状改善，遗有左侧肢体拘挛、活动不利之症，为求进一步治疗，而来我院就诊，收治入院。现症：左侧上肢僵硬、活动不利，伴严重左足内翻，纳可，寐安，大便调，小便频，舌暗淡，苔白腻，脉沉滑。查体：左侧肢体肌力 3 级，肌张力增高，左侧腱反射亢进，左侧巴宾斯基征、奥本海姆征、戈登征均阳性。头颅 CT 提示：右基底核梗死灶伴软化灶。中医诊断：中风（阳虚血瘀证）。西医诊断：脑梗死（恢复期），偏瘫痉挛状态。

辨治思路：患者卒中后出现左侧上肢内侧拘挛、僵硬，活动不利，结合其舌脉，证属阳气虚衰，湿阻血瘀，闭阻经脉；因伴严重左足内翻，可知病涉及跷脉。所谓"阳缓而阴急"，法当温阳益气，祛湿化瘀，调和阴阳。针刺采用项腹针配合阳跷脉取穴为主，针刺取穴：风府、风池、天柱、百劳、大椎、中脘、关元、滑肉门、天枢、外陵，配以申脉、照海、臂臑、曲池、环跳、阳陵泉、飞扬、丘墟。所选穴位常规消毒，针刺深度以得气为度，得气后照海施以徐疾提插泻法，申脉施以徐疾提插补法，余穴均施以平补平泻法，留针 30 分钟，每日 2 次。患者经 1 个月治疗后，左侧肢体僵硬、活动不利之症改善，左足内翻好转，左侧肢体肌力 4 级。又经 1 个月治疗，左侧肢体僵硬、活动不利及左足内翻之症明显改善，左侧肢体肌力 5 级。

精彩点评：督脉为阳脉之海，风府、大椎居于督脉，刺之可使阳气旺盛，筋有所柔；天柱为足太阳膀胱经穴位，太阳为巨阳，为诸阳主气，阳化气可生精微，内可养神，外可柔筋，故足太阳膀胱经主筋所生病，刺之振奋阳气；风池为足少阳胆经经穴，行于身体阳侧，主骨所生病，其穴善治骨病；百劳为经外奇穴，治虚损要穴，刺之可扶正补虚；足阳明胃经多气多血，滑肉门、外陵位于其经，刺之可调气血，养筋脉；天枢为足阳明胃经穴位，居人体上下之中，刺之可使气血上输下达，疏通四肢经络；中脘为胃经募穴，六腑所会，有健脾胃、助运化、升清降浊之功，关元为温阳益气要穴，二穴相伍，温阳益气治其本；照海属阴跷脉，泻之能缓阴跷之急；申脉属阳跷脉，补之能扶阳而抑阴，解阳跷之缓；余穴重在疏通经络。诸穴合用，共奏温阳益气、祛湿化瘀、调和阴阳之功。

2. **多寐** 人之寤寐与卫气的运行有关，卫气昼行于阳则寤，夜行于阴

细说
经络
辨证

则寐。而卫气的运行又与阴阳跷脉有关，卫气从阳跷入于阴跷则寐，反之则寤，说明阴阳跷脉气之盛衰与睡眠相关。若阳跷脉盛，卫气不得入于阴，则不寐；反之，卫气留于阴而不出于阳则目瞑而卧。正如《灵枢·大惑论》所云："病而不得卧者，何气使然？岐伯曰：卫气不得入于阴，常留于阳，留于阳则阳气满，阳气满则阳跷盛，不得入于阴则阴气虚，故目不瞑矣。人之多卧者，何气使然……夫卫气者，昼日常行于阳，夜行于阴，故阳气尽则卧，阴气尽则寤……留于阴也久，其气不精，则欲瞑，故多卧矣。"故寐与不寐常从阴阳跷脉论治。

病案

杨某，女，25岁。诉一过性多寐，周身乏力2年余。患者2年前因情志刺激诱发一过性多寐，后经常发作，伴周身乏力，曾先后就诊于多家医院，诊断为脑炎、癫痫，经中西药多方治疗疗效不显，遂来我处就诊。现症：一过性多寐，10~30分钟不等，醒后周身乏力，每因情绪因素诱发，神疲倦怠，时有头晕头重，月经正常，纳可，大便干，小便调，舌红，苔黄厚，左脉细弱、右脉弦细。中医诊断：嗜睡症（肝郁乘脾证）。西医诊断：发作性睡病。

辨治思路：患者多寐，乃卫气独留于阴分阴跷盛所致，每因情绪因素诱发，结合舌脉，则知肝郁克脾，脾虚清阳不升，浊阴不降，阻于阴跷。法当疏肝健脾，调和阴跷。针刺取穴：支沟、足三里、阳陵泉、阴陵泉、三阴交、太冲、照海。所选穴位常规消毒，针刺深度以得气为度，得气后照海施以徐疾捻转泻法，余穴均施以平补平泻法，留针30分钟，每日1次。治疗3次后，多寐好转，仍觉头晕头重，原方加中脘以升清降浊。患者又治疗2周后，一过性多寐发作次数明显减少。又经1周治疗后，诸症消失，多寐未再发作。

精彩点评：《灵枢·大惑论》云："卫气留久于阴而不行，故卒然多卧焉。"《脾胃论·卷上》亦云："脾胃之虚，怠惰嗜卧。"这指出阴跷脉盛，脾胃虚弱是多寐病机。该患者因情致郁，阳气被郁，留于阴跷而欲寐，病机关键在肝郁脾虚。故针取支沟、阳陵泉、太冲疏肝解郁；针取足三里、阴陵泉、三阴交健脾升清；针泻照海以驱久留阴跷之卫气，复其目正常之开合；加刺中脘以升清阳，降浊阴。

3.上胞下垂 上胞下垂之症早在《内经》中就有记载，并以"目不开""瞑目"来描述其症状。对于该病病因病机有多种论述，在《灵枢·经筋》中记载："足阳明之筋……上合于太阳，太阳为目上纲，阳明则为目下纲……急者目不合，热则筋纵，目不开。"此认为其病机为经筋受热，目纲弛纵。在《灵枢·大惑论》中曰："病目而不得视者，何气使然？岐伯曰：卫气留于阴，不得行于阳，留于阴则阴气盛，阴气盛则阴跷满，不得入于阳则阳气虚，故目闭也。"此认为其病机为阴跷气盛，阴盛阳虚。在《诸病源候论》中，巢元方阐发为："若血气虚，则肤腠开而受风，风客于睑肤之间，所以其皮缓纵，垂覆于目，则不能开。"此认为其病机为气血亏虚，风邪外客。在《脾胃论·脾胃虚则九窍不通论》中，李杲阐发为："脾胃既为阴火所乘，谷气闭塞而下流，即清气不升，九窍为之不利。"此认为其病机为脾气亏虚，阳气不升。临证当明辨之，随证施治。

病案

李某，男，53岁。诉左眼睑下垂20余天。患者20余天前无明显诱因突发左眼睑下垂，复视，就诊于某院，头颅磁共振提示脑干梗死，诊为"脑梗死"，予以中西药物静脉滴注，治疗20余天，眼睑下垂依旧而来就诊。现症：左眼睑下垂，目闭不开，复视头晕，神疲，纳呆，便溏，舌暗淡，苔白，脉弦滑。查体：形体肥胖，肢体肌力5级，肌张力正常，右侧巴宾斯基征（＋）。既往史：糖尿病病史10年。中医诊断：上胞下垂（脾虚湿盛证）。西医诊断：脑梗死，2型糖尿病。

辨治思路：患者上胞下垂，乃卫气独留于阴分，阴气盛而阴跷满，阳气虚不能升举使然。纵观舌脉，证属脾虚湿盛，瘀阻于阴跷，清阳不升。法当健脾化湿，升阳举陷。针刺取穴：风池、攒竹、丝竹空、阳白、中脘、合谷、足三里、阴陵泉、丰隆、三阴交、太冲、照海、申脉。所选穴位常规消毒，针刺深度以得气为度，得气后诸穴均施以平补平泻法。其中，攒竹、丝竹空通以穴位神经刺激仪，选择等幅疏密波 100Hz，脉冲宽度 0.2~0.6ms，通电 30 分钟，余穴均留针 30 分钟，每日 1 次。患者经 10 次治疗，眼睑重垂感好转，继前治疗。患者经 1 个月治疗，眼睑下垂明显好转，能自行睁开眼睑，舌淡红，苔薄，脉弦滑，继以本法治疗。患者经 2 个多月治疗，眼睑下垂消失，诸症尽除而告愈。

精彩点评：阴阳跷脉交会于目内眦，共同司眼睑之开合。今患者上胞下垂，为阴跷脉气满，而阳跷脉气虚，故目常闭而不开。故取阴跷脉之照海、阳跷脉之申脉以调理阴阳跷，而开眼睑；胞睑为脾所主，故胞睑之病勿忘治脾，故针取中脘、足三里、阴陵泉、三阴交、丰隆健脾化湿，升清降浊；本例因风邪夹痰瘀阻经络，故取风池、合谷、攒竹、丝竹空、阳白，重在祛风通络；针取肝经之原穴太冲疏肝调肝，治其目，以肝开窍于目也。

4.咽痛　咽痛在中医学中属于"喉痹"的范畴。《素问·阴阳别论》云："一阴一阳结谓之喉痹。"喉痹的病因病机主要包括风热邪毒，侵袭咽喉；或者风寒束表，郁而化热；或者胃热炽盛，循经上蒸；或肾阴亏虚，虚火上炎。临床针刺选穴当辨证论治，补虚泻实。

病案

刘某，女，47 岁。诉咽痛咽干 1 周。患者于 1 周前无明显诱因出现咽痛咽干，曾服清喉利咽颗粒，效果不明显，为求进一步治疗，遂来我处就诊。现症：咽痛咽干，发音时咽痛甚，口干，偶有耳鸣，烘热盗汗，周身乏力，腰酸背痛，纳少，寐欠安，二便可，舌嫩红，苔薄，脉细数。查体：咽后壁多发滤泡。中医诊断：喉痹（阴虚火旺证）。西医诊断：慢性咽炎。

辨治思路：纵观患者症舌脉，证属肾阴不足，虚火上炎，而阴跷脉属足少阴肾经之别脉，过咽喉，"咽痛"乃"阴急"，故治当从阴跷脉论治。法当滋阴泻火，清利咽喉。针刺取穴：照海、然谷、太溪、三阴交、天突。所选穴位常规消毒，针刺深度以得气为度，得气后照海、然谷施以徐疾捻转泻法，太溪、三阴交施以徐疾捻转补法，天突施以平补平泻法。针刺 3 次后，咽痛症状消失。

精彩点评：《针灸大成》载："阴跷脉，喉塞小便淋涩，……照海有功必定。"照海为足少阴肾经与阴跷脉交会穴，八脉交会穴之一，通于咽喉，针刺泻之既可调阴跷脉气以利咽喉，又可泻肾经虚火以清咽喉；然谷为肾经荥穴，如龙雷之火燃于谷间，刺之能潜镇龙雷之火，滋肾阴泻肾火；针刺太溪、三阴交以滋肾阴，壮水之主，以制阳光；针刺天突为局部选穴，以清利咽喉。诸穴合用，共奏滋阴泻火、清利咽喉之功。

第八节　阳跷脉经脉辨证论治方法

一、阳跷脉经脉循行及病候意义辨析

（一）阳跷脉经脉循行意义辨析

《奇经八脉考》云："阳跷者，足太阳之别脉。其脉起于跟中，出于外踝下足太阳申脉穴，当踝后绕跟，以仆参为本，上外踝上三寸，以跗阳为郄，直上循股外廉，循胁后髀，上会手太阳阳维于臑俞，上行肩髃外廉，会手阳明于巨骨，会手阳明少阳于肩髃，上人迎，夹口吻，会手足阳明、任脉于地仓，同足阳明上而行巨髎，复会任脉于承泣。至目内眦，与手足太阳、足阳明、阴跷五脉会于睛明穴，从睛明上行入发际，下耳后，入风池而终。"

1. "阳跷脉" "阳跷"者，根于诸阳也。跷，有矫健、强盛之义，主一身左右之阳。

（1）阳跷脉司目之开。从经脉循行来看，足太阳膀胱经入脑，属目系，阳跷脉又为足太阳之别脉，亦与目系相连，交于睛明穴。卫气出于目，卫气通行于跷脉，以濡养眼睑，行于阳跷脉时使脉中阳气盛，阳气盛则目开。故《灵枢·寒热病》云："足太阳有通项入于脑者，正属目本，名曰眼系，……阴跷、阳跷，阴阳相交，阳入阴，阴出阳，交于目锐眦，阳气盛则

瞑目。"

（2）与阴跷脉协同，调节肢体运动功能。李时珍在《奇经八脉考》中引用张洁古之言曰："跷者，捷疾也。二脉起于足，使人跷捷也。"阳跷脉起于足跟之外，行于肢体外侧肌肉之表，升举而上，其脉中运行阳气，主一身左右之阳。阳跷脉通过阳气养筋脉的作用以外濡腠理，行于下肢而主小腿及足部伸展，行于髋部而利髀股及胁肋部转向灵活，行于肩部而助上肢上下旋动，行于面部而司口、眼部之开，其与阴跷脉中阴气协同，使阴平阳秘，筋脉不缓不急，故可调节肢体运动。

2."阳跷者，足太阳之别脉。其脉起于跟中，出于外踝下足太阳申脉穴"足太阳膀胱经与足少阴肾经交于足部，而阳跷脉与足太阳膀胱经皆为阳经，是足太阳膀胱经在足部经脉之延续，故其脉起于跟中，申脉为阳跷脉之所生。此处是阳跷脉从足跟而起，在体表循行路线有腧穴点的起始处。申脉为阳跷脉与足太阳膀胱经交会穴，八脉交会穴之一。此穴位于足关节屈伸着力之处，若邪气留于经脉，本经气血瘀滞，则阳跷脉急而足部外翻或红肿疼痛，宜取此处腧穴或点刺出血，可使血脉畅通，筋脉得伸；若卫气留于经脉，阳跷脉气盛，则不寐，可取此穴治之。

3."当踝后绕跟，以仆参为本，上外踝上三寸，以跗阳为郄"　阳跷脉下行至足跟，沿外踝后缘上行。在此分布有阳跷脉与足太阳膀胱经交会穴仆参，及阳跷脉与足太阳膀胱经交会穴、郄穴跗阳两穴。《说文解字》云："木下曰本。"即树根的部分为本，因仆参在阳跷脉最下部，故以仆参为阳跷脉之本，足跟痛不得履地者可刺之。跗阳为阳跷脉的郄穴，为经气深聚之处，可治疗急性病证。下肢外侧麻木、痿软无力、外踝肿痛可取此穴以舒筋活络。此外，此穴又为足太阳之本，其标部上合于目，且阳跷脉循行入络于脑，故外邪上犯，卫阳被遏之头痛、头重、目眩，可刺本穴以疏风通络，清利头目。

4."直上循股外廉"　阳跷脉沿大腿外侧上行至髋部。《奇经八脉考》中虽无此处穴位记载，但后世多将阳跷脉与足少阳经之交会穴居髎纳入此经。若风寒湿邪阻于经脉，气血瘀滞，可发为腰痛不得旋转、俯仰，泻之则能祛风散寒除湿，通经活络；若气血不足，筋失所养，腰部痿软无力，补之则能养血柔筋，舒筋活络。

5."循胁后髀，上会手太阳阳维于臑俞，上行肩臑外廉，会手阳明于巨骨，会手阳明少阳于肩髃" 阳跷脉由髋部上行，循胸胁后缘，上行绕肩部。在此分布有阳跷脉与手太阳经、阳维脉的交会穴臑俞，阳跷脉与手阳明经的交会穴巨骨，阳跷脉与手阳明经的交会穴肩髃三穴。若此段经脉病变，气滞血瘀于脉，而致肩臂痛，臂不得外展，宜取此处穴位或点刺放血治之。

6."上人迎，夹口吻，会手足阳明、任脉于地仓，同足阳明上而行巨髎，复会任脉于承泣" 阳跷脉由肩部循颈前缘上行至面部。在此分布有阳跷脉与手足阳明经、任脉的交会穴地仓，阳跷脉与足阳明经的交会穴巨髎，阳跷脉与足阳明经、任脉的交会穴承泣三穴。阳明主润宗筋，阳跷主肢体运动，若外邪侵袭经脉，经络气血不行，则面部宗筋不养而面瘫，可取此处腧穴；若阳明、阳跷经热盛，上扰于目，则发为目赤肿痛多泪，取此处腧穴可清热疏风。

7."至目内眦，与手足太阳、足阳明、阴跷五脉会于睛明穴" 阳跷脉向上至目内眦，是本经有腧穴体表路线的终止处。在此分布有阳跷脉与手足太阳、足阳明、阴跷的交会穴睛明。若风热邪气侵袭目系，郁而生热，则发为目赤肿痛、眦痒流泪；若湿热蕴蒸，血滞于眦，则发为内眦胬肉侵睛或目生翳膜，宜刺此处腧穴。

8."从睛明上行入发际，下耳后，入风池而终" 阳跷脉从目内眦上行，由风池入于脑，为无腧穴的体表路线。阳跷脉脉气充和，则脑神清明，若邪扰经脉，经脉气血逆乱，加之督脉阳气不足，不得养神，可发为癫痫，宜取申脉治之。

阳跷脉循行示意如图4-8。

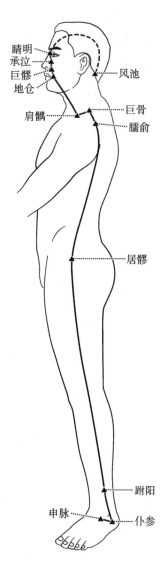

睛明
承泣
巨髎
地仓

肩髃

风池

巨骨
臑俞

居髎

跗阳

申脉

仆参

图 4-8 阳跷脉循行示意

（二）阳跷脉经脉病候意义辨析

《难经·二十九难》言："阳跷为病，阴缓而阳急。"

《灵枢·大惑论》言："病而不得卧者，何气使然？……卫气不得入于阴，常留于阳，留于阳则阳气满，阳气满则阳跷盛，不得入于阴则阴气虚，故目不瞑矣。"

1."阴缓而阳急" 阴缓而阳急是指阴跷脉循行所过之处迟缓，阳跷脉循行所过之处挛急。跷脉是人体运动关键之一，阳跷为阳主动，必寓阴跷之静于内。如邪气侵犯此脉，阻于经脉而使阳气瘀滞，阳盛而阴虚，津液耗伤，筋脉不得濡养，则发为阴缓而阳急之痉挛拘急，宜泻阳跷、补阴跷，以调和阴阳跷脉。

2."目不瞑" 目不瞑即目不闭或不寐。若卫气不能入于阴分，而独留于阳分，则阳跷脉中卫气盛满而阴气虚，阴虚不能敛阳，故目不闭或不寐，宜泻阳跷、补阴跷，以调和跷脉之阴阳。

二、阳跷脉经脉病候辨证应用举要

（一）临床表现

拘挛（阴缓而阳急），失眠。

（二）辨证分析

阳跷脉起于足跟，分行于下肢外侧，会于目，司目之开，主肢体运动。若邪犯阳跷脉，阴阳失衡，阴缓而阳急，出现肢体外侧拘挛；若卫气留而不走，留于阳跷脉，阳气满，则目不阖，出现失眠。

（三）辨证应用举要

1.胞轮振跳 胞轮振跳在中医学中又称"面风""筋肉瞤动"，西医则称之为面肌痉挛，为临床常见病，是指面部肌肉间断性不自主阵挛性抽搐或无痛性强直。究其治法，临床颇多，但均以止痉为目的。笔者认为治疗此病法当秉承张景岳动静论观点，"动极者镇之以静，阴亢者胜之以阳"（《类经附翼》）。即"动"与"静"分属阴阳，两者相互制约、协调平衡以维持人体正常生理活动，一旦这种动态平衡被打乱，就会导致阴阳失调。若动极就会出现抽动、痉挛、眩晕、呕吐等"动病"。因此，治疗要抓住该病的主要矛盾——动极，采取"以静制动"方法，取穴勿忘申脉、照海以调理阴阳跷，施以"动静针法"。其中"动针法"是取具有兴奋作用的腧穴或反应点，采用重、深、强的强刺激手法，针感宜强，留针中不停地或间断地施以手法（动留针法）。"静针法"是取具有镇静作用的腧穴或反应点，采用轻、浅、微的弱刺激手法，针感宜轻微，似有似无，留针时间宜长，留针中不施手法（静留针法）。

病案

袁某，女，55 岁。诉左侧颜面不自主痉挛一年半。患者 2 年前患面神经麻痹，半年后伴发面肌痉挛，多方治疗无效，现为求进一步治疗，前来我处就诊。现症：左侧颜面部肌肉不自主抽动，其抽搐发作时，左眼睑紧闭，抽搐成团状不能睁眼，左面肌抽搐牵拉左口角、左下颌、左面颊同时抽搐，1 分钟后自行缓解，遇精神紧张更甚，平时左颜面部不舒，感觉迟钝，寐差，纳可，二便调，舌暗，苔白，脉沉细。中医诊断：面肌眴动（血虚血瘀证）。西医诊断：继发性面肌痉挛。

辨治思路：患者因面神经麻痹而继发面肌痉挛，所病之处为阳跷脉循行所过，而发病时面部肌肉不自主抽动，乃阳跷脉阳急之症。观舌脉，证属邪留阳跷，瘀血痹阻，筋脉失养。法当养血柔筋，活血通络。而本病为面瘫后继发性面肌痉挛，为"动病"之假动，故治疗方面当以动制动采用"动针法"。针刺取穴：地仓、巨髎、抽搐扳机点（禾髎穴稍下）、申脉、攒竹、丝竹空、四白、下关、颊车、听宫、后溪、足三里、阳陵泉、血海、三阴交、太冲。所选穴位常规消毒，针刺深度以得气为度，得气后诸穴均施以平补平泻法，留针 50 分钟，每日 1 次。患者经半个月治疗，抽搐较前明显减少，平时颜面亦感舒适，继前治疗。患者又经 10 次治疗，面部肌肉抽搐大减，每日偶发数次，继前治疗。患者又经一个半月治疗，面肌痉挛基本消失，停止针刺治疗，嘱其自行调养以善后。

精彩点评：在运用"动静针法"治疗"动病"时当辨清"真动"与"假动"。如"真动"则采用"静针法"以静制动；如"假动"则采用"动针法"以动制动。本病继发于面瘫，属静极而动，"动病"之"假动"，故取面部腧穴和抽搐扳机点为主，施以"动针法"。针刺申脉以振奋阳跷脉阳气，合足三里、血海、三阴交以养血柔筋而解面部阳急；针刺面部余穴以疏通经络，活血祛瘀，配合阳陵泉、太冲疏肝解痉；后溪专通督脉，刺之既可取督脉阳气以养筋，又可通督镇静。

2. **卒中后足外翻** 卒中后足外翻是常见的卒中后遗症，乃阴缓而阳急之症。《脉经·平奇经八脉》云："阳跷在外踝，病即其脉急，其人当从外踝以上急，内踝以上缓。"故足外翻之症当从跷脉取穴施治，以调和阴阳跷脉，而恢复其主运动之功。

病案

张某，男，56岁。诉右侧肢体活动不利，伴右足外翻4个月余。患者于4个月前无明显诱因出现右侧肢体活动不利之症，遂就诊于当地医院，查头颅CT示左额叶梗死，经中西医治疗后遗有右侧肢体活动不利、右足外翻之症，为求进一步治疗，遂就诊于我院。现症：右侧肢体僵直，活动不利，右足外翻，食少，寐安，大便不成形，小便频，舌暗淡，苔白腻，脉沉细。查体：右下肢体肌力4⁻级，肌张力增高，右侧腱反射亢进，右侧巴宾斯基征（+），头颅CT示左额叶梗死灶伴软化灶。中医诊断：中风（痰湿血瘀证）。西医诊断：脑梗死（恢复期）。

辨治思路：足外翻当属阳跷脉病候之"阴缓而阳急"。依据症状及舌脉，证属阳气虚衰，湿阻血瘀，痹阻经脉。法当温阳益气，祛湿化瘀，调和阴阳跷。针刺采用"项腹针法"配合阴阳跷脉穴位，针刺取穴：风池、风府、大椎、天柱、百劳、滑肉门、天枢、外陵、中脘、关元，配以申脉、仆参、三阴交、照海、承山、阳陵泉。所选穴位常规消毒，针刺深度以得气为度，得气后申脉、仆参施以徐疾捻转泻法，照海施以徐疾捻转补法，余穴均施以平补平泻法，留针30分钟，每日1次。治疗1个月后，右下肢体僵直、活动不利之症较前改善，右足内翻之症好转。又治疗1个月后活动自如，右足内翻之症基本消失，纳可，寐安，二便调，舌淡红，苔白，脉弦，右下肢体肌力5级而告愈。

精彩点评：本病足外翻为"外踝以上急，内踝以上缓"阴缓阳急之症，故从阳跷脉论治。泻阳跷脉申脉、仆参以解阳急，补照海以扶阴抑阳制阴缓。因其病在下、在足，故法"下病上取""本病取标"的原则，采用"标""结"之所在项腹部腧穴，以"病在本者治其标""病在足者，取其头"。同时也避免了局部多针易激发肢体抽搐、弯针、滞针之弊。

3. 不寐 《内经》中称"不寐"为"不得卧""目不瞑"。《灵枢·大惑论》论述了"目不瞑"的病机，认为"卫气不得入于阴，常留于阳，留于阳则阳气满，阳气满则阳跷盛，不得入于阴则阴气虚，故目不瞑矣"。后世医书对其病因病机多有阐发，或有认为脾胃受损，酿生痰热，痰热上扰所致；或有认为情志所伤，影响五脏，脏腑功能失调所致；或有认为心脾两虚，脾虚血亏，心神失养，神不安舍所致。总之，不寐病因虽多，但总属阳盛阴衰，阴阳不交，治疗勿忘调理阴阳跷。

病案

吴某，女，65岁。诉失眠5年余。患者5年前因家中亲人病故出现失眠，平素需借助药物入睡，近来失眠加重，服用中西药物治疗3个月未效，而欲求针灸治疗。现症：心烦失眠，入睡困难，多梦易醒，易怒，时有胸闷、气短之症，咽干，胁肋胀满，劳累后尤甚，小便可，大便不成形，日行2~3次，舌暗淡，苔薄，脉寸弦尺沉。中医诊断：不寐（肝郁血虚证）。西医诊断：失眠。

辨治思路：不寐总属阳盛阴衰，阴阳失交，故调理阴阳跷是为必然。纵观其症舌脉，证属肝郁脾虚，血不舍魂，神不守舍。法当养血柔肝，调和阴阳。故采用"养血柔肝针法"配合阴阳跷脉穴位。针刺取穴：支沟、血海、足三里、阳陵泉、阴陵泉、三阴交、太冲，配以申脉、照海、内关、神门。所选穴位常规消毒，针刺深度以得气为度，得气后诸穴均施以平补平泻法，留针30分钟，每日1次。患者经3次治疗后，失眠明显改善，连续针治2周后，诸症消失。

精彩点评：《素问·脏气法时论》云："肝苦急，急食甘以缓之。"又"肝欲散，急食辛以散之，用辛补之，酸泻之。"而《太平惠民和剂局方》之逍遥散，则谨遵《内经》之言所创，治疗肝郁脾虚之证。据此笔者创立了"养血柔肝针法"，君以阳陵泉（功效与中药柴胡功效相近，下同）、支沟（薄荷），臣以血海（当归）、三阴交（白芍），佐以阴陵泉（茯苓）、足三里（白术）、太冲（甘草），用于治疗肝郁血虚、脾失健运所引起的一系列病证。此患者失眠起于肝郁脾虚，血不养神，故以"养血柔肝针法"治其本；配合申脉、照海以调节两跷脉之阴阳，使目开合有时；配内关、神门以养心安神。诸穴重在疏肝健脾，调和阴阳，主次有序，使睡眠得安。

第四章　奇经八脉辨证论治方法